# 敬畏生命

## 科学与人文之初心

游苏宁◎著

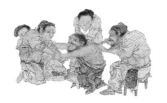

科学出版社

北 京

# 内 容 简 介

本书精选了 50 本医学与人文领域的精品图书，从医学与人文之间的关系以及人文观念视角出发，结合图书内容，分享了笔者对各种医学现象和重要事件等的思考以及阅读后的感悟。阅读本书，有助于读者尤其是医务工作者、医学相关领域从业者了解更多的人文关怀经典佳作，让医学更有温度和生命力，为生命保驾护航。本书中所选的文章真正体现了笔者作为杂家率性而为的阅读习惯，这些书评涉及的图书面广，不乏劝人向学之意。

本书适合喜欢读书的大众读者阅读，尤其是对医务工作者、医学相关领域从业者具有一定的启发意义。

**图书在版编目（CIP）数据**

敬畏生命：科学与人文之初心 / 游苏宁著. —北京：科学出版社，2022.11
ISBN 978-7-03-073169-2

Ⅰ.①敬… Ⅱ.①游… Ⅲ.①医学-人文科学-文集 Ⅳ.①R-05

中国版本图书馆 CIP 数据核字（2022）第 170455 号

责任编辑：张 莉 / 责任校对：韩 杨
责任印制：李 彤 / 封面设计：有道文化

科 学 出 版 社 出版
北京东黄城根北街 16 号
邮政编码：100717
http://www.sciencep.com

北京九州迅驰传媒文化有限公司印刷
科学出版社发行 各地新华书店经销
*
2022 年 11 月第 一 版 开本：720×1000 1/16
2025 年 3 月第三次印刷 印张：19 1/2
字数：287 000
**定价：68.00 元**

（如有印装质量问题，我社负责调换）

# 序

时光荏苒，犹如白驹过隙。蓦然回首，当年那指点江山、激扬文字的恰同学少年已年逾花甲，满头的黑发早已渐染霜雪，从京城的一个匆匆过客成为可以免费乘坐公交和游览公园的首都退休居民。随着年龄的徒增，儿时的许多梦想早已随风逝去，那热血青年立下的鸿鹄之志也早已荡然无存；回眸自己一甲子的人生之旅，从初出大学校门到光荣退休，在37年的工作生涯中，笔者仅仅服务于中华医学会一家单位。在这里奉献了自己无悔的青春，也有过值得骄傲的高光时刻，但更多挥之不去的记忆是自己平凡人生中潜心读书所获得的乐趣。

作为学医出身但毕生从事期刊编辑工作的职业出版人，笔者的日常工作就是与文字为伍，与标点符号做伴。在耳顺之年回首人生，无论是忙碌还是闲暇，手不释卷的读书爱好始终相伴。随着年龄的增长，读书已经成为人生中的一大乐趣。古人云：独乐乐不如众乐乐，为了分享自己的读书心得，近年来笔者不仅在《中华医学信息导报》《医师报》等报刊开设了书评专栏，还于2016年3月31日开通了个人微信公众号"老游评书"。截至2022年8月17日，"老游评书"共推出文章602篇，其中书评相关文章393篇，其他类型文章209篇；粉丝突破3万人，总阅读量达439 665次。

"老游评书"的系列文章被新华社、光明网、学习强国、健康中国、期刊强国、科学出版社、生活·读书·新知三联书店、人民文学出版社、中华医学会多个分会、中华医学会系列杂志、中国科学技术期刊编辑学会、中国科学报、中国医学论坛报、医师报等官方微信公众号及医学界等众多自媒体账号相继转载。其中被新华社客户端转载后单篇文章的最高浏览量为110.6 万。第三方权威机构 2022 年度（截至 8 月 20 日）评估报告显示："老游评书"的微信传播指数为 496.8，影响力超越了 68% 的微信公众号。

作为科技期刊的资深办刊人，笔者不仅编辑过各种各样的作品，而且在文化名家暨"四个一批"人才工程自主选题项目的资助下，将 2019 年以前写作的书评文章进行了精选，分别在人民出版社和科学出版社结集出版了《经典伴书香》《编辑哲思与践行》《生命的回眸：我眼中的医学大家与经典名作》《生命的奇迹：游苏宁医学书评》《生命的智慧：游苏宁科学书评》等图书，出版后获得业内同侪和广大读者的普遍认可。

恰逢自己告老还乡之际，接受科学出版社张莉编辑的建议，从笔者 2019 年以来在"老游评书"微信公众号中推出的 180 篇原创书评中精挑细选出 100 篇文章，分为《敬畏生命：科学与人文之初心》《呵护生命：科技与医药之使命》两册出版。其中，《敬畏生命：科学与人文之初心》精选了50 本医学与人文领域的精品图书，从医学与人文之间的关系以及人文观念视角出发，结合图书内容，分享了笔者对各种医学现象和重要事件等的思考和阅读后的感悟。阅读该书，有助于读者尤其是医务工作者、医学相关领域从业者了解更多的人文关怀经典佳作，让医学更有温度和生命力，为生命保驾护航。《敬畏生命：科学与人文之初心》中所选的文章真正体现了笔者作为杂家率性而为的阅读习惯，这些书评涉及的图书面广，不乏劝人向学之意。新书得以付梓，也算是对自己好读书的阅读之旅的一次总结和告慰，希冀为社会增添一缕醉人的书香。尽管书中介绍的不乏经典名作，但源于笔者才疏学浅，唯恐力有不逮，难以全面准确地诠释书中的精华，故恳请广大读者在阅读的同时不吝指教，以便修订再版时更正。

值此新书出版之际，由衷地感谢"老游评书"微信公众号的幕后英雄宋亚波，正是他 6 年多的无私奉献和精心编排，才保证了"老游评书"中的所有文章不仅编校水平上乘，而且图文并茂、版式精美。更要感谢"老游评书"的读者，正是你们的关注和喜爱，推动着笔者在读书之路上不断前行。

2022 年 9 月于北京

扫一扫，关注"老游评书"，
与作者一起读好书

# 阅读的力量 ································· 045

## 思考的魅力 ·················································· 241

# 医学的温度

一个人生命的铸成，需要无数生命的支援、补充、滋润和蕴化。一位医者的成长与成熟，不仅需要前辈的悉心指教，不断获取知识与努力实践的支撑，而且需要与周围人群不断沟通互动，从而建立起共同面对疾病的医道，始终保持医学的温度。

# 百年卫生显红色传承　群星璀璨耀华夏大地

## ——《百年卫生 红色传承》

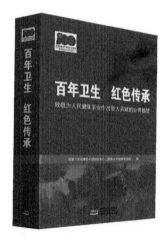

2021 年是中国共产党的百年华诞。回顾历史、展望未来，在全党如火如荼地开展党史学习教育之际，为庆祝中国共产党百年华诞，不忘昨天、不愧今天、不负明天，按照国家卫生健康委员会党组和直属机关党委统一部署，国家卫生健康委员会党校会同健康报社、人民卫生出版社、中国人口出版社、中国中医药出版社、中华医学会有关专家编辑出版了《百年卫生 红色传承》一书，并将其作为全国卫生健康系统党员教育的培训教材和党史学习教育的必读书籍，实属意义重大。该书编委会在广泛征求意见的基础上，经过认真遴选和反复斟酌，最终精选出建党百年以来为我党领导的卫生健康事业做出杰出贡献的 116 位优秀代表人物。通过回顾辉煌成就、讲述感人事迹讴歌伟大的中国共产党，再现我党筚路蓝缕、开拓创新的艰难发展历程和人民至上、一切为了人民健康的执政为民理念。入选者以不朽的功勋和动人的事迹展现出党领导下的广大卫生健康工作者弘扬"敬佑生命、救死扶伤、甘于奉献、大爱无疆"

的职业精神和"生命至上、举国同心、舍生忘死、尊重科学、命运与共"的伟大抗疫精神，以及"大医精诚、悬壶济世"的优良杏林传统。掩卷遐思，这些医疗领域的人中骐骥以医者仁心的实际行动和永垂史册的丰功伟绩践行了我党全心全意为人民服务的根本宗旨，尤其是凸显了他们在面对重大传染病威胁、抗击严重自然灾害时临危不惧、义无反顾、勇往直前、舍己救人的职业奉献精神。正是他们对党的赤胆忠心和所奉献出的精湛医术，通过呵护人民的健康为巍然屹立的长城添砖加瓦，为乘风破浪的红船保驾护航。

## 世纪征程中大爱无疆

党的十八大以来，习近平总书记创造性地把马克思主义基本原理同我国具体实际相结合，提出一系列新理念、新思想，做出一系列新规划、新部署，强调把人民健康放在优先发展战略地位，努力全方位全周期保障人民健康①。习近平总书记关于卫生健康工作的论述成为习近平新时代中国特色社会主义思想的重要内容。习近平总书记指出："我们党的一百年，是矢志践行初心使命的一百年，是筚路蓝缕奠基立业的一百年，是创造辉煌开辟未来的一百年。"②中国共产党的百年创业史，也是党带领人民创建红色卫生事业、开拓创新、接续奋斗、满足人民对美好生活向往、提高人民健康水平的历史。因此，在这总结过去、展望未来的辉煌时刻，结集出版《百年卫生 红色传承》，致敬一个世纪以来我党卫生事业的创始人、公共卫生的奠基人、临床医学的开拓者、中医和中西医结合的集大成者、全民抗疫中的英勇国士、矢志服务基层的无私奉献者和著名的援华国际主义战士，颂扬这些人中骐骥的丰功伟绩和无私奉献精神，具有特别重大的意义。

"学史明理、学史增信、学史崇德、学史力行"。站在喜庆百年的历史节点，回眸披荆斩棘的世纪征程，在中国共产党的英明领导下，一代又一

---

① 2016 年习近平在全国卫生与健康大会上的讲话。
② 2021 年习近平在党史学习教育动员大会上的讲话。

代医学工作者传承红色基因，坚定理想信念，勇立时代潮头，不屈不挠奋斗，历尽艰辛求索，创造了具有中国特色的卫生健康事业，为我国经济发展、人民幸福和人口素质的全面提高奠定了坚实基础，是建党百年辉煌成就的重要组成部分，充分体现出中国共产党的初心和使命，以及中国特色社会主义制度的强大政治优势。2020年，在习近平总书记亲自指挥、亲自部署下，中国共产党团结带领全国各族人民，进行了一场惊心动魄的抗疫大战，经受了一场艰苦卓绝的历史大考，付出巨大努力，取得了举世瞩目的抗击新型冠状病毒肺炎疫情斗争的重大胜利，创造了人类同疾病斗争史上又一个英勇壮举！展望未来，在新百年的征程开启之际，我们应该学党史、悟思想、办实事、开新局，进一步强化全心全意为人民服务的宗旨意识，始终保持艰苦奋斗的昂扬精神，坚持中国特色卫生与健康发展道路，恪守正确的卫生与健康工作方针，竭尽全力为人民提供最好的卫生与健康服务，为健康中国建设和全面建设社会主义现代化强国做出更大贡献。

## 百年回眸显群星璀璨

这本饱含深情的史料佳作，重点介绍了在跟随我党百年奋斗的征程中，为人民健康保驾护航和为我国医学科学事业创新发展做出突出贡献的人中豪杰，记载了在党的百年发展历程中杏林翘楚们在构建国家医疗卫生体系、勇于承担社会责任、精心呵护人民健康、交流学术与传播医学知识中承担的主要工作。重温这些永载医学史册的学术巨擘的感人事迹，遥想筚路蓝缕的初创艰辛，回忆世纪征程中的动人瞬间，先辈们对党和国家的杰出贡献跃然纸上。每当国难当头，他们都受命于危难之际，救国人于水火之中。我们看到他们在消灭鼠疫战场上的风姿，听到他们建立中国医生自己的组织的疾呼，体会着他们全方位、高起点地建立中国现代医学科学体系的雄心壮志。这群誉满杏林的不世之才，他们高瞻远瞩，理想远大，倾注一己之力为党和国家创造出美好的局面。

翻阅该书，不仅可以了解到新中国卫生事业的奠基人傅连暲、李德全、贺诚、钱信忠、吴阶平、崔月犁等在卫生管理方面的艰辛付出，颜福庆、伍连德、汤飞凡、顾方舟等社会名流对公共卫生事业的杰出贡献，张孝骞、沈克非、林巧稚、裘法祖、郑芝田、王宝恩等闻名遐迩的学术泰斗对临床医学的巨大贡献，施今墨、屠呦呦、陈可冀等杏林翘楚在传承和发展祖国医药学中的不懈努力，还可以看到翁心植、王海燕、张乃峥、钱贻简、张锦坤等令人肃然起敬的大师对中华医学会系列杂志关怀备至的感人事迹，以及默默无闻扎根基层为民服务的先进医务人员代表，白求恩、柯棣华、马海德等为中国人民解放事业无私贡献的国际友人。尤为感人至深的是钟南山、姜素椿、李兰娟等中华医学会精英在抗击严重急性呼吸综合征（SARS）和新型冠状病毒肺炎疫情中舍生取义的崇高精神。他们的共同之处不仅在于学识渊博、医术精湛、治学严谨、业绩卓著，而且都是奖掖后学、甘为人梯、诲人不倦、恪尽职守之良师。"问渠那得清如许，为有源头活水来"，正是这些彪炳千古的人中骐骥的无私奉献，才铸就了中国医疗卫生界今日的辉煌。

## 学会的贡献彪炳史册

翻开尘封百年的史册，在中华民族近现代史上，许多重大历史时刻和转折时期，无不有着中华医学会为发展和振兴祖国医药卫生事业而始终不渝努力的轨迹，折射出中国现代医学发展的缩影和近代博学鸿儒为实现健康中国所做出的巨大努力。1915 年 2 月 5 日，颜福庆、伍连德等我国现代医学的开拓者，胸怀科学强国的伟大理想聚首上海，在满目疮痍的华夏大地上正式宣告中华医学会成立。从此，中国医师有了属于自己的专业学术团体，现代医学在中国发展的主动权牢牢掌握在国人手中。中华医学会成立之初，就在《中华医学会宣言书》中开宗明义，宣布其纲领是：巩固医家交谊、尊重医德医权、普及医学卫生、联络华洋医界。抚今追昔，中华医学会在辛亥革命的号角声中诞生，在中华人民共和国的旗帜下成长，作为中国医学界历史悠久、精英云集、机构健全、影响广泛、享有国内外盛誉的学术性群众团体，经过历代先哲的不懈努力和全体会员的勠力同心。尤其是中华人民共和国成立以来，在党和政府的亲切关怀下，中华医学会不断发展壮大，已经成为中国科学技术协会学会之翘楚、全国医学工作者之家。

历史是一面镜子，只有读懂历史，才会更加珍惜今天。入选该书的116位杏林大家，绝大多数都是中华医学会会员，学会的十余位历任会长位列其中。从初创伊始，中华医学会就一直承载着社会各界治病救人、强体兴国的厚望。在这群彪炳千古的人中骐骥中，筚路蓝缕起步的开山鼻祖颜福庆、抗击鼠疫的无双国士伍连德、"红色华佗"傅连暲等会长们的丰功伟绩跃然纸上。回眸百年的成长历程，先辈们不仅倡导学术交流，热心公益事业，而且勇于承担社会责任，使爱国精神始终在学会薪火相传。不仅如此，中华医学会始终认真贯彻党和国家的卫生工作方针政策，不遗余力地倾心为会员和广大医务工作者搭建学术交流的舞台，为展示学术研究成果、营造"百花齐放、百家争鸣"的学术氛围提供园地。因此，她不仅当之无愧地被誉为我国医学名家成长的摇篮，而且打造出了中国医学期刊的航母。站在中国共产党新百年即将启航的宏伟时刻，回眸历史，中华医学会的历史就是爱国为民、崇尚学术、弘扬医德、竭诚服务的历史；展望未来，我们只有在党的领导下和衷共济地不懈努力，才能真正实现"秉持百年魂不懈奋斗、助力中国梦再创辉煌"的宏伟目标。

# 武汉抗疫的真实记录　可歌可泣的英雄群像

## ——《武汉战"疫"：最美一线英雄》

岁末年初，又到了总结过去和展望未来之时。回首 2020 年，无论是全球还是我国，新型冠状病毒肺炎疫情的防控都是最重要的工作，其中中国所取得的成功经验举世瞩目。在疫情暴发之初，武汉是疫情防控的重中之重，是打赢疫情防控阻击战的决胜之地，打好武汉保卫战、湖北保卫战事关全局。为赢得这场战"疫"的胜利，举国上下齐动员，全民众志成城。特别是在武汉一线，包括来自全国各地医务工作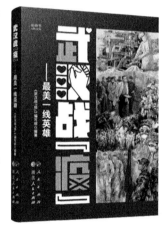者在内的各路人马与武汉人民一道，奋不顾身、夜以继日地战斗，涌现出无数鲜活感人的故事。为弘扬他们的崇高精神，及时记录这些时代的身影，增强全国人民战胜疫情的决心和信心，人民出版社和湖北人民出版社于 2020 年 4 月率先联合出版了《武汉战"疫"：最美一线英雄》一书。编写者通过讲述抗疫初期奋战在武汉最前线的诸多抗疫工作者真实而生动、温暖而感人、平实而伟大的故事，勾勒出体现当代中华民族精神的英雄群像。尽管抗疫尚未结束，一本书可能收录的故事也极其有限，但他们都是武汉抗疫中一线英雄的缩影和代表，他们的故事可歌可泣，他们无疑是当代最美和最可爱的人，值得我们敬仰与被历史铭记。该书中收录的所有资料截至 2020 年 3 月 10 日，其不仅能让我们重温那些感人的瞬间，而且必将给后人留下珍贵的历史资料。

## 武汉抗疫的真实记录

武汉是笔者的第二故乡，是笔者从孩提时代直到大学毕业一直生活的城市，这里不仅是白云黄鹤的诗与远方，也是高山流水的知音故里，更是中国革命推翻两千多年封建帝制的首义之城。2020 年的春节，成为风暴中心的武汉，由于疫情的突袭，人们熟悉的生活仿佛被按下暂停键。但在抗击疫情的战斗中，与呵护生命有关的一切都在全力加速。新型冠状病毒肺炎疫情暴发后，党中央、国务院高度重视，习近平总书记亲自指挥部署，做出了一系列重要指示。湖北和武汉是疫情防控的重中之重，是打赢疫情防控阻击战的决胜之地；武汉胜则湖北胜，湖北胜则全国胜。疫情初期的武汉，防控工作中涌现出一大批逆行而上的典型人物，在他们身上，中华民族百折不挠、迎难而上的传统精神和优秀品质熠熠生辉。该书分为国家院士、白衣战士、人民军队、八方驰援、基建"狂魔"、基层社区、城市保障、志愿后勤八大版块，从事件概况综述，到具体选择一线参与抗疫之战的典型人物或人群，通过鲜活、具体的人物故事，以及记者手记和网友热评，真实而全面地反映了在新型冠状病毒肺炎疫情暴发初期，我们是如何发挥举国体制应对并取得阶段性胜利的。

## 不可磨灭的抗疫日志

该书以中央抗疫日志开篇，按时间顺序详细梳理了 2020 年 1 月 7 日到 3 月 10 日有关中央抗疫的各种大事记，包括习近平总书记主持召开政治局常委会对抗疫工作提出要求，到李克强总理前往武汉指导疫情防控工作，截至习近平总书记亲临湖北慰问各界人士，充分体现了党和政府对抗疫工作的英明决策和有力指挥，以及对人民群众无微不至的亲切关怀。这份具有史料价值的日志，也记载了许多鲜为人知的动人事迹，如抗疫初期钟南山院士在 2020 年 1 月 18～20 日的抗疫旅程，其中就有他坐在高铁餐车一角电脑旁疲惫地闭目小憩而令人泪目的照片。这份史料也对疫情突发时的真实场景进行了实事求是的报道，当时武汉医院一床难求，医务人员明显不足。例如，平日接诊量一般为 90 人次的武汉市第五医院急诊科，1 月 22 日 14～24 时，发热门诊加急诊的接诊量高达 1700 人次，挂号、检查、输液等所有环节的等待时间都超过 5 个小时。在疫情阻击战中，根本没有医疗铁人，只有一群肩负使命的白衣战士在默默地负重前行。如果说医院是一线，那么组成网状城市的 1388 个社区、1805 个村落就是战场的底线。在这分布着 900 万市民的底线上，正是基层社区人员通过"隔离病毒不隔离感情"的艰辛付出在守护家园。

## 举世瞩目的中国奇迹

抗疫初期，武汉市 7 万多名医务工作者，与全国各地驰援的两万多名白衣天使和衷共济，置生死于度外，战斗在抗疫前线。在这场与时间赛跑的战斗中，7500 名建设者鏖战不休，仅用 9 天时间就建造出火神山医院；3 天后，雷神山医院以同样的速度拔地而起。2 月 5～16 日，每天一座方舱医院建成投用，以举世瞩目的中国速度，夜以继日地编织起一张护佑生命之网。这是一场没有硝烟的战斗，武汉暂时关闭出城和市内公共交通，但抗疫的战斗不能停，城市的生活保障不能停。两万多名城市服务保障人员坚守在城市的"生命线"上，与上万名胸怀大义的志愿者携手，让城市服务保障安全有序。他们以实际行动参与到疫情防控工作之中，同样也是抗疫的战士。武汉疫情牵动着万众目光。"岂曰无衣？与子同袍。"全球华人从四面八方以不同方式共同驰援武汉。没有硝烟，没有炮火，艰苦卓绝的战斗仍在持续。疫情让人们在空间上保持距离，却让人们在心灵上贴得更加紧密。守望相助、共克时艰，每一份勇敢和温暖，都在驱散冬日寒冷。没有一个冬天不可逾越，只要坚定信心，凝聚力量，致敬勇敢，铭记伤痛，我们就有理由相信，春天一定会到来。正如中华医学会老会长钟南山所言：大家全国帮忙，武汉是能够过关的。武汉本来就是一个很英雄的城市。

## 八方驰援以共克时艰

尽管疫情告急，但武汉不是孤岛，一方有难，八方支援。按照中央的统一部署，全国各地的医疗队纷纷组成"精锐部队"，他们以作战兵团的形式，从四面八方奔赴武汉，火线驰援。从除夕夜到2月15日仅23天，全国各级医院就派出了203支医疗队共计25 424名医疗队员驰援江城。2月9日，武汉迎来了当日抵鄂医疗队人数最多的一天，天河机场共迎接了40余架次医疗队的专机，超过5000名医疗队员为抗疫打出了"最强助攻"，这些驰援而来的医疗力量有力地缓解了武汉医务人员缺乏的局面。每当国家有难，中国人民解放军总是义无反顾地冲锋在前，大年除夕夜，在抗击疫情最关键的时刻，450名军队医护人员从全国各地直飞江城；截至2月13日，军队共派出3批逾4000名医护人员抵达武汉。在驰援的队伍中，医疗救治的专业团队尤为引人注目，中国顶级的医疗团队悉数会师湖北，"北协和、南湘雅、东齐鲁、西华西"四大"王炸"天团聚首武汉，被网友称为"散装江苏"的"苏大强"开始对口支援，17年前赴小汤山抗击严重急性呼吸综合征的南方医院医疗队，以"若有战，召必回，战必胜"的豪迈誓言再次请战出征。"一省包一市"的支援方式启动后，各地医疗队纷纷响应，而且重症监护病房是被援鄂人员选择最多的地方，上海医疗队甚至将对重症患者的精细化管理方案直接"搬"到武汉。历经磨难的武汉人民尤为懂得感恩，他们以朴素的语言表达了对援鄂医疗队最真诚的祝福：愿逆风而行的你们平安归来，待春暖花开，疫情消散，相约武汉街头，再赏芳华满天。

## 可歌可泣的英雄群像

该书记述的抗疫英雄中，不乏我们耳熟能详、率先驰援武汉的知名专家，如钟南山、李兰娟、王辰、乔杰、陈薇、张伯礼等敬佑生命的国之大医；也有始终坚守在九省通衢而鲜为人知的白衣天使，如最先发现疫情并上报的张继先，拼渐冻生命、与新冠竞速的张定宇，把办公室搬进重症监护病房、为抗疫献出宝贵生命的刘智明，视频在网上观看量超过千万、在电话中咆哮、放下电话后继续救治患者的郑先念，以医生、副院长、专家组成员、研究者、重症患者、药物受试者 6 种身份与病毒搏斗的黄朝林，为避免他人感染、自己承担所有患者咽拭子采样的笔者的大学同学童巧霞，为救治患者而"削发明志"的美女护士单霞。在展现英勇无畏的人民军队参战者的事迹中，读者可以看到满是鲜红指印的请战书，除夕夜奔赴武汉的美丽护师刘丽那满脸口罩压痕而令人泪目的照片，因为高强度工作在冬天中暑的郭晨晨的故事。不仅如此，该书中还引用了网络上流传的抗击疫情时的各种经典对白，如"医生，此去欲何？""战病疫，救苍生！""若一去不回？""便一去不回！"该书在出版形式上也别具一格，在八大版块中，不仅有主题鲜明且图文并茂的主打文章，还包括了与之配套的亲临现场的媒体记者采访手记，通过微信扫码就能观看的在线视频，直接重现了各种感人至深的历史瞬间，加上经典集萃的网友热评，将读者的思绪直接带回那些抗疫初期的感人时光。采访的记者坦言：医护人员拿生命护佑我们的城市，唯愿我们的每一篇稿件尽量还原真实，每一个字都对得起这段历史。

# 抗击埃博拉历史回眸　拯救人类的英雄壮举

## ——《拯救：中国援非抗击埃博拉疫情纪实》

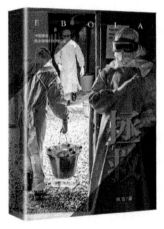

时至今日，全世界携手抗击新型冠状病毒肺炎疫情的战斗仍在继续，疫情给世界经济和社会生活带来巨大的负面影响。在中国共产党的英明领导下，基于举国体制的巨大优势，加之白衣天使们临危不惧、勇往直前、舍己救人的义举，弘扬"生命至上、举国同心、舍生忘死、尊重科学、命运与共"的抗疫精神，我国已经取得了此次战役的重大胜利。在抗疫中做出重大贡献的陈薇院士等被颁授"人民英雄"国家荣誉称号奖章。陈言的长篇报告文学《拯救：中国援非抗击埃博拉疫情纪实》将我们带回那个几乎鲜为人知的重大传染病事件中。在那场举世瞩目的非洲埃博拉疫情中，中国以实际行动谱写了中非患难见真情的新篇章，赢得了非洲国家乃至国际社会的广泛赞誉，同时实现了我国防疫端口前移的战略目标，为全国人民筑起了牢固的生命防线。陈言以独特的视角和富有感染力的笔触，饱含深情地讲述了被誉为"埃博拉终结者"的中国工程院院士陈薇率领团队两次远赴埃博拉病毒肆虐的非洲前线抗疫的动人故事，尤其是她领衔成功研制出全球首个 2014 基因突变型埃博拉病毒疫苗，为抗击埃博拉疫情做出突出贡献的艰辛历程。陈言通过实地采访和切身感受，记录下这些杏林翘楚在抗击重大传染病中始终弘扬"敬佑生命、救死扶伤、甘于奉献、大爱无疆"的职业精神，展现了中国科学家为了人类共同的生命安全，攻坚克难，贡献华夏智慧和中国力量，竭尽全力拯救人类的英雄壮举。

## 病毒知识的博古通今

病毒是已知种类最多的生命形式，它们无疑是地球上最古老的"统治者"。1 毫升海水中竟然有多达 2.5 亿个病毒颗粒，如果地球上的所有病毒头尾相连排成一排，其长度估计将达到 2 亿光年。据说人的一生会遭到 500～1000 种病毒的侵袭，它们通常会带来疾病与瘟疫，幸运的是，其中真正致命者并不多见。病毒的英文"virus"源自拉丁语，意为毒蛇的毒液或男人的精液，这个神奇的词同时意味着创造与毁灭。世界上恐怕只有病毒学家最害怕病毒，他们的敬畏源自掌握的病毒知识和基于理性的深切尊重。1976 年，埃博拉病毒首次在埃博拉河两岸出现，这种被描述为"人命黑板擦"的顽凶来源于非洲群山深处，已知有 5 种类型。该病毒处于生命和非生命之间的一个灰色地带，这也是其最难对付的原因之一，因为很难"杀死"没有生命的它，但它却可以轻而易举地杀死有生命的人类。该病毒为生物安全四级病毒，是人类对病毒分类的最高等级，而我们熟知的人类免疫缺陷病毒（HIV）和 SARS 病毒均为三级病毒。埃博拉病毒被全世界病毒学家公认为是最恐怖的对手，原因在于：这种类型的病毒在历史上已经被用于生物武器化的研究；它可以通过气溶胶感染，即可以经空气传播；在美国发生的多起炭疽粉末信件的生物恐怖事件警告人类，生物恐怖袭击确实存在；恐怖分子曾经寻求埃博拉病毒作为生物恐怖剂使用；埃博拉出血热致死率极高且易于传播，迄今全球并无任何有效的治疗药物；处理这种病毒必须在生物安全四级实验室（P4 实验室）中进行。近 40 年来，人类关于埃博拉病毒的记录非常有限，该病毒的平均致死率为 88%，其中 1 种对人类的致死率高达 90%。它剥夺的不仅是人的生命，还有人的尊严。

## 抗击埃博拉历史回眸

今天，来自热带雨林的危险病毒可以在 24 小时之内乘飞机抵达地球上任何一个城市，直接威胁全人类的安全。2014 年 2 月，新一轮埃博拉疫情在几内亚出现，短短数月便席卷了非洲多国。7 月，埃博拉疫情在整个西非地区掀起了一场人类始料未及的血雨腥风。8 月，世界卫生组织宣布：疫情已构成国际卫生紧急事件，人类与病毒之间较量的帷幕也自此拉开。在这个危急时刻，中国政府向西非地区人民伸出了友爱之手，一场"生死大救援"就此展开：中国人民解放军先后派遣多批医疗队前往西非地区，执行诊治埃博拉的任务。9 月，中国人民解放军首批援非医疗队启程，对疫情展开生死阻击。在西非大地，仅用 7 天时间就将塞拉利昂一家小型综合医院改建成传染病专科医院，用 1 个月时间就在利比里亚援建了一座设施设备一流、防控流程科学、拥有 100 张床位的埃博拉病毒诊疗中心，彰显了中国速度和中国标准。截至 2015 年 3 月，已有近 500 名白衣战士奔赴援非抗疫的最前线，累计收治患者 938 例，治愈出院 25 例。在 20 多个国家的救援队伍中，中国人民解放军援非医疗队创造了日均收治患者最多、治愈率最高、全体队员零感染的救援纪录，实现了"打胜仗、零感染"的目标。与此同时，中国派出最精锐的军中科研团队万里驰援，携带移动生物安全防护三级实验室（P3 实验室）进入最危险的区域，基于科研数据实施人道主义救援，传递出中华民族的无疆大爱和人道主义精神，为全球有效控制埃博拉疫情做出了突出贡献，书写出浓墨重彩的一笔，以实际行动彰显出一个大国应承担的国际责任。

## 从军为民的巾帼英雄

回眸历史可知，人类从无数次重大传染病疫情中吸取的血的教训就是：

在一种未知的病毒面前，在没有任何针对病毒的有效治疗药物时，疫苗是战胜病毒的唯一希望，而陈薇是我国多个致命性病毒疫苗的研发者。陈言当时供职于国内一家新锐媒体，正在非洲拍摄素材以撰写一组特稿，有幸认识陈薇并结下深厚的友谊。陈言认为，陈薇有着特立独行的个性，她的身上浓缩了一部人类与烈性病毒博弈的斗争史，中国近20年来每一场公共卫生领域的战"疫"中，都有她立下的军功，生命、死亡、亲情、大爱交织成其人生共同的主题。作为唯实求真的巾帼英雄，她英姿飒爽，智勇纯真，性格坚韧，心细如发，做起事来雷厉风行，身上有股不折不扣的军人作风；与其交往，亦师亦友，为荣为幸。陈薇是该书当之无愧的主角，记录她的故事、感受她壮阔又静谧的心灵，既能让人备受鼓舞，又能让人感受到温暖与力量。2003年，陈薇以常人无法想象的勇气、胆识与智慧，在与SARS病毒的较量中赢得先机，研制出了重组人干扰素ω喷鼻剂，成为阻击SARS病毒的有力武器。在西非抗击埃博拉病毒的战"疫"中，她认为自己研发了10年的埃博拉病毒疫苗很可能成为终结埃博拉疫情危机的重磅武器，为此，她主动请缨奔赴疫区进行Ⅱ期临床试验，仅用4个月时间就将埃博拉病毒疫苗推进到临床阶段。在新型冠状病毒肺炎疫情最危重的时刻，陈薇带领团队进入武汉，应用自主研发的检测试剂盒，配合核酸自动提取技术，大大缩短了病毒检测的时间，加快了确诊速度，为挽救生命抢出了宝贵的时间。陈言在该书的序中用了大量笔墨来记录已经逝去的日子，就是为了难以忘却的记忆。陈言满怀深情地写道：人，真的要心怀感恩和知足，没有以陈薇为代表的杏林翘楚的努力和付出，我们的生活会增添许多恐惧和忧伤，失去多少快乐和阳光。撰写此书的目的，就是致敬人民英雄陈薇和她的战友们。

## 拯救人类的英雄壮举

陈言坦言，灾难需要反思，而反思是灾难文学的最大意义，因此他所做的就是尽量地看见、倾听和记录。一边写，一边收集情感、思想、语言的碎片，他想捕捉黑暗里的希望之光、人性的苏醒与温暖、普通人的悲欢离合。从 2003 年的 SARS 到中东呼吸综合征，从 2014 年西非的埃博拉疫情到当下的新型冠状病毒肺炎，历史一再证明，重大传染病是人类面临的共同威胁。尤其是此次新型冠状病毒肺炎在全球暴发，这无疑是一场突如其来的灾难、一场艰苦卓绝的战斗和一次席卷全球的危机。这场注定被载入史册的危机，必将深刻地改变世界格局。新型冠状病毒肺炎疫情的蔓延再度告诫人类，生活在地球村中，人类的命运休戚与共。我们所说的大国，除了国土、人口、经济实力，更重要的是在世界上呈现出的使命与意识、责任与担当、真诚与智慧。所谓大国担当与中国精神，从来就不是一句空洞的口号，它包含了对每一位同胞生命的珍视，也包含了对他国尤其是实力较弱国家、贫穷国家人民生命的尊重。"海内存知己，天涯若比邻"，对待非洲朋友，我们始终以"真、实、亲、诚"相待，见他人之难，倾力相助，不弃不辱。回眸历史，在多次勠力同心的抗疫之战中，中国政府和中国人民始终以高度的使命感与责任感，迎难而上，勇敢肩负起了一个负责任大国的国际责任。中华民族表现出的临危不惧无疑是阔达的胸怀，是强大的组织与执行能力，是无愧于世界的大国担当。随着抗击新型冠状病毒肺炎疫情的深入进行，我们的白衣天使必将以自己的实际行动，续写惊天地、泣鬼神的英雄壮举。

# 饱含深情的医学温度　医者人生的肺腑之言

## ——《医学的温度》

现代技术的飞速发展及其与医学的紧密结合，让医学插上了翅膀，人类的寿命也因此大大延长，众多曾经肆虐夺命的传染病得到有效控制，不少严重的疾病得以明确诊疗。然而，技术至上的观念不断蔓延，医学发展的目标和方向开始错乱。人们过度相信技术，而常常忘记患者心理上的苦楚以及对医者关怀的期盼。为此，中华医学会名誉会长韩启德院士以出版《医学的温度》为契机，满怀深情地向医者发出

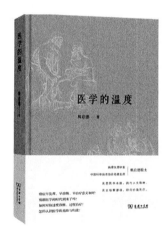

倡议。该书汇集了韩启德院士近些年对医学的本质、医学史、叙事医学、精准医学等的人文思考，阐述了对癌症、传染病、中医、死亡等的独特看法。韩启德院士对癌症应该早诊早治等人们习以为常的医学观点提出质疑和反思，对高速发展的现代医学技术及其发展方向进行重新审视，提出应回归以患者为中心的价值医疗、恪守医学的初心、不忘医学的来路和归途等观点。他推崇"医学是人学，医道重温度"的核心理念，并对大众极其关注的问题，结合自己多年的基础研究和临床实践，给出了医学大家的睿

智之思：危险因素如高血压、高血脂到底是不是疾病？该不该使用药物治疗？早诊早治是否对所有癌症都利大于弊？医学真正的目是什么？掩卷遐思，韩启德院士针砭时弊的哲思使得"只缘身在此山中"的医者产生了共鸣：冷冰冰的仪器，数字化的指标，决定是否有病的不是患者的自身感受而变成了仪器的指标，患者变成了疾病的载体，让人很难再体会到医学的温度。在技术至上的思潮日益强大、医患关系紧张的如今，阅读该书，对人们重新认识现代医学乃至反思自我都具有重要的启发意义。

## 饱含深情的医学温度

韩启德是一位思想开明、观念新颖的学者，有着更为宏观的视野和全局性眼光；学医出身的背景，有助于他对医学的历史及其现代化进程了然于心，掌握诸多前沿动态；作为学者，他又能自由地发表自己的真知灼见，与学术界同仁进行平等交流和对话。该书中收录的演讲稿中很少有官话、空话和套话，而是通过朴实无华的语言道出富有真情实感的人生真谛，使文章言之有物。该书择其年逾古稀所撰写的文章之精华结集而成，20篇文章集中于对医学人文以及所有与医学相关的讨论，突出了人文性、思想性、话题性和新颖性。入选的不仅有颇具思想冲击力和观点颠覆性的论文与演讲文章，而且不乏对医学发展进行针砭时弊的探索性思考。该书中涉及的话题包括：医学是什么？它有温度吗？传染病历史的鉴古知今，20世纪现代医学的进展，对控制疾病危险因素的考量，对癌症早诊早治方针的思考，对精准医学的哲思，对医学技术发展方向的审视，对循证医学的看法，对现代医学的反思，对现代医学与中医关系的见解，倡导加强医学史的学习和研究，推介始于医者仁心的叙事医学，对死亡的感悟，中国临床医学工作者应肩负的重任，北医（北京大学医学部）的品格与使命，为医学教师所授的第一课，幸福就是为别人做事等。韩启德认为，如今医学的边界开始模糊，被赋予过度的使命，人们常常把危险因素当作疾病治疗。医学的重点也放在了救治生命最后阶段的患者，而不是为多数人的健康和减少病痛服务。生活方式在短时期内发生如此巨大而迅速的变化，人类的遗传变异和进化远远跟不上，慢性疾病由此而生。对此，人类除了坦然接受外，更重要的是要尽力改善生活方式，而不应把主要责任归诸医药。在谈论医学是人学时，他尤为强调爱心，把爱心作为医生救治患者的先决条件。他坦言：爱心是温暖的，因而医学是有温度的。笔者认为，该书中有作者对医学发展的深刻见解，有对医学属性的精辟论述，有充满睿智的智者箴言，阅读该书有助于丰富读者医学史方面的知识，体会到作者熠熠生辉的哲思，这种思想的启迪甚至具有振聋发聩的冲击力，更有助于我们思想和自我观念的更新。因此，这真是一本"有温度"的书，它的温度来源于作者以人为本的医学理念。

## 医疗本质的直言不讳

韩启德倡导的以人为本，是在现代医学充分发展、技术主义主宰医疗过程和方法的背景下对医学的本质加以反思的结果。他认为，公平公正、减少剥夺应该是医疗服务体系和政策的核心价值观。医疗服务是复杂的，并非简单的消费性商品，买卖双方很难实现公平交易，不应简单地遵循市场机制。医疗服务的结果存在很大的不确定性，医疗信息在买卖双方之间存在严重的不对等性。美好愿望与经济利益联合，弄不好就是毒药。医疗服务不宜归于产业来发展，健康产品的效益不能仅以国内生产总值（GDP）来衡量，而更应该考量对人民福祉、社会效益、劳动力素质等方面的贡献。当疾病已经不再是人们主观上的不适感受，而是仪器测量的结果；当一个人是否患病，不是他自己说了算，而是由仪器决定的时候，医生所面对的，往往就不再是饱受病痛折磨的人，而只是可以用各种数字指标和造影显示的病症。这种"见病不见人"的现象，使得医者与患者之间的距离渐行渐远，医生只知道治病，不知道"治心"，对患者冷漠无情，导致医患关系紧张。再加上技术的进步，助长了医院对病患的过度治疗和趋利倾向，从而淡化了医学"解除病痛，护佑人类健康生活"的根本目的，导致医学似乎只是一门技术，而不再是人学，这便是全然违背了医务工作者的初心和使命。作为学界的博学鸿儒，韩启德不仅有独到的学术创见，而且力排众议地仗义执言，他提出的许多观点直击人心，振聋发聩。例如，高血压、高血脂要不要长期服药控制？癌症的早诊早治是否对所有癌症都确有必要？他通过大量的数据分析进行了令人信服的实证研究，对于多年广为流行的观点提出质疑和挑战。他认为乳头状甲状腺癌一般不需要手术，现在罹患此病的患者，绝大多数人的甲状腺都被白白切除，导致终身服用补充甲状腺素药物的结果，不是得不偿失，而是有失无得。有鉴于此，他认为医学必须从技术主义的桎梏中解放出来，向人文回归。要解除患者病痛，很多时候并非依靠医术，而是得益于医生提供的帮助和安慰。他提倡"叙事医学"，要求医生必须掌握一定的沟通技巧，能够与患者交心。这意味着医生首先要关心人，而不只是关心病。这一观点，不仅基于韩启德对医学本质的深刻反思，更是源于他自己的经历和切身体验。他指出，医学饱含深情并富有温度，医生的态度"可以治病"。患者需要的不仅是高超的医术，更需要的是获得安慰和对医生的信任。

## 医者人生的肺腑之言

作为一位有着宏观视野和博大情怀的杏林骁骥，韩启德对医者的人性关怀有着深邃的哲思。他认为，人类自从文明诞生之日起，就有医术，医学从来都是回应他人痛苦的努力，始终闪烁着人性的光芒。我们应时时刻刻牢记：医学是有温度的。今天，虽然医学的发展一日千里，但人类对自身的认识，与对宇宙的认识一样，还只是"冰山一角"，切不可妄自尊大，以为技术能解决所有健康问题。如今肆虐全球的新型冠状病毒肺炎疫情的大暴发，再次向人类敲响了警钟。韩启德坦言：生命是有限的，每个人从出生、成长到衰老、死亡的过程不可逆转，医学的任务是护佑人体正常的生理过程。我们不能把衰老当作疾病，千万不要把追求长生不老作为医学的目标，切莫给生命无望、即将羽化西去的患者增加无谓的痛苦，不能为了维持生命垂危的患者毫无意义的短期存活而不考虑医学的社会效应与公平公正。从医近半个世纪，韩启德对医者人生有着深刻的感悟，并在该书中总结出许多有助于我们成长的人生感悟。例如，是患者的痛苦驱使我去努力做事，是患者促使我不断学习，说句实在话，也是在患者身上的实践让我的临床能力得到不断提高，是患者让我成为一名合格的基层全科医生。在广阔天地中担任赤脚医生的经历，让我学会了沟通，增长了本领，越来越得到农民朋友的信任。赠人玫瑰，手有余香，为他人做好事，获得人们的好口碑，就是幸福。回到北京大学医学部从事基础研究后，韩启德的体会是：潜心其中，我不断体会到科学的求真求实和批判精神，领略到科学的精微缜密和神奇力量，享受到研究微观生命世界的美妙和魅力。基础医学不同于其他纯科学研究，甚至有异于一般的生命科学研究，它虽然不像临床工作那样需要面对活生生的人，但它直接关系到人类的健康和疾病，它同样是有温度的。一个人生命的铸成，需要无数生命的支援、补充、滋润和蕴化。一位医者的成长与成熟，不仅需要前辈的悉心指教，不断获取知识与努力实践的支撑，而且需要与周围人群不断沟通互动，从而建立起共同面对疾病的医道，始终保持医学的温度。

# 人生之旅的雪泥鸿爪　医学人文的深刻见解

## ——《碎语闲言》

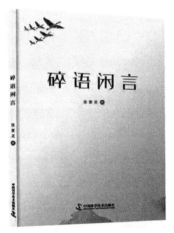

参加 2020 年度好书评比，笔者在众多出版物中发现一本好书，即时任中国医师协会会长张雁灵的《碎语闲言》。全书分为岁月拾零、行业絮语、感悟人文三部分，收录了他从军为民生涯中的 31 篇随笔。在"岁月拾零"部分，他深情回顾了无悔青春的匆匆岁月，也包含了军旅生活的雪泥鸿爪，用感人至深的文字将自己从戎、从医、率部抗击SARS、执掌学术团体等人生重要时刻巧妙地串联起来，令那些激情燃烧的岁月跃然纸上。在"行业絮语"部分，他通过对学术会议、学术进展与学术合作的所思所想，反映出医疗行业的学风、文风及会风的现状，诠释了他对社团本质及其管理的深刻见解。在"感悟人文"部分，他用 11 篇看似碎语的"闲言"，表达了自己对提高医务人员职业素养、人文修养和道德涵养的殷切希望。笔者曾就职于张会长麾下，作为晚辈与多年的挚友，常常有机会聆听其教诲，但潜心拜读其大作实属首次。依笔者愚见，该书视角独特、充满智慧，语言朴实、情真意切，突显了他心系医学发展、一切为了人民健康的毕生追求。尽管这些随笔看似信手拈来的碎语闲言，但其语不碎，其言不闲，饱含深情，字字珠玑，有识之士若能细细品味，定能获益匪浅。

## 人生之旅的雪泥鸿爪

大仲马曾言：生活没有目标就像航海没有指南针。在青春绽放的年代，张雁灵坚信人生要有梦想，而梦想也是目标。他的精彩人生之旅是 18 岁从河北承德凤山入伍开始的，其梦想就是毕生做自己喜欢、有益他人、让父母高兴之事，其当年的鸿鹄之志就是成为医生。正是在军旅生活中罹患休克性肺炎而几乎命丧黄泉的经历，让他认识到疾病是一所学校，大病之后他对人生有了更深刻的认识。正如他抄录的郭小川的《团泊洼的秋天》中所言：一切无情的打击，只会使人腰杆挺直，青春焕发。作为当年小汤山医院的掌舵人，他深情地回忆了在抗击 SARS 期间那些让人刻骨铭心的日子。在全国上下的共同努力下，7 天时间建成了拥有 1000 张病床的当时世界上最大的传染病医院，1383 名工作人员救治了 680 名 SARS 患者。小汤山人不仅留给世界难以磨灭的记忆，还以实际行动谱写出人类的最美篇章：SARS 患者最高的治愈率和最低的病死率，医务人员零感染。张雁灵会长坦言：一个智慧和伟大的民族，必定能鉴古知今，通过从灾难中学习，用生命换来思想，让历史在现实中穿行。为了更好地加强全球华人之间的交流与合作，在他的积极倡导和大力推动下，世界华人医师协会于 2014 年成立，并将其年会永久落户山东青岛，欢迎全球华人医师"回家"。他极力促成了世界华人医师协会与腾讯公司的合作，通过建立让医生信任的互联网平台，使医学精英享受到高品质的服务，利用平台高质量、高效率地推进在职教育培训并开展医学科普。他率领社会各界经过和衷共济的不懈努力，促成国家将每年的 8 月 19 日确定为"中国医师节"。这一节日的设立，极大地提升了医生的职业获得感和荣誉感，促进了弘扬医生职业精神和加强职业道德建设，推动了全社会对医生的尊重和关爱。

## 医学人文的深刻见解

张雁灵会长指出，人文素质是一种综合素质，人文是人类文化的核心，集中体现在重视、尊重、关心及爱护人上。灵魂是人和一切事物的核心价值，医学人文就是医学的灵魂。医学科学求真，要回答是什么？为什么？而医学人文求善，要回答应该是什么？应该如何做？医学基于科学和人文之间，而且包含了双方的许多特性，因此是最人文的科学、最经验的艺术、最科学的人文。医学人文滋养医学，其精神即人类的终极关怀与人性的提升，如承认医学的限度，强调尊重人格，敬畏生命。医学人文的价值是永恒的，无论医学如何发展，医生和患者都离不开人文的哺育。有人曾言：随着医学知识的迅速增长和技术的发展，医生很可能会更加关注疾病与治疗技术而忽视患者。环顾当下，被不幸言中。张雁灵会长坦言，生老病死是人生的必经阶段，新生命的诞生总是令人瞩目，但疾病和生命的终结却很少为外人所知。医生是生命的摆渡人，把能够治愈的患者尽其所能地送回温暖的人间，将回天乏术的患者用尊严、舒适和体面的方式渡向生命的彼岸。当前医学人文缺失的三种表现如下：一是医学的异化、"科学万能""技术至善"主义的张扬。部分医生的工作对象不再是患者而是疾病，患者也不再被视为完整且富有情感的人，而是被当作一部需要修理或更换零件的机器。二是资本的浸润。资本是一把双刃剑，一方面能刺激市场的活力，为发展提供更多的财力；另一方面存在负面效应，容易导致过度诊疗。三是教育的缺乏。现有的应试教育和医学教育模式，导致了人文精神的缺失。时至今日，因医学的进步，人类的平均寿命大幅度延长且健康水平明显提高，但医学却从未像今天这样招致很多人的强烈怀疑和不满。因此，关注技术与关爱患者同等重要，富含人文精神的医疗保健不是简单的同情，而是最佳的医学。希望通过大家的共同努力，让医学回归其本源，成为完整、追求完美、有深度、有人性的实践科学。

## 协会管理的真知灼见

年近古稀的张雁灵会长从军为民逾五十载，曾任第二军医大学校长、中国人民解放军总后勤部卫生部部长、中华医学会副会长，他不仅有多年医疗管理的实践和丰富的从业经验，而且对学术团体的本质有独到的见解。他指出：学术团体人才荟萃，也是供专家沟通、交流、学习与合作的平台，其基本宗旨是服务并尊重专家。医学社团应该是听医生说话，为医生说话，帮医生解忧，促行业自律。协会也是倡导行业民主议事的地方，应该民主办会。自由与民主是学术界的追求，也是协会工作遵循的根本。学术自由就是学术上兼容并蓄、百家争鸣，但必须以事实为依据。真理是"争"出来的，学术讨论应以尊重科学为前提，发表学术言论不能随心所欲，更不能信口开河，要有界限和底线。医生也应尊重自己，时刻以职业精神和职业道德的标尺衡量自己的言行，不断提高自身修养，不辜负人民群众的信任和患者的"性命相托"。民主不仅是一种政治制度，也是医生的权利。学术团体是一个行业权力与学术权力并行的地方，要坚持把民主作为一种组织原则和工作方法。协会的行业权力是监督管理，学术权力以学术能力和学术评价为尺度，它有很大的影响力，甚至能起到规范和标准的作用。协会是一个听"讲课"的地方，其工作方式主要是开会，听专家讲课。协会的很大一部分工作是协调，要从大局出发，既要尊重专家，又不能迷信专家，不汲取专家智慧肯定是错误的，但完全听取少数专家的意见进行决策也不对。协会还有一个重要任务，就是行业管理，管理的主要对象是行业人。严复曾言：治学之材与治事之材，恒不能相兼。即好专家未必能成为好领导，与其说"管"不如说是"理"。"理"就是尊重和服务，对医生不仅要以理相待，还要以诚相待，更要以礼相待。

## 针砭时弊谈学术会议

作为顶级学术社团的领军人物，张雁灵会长深谙会议之道，他不仅对当下学术会议的利弊进行了深入剖析，而且提出了有针对性的解决之道。他认为，学术会议有三大功能：推动科学技术发展，促进行业文明与进步，提高技术人员的业务水平。学术会议是一把双刃剑，办得好会产生正面效果，办得不好会成为行业的"隐疾"。学术会议本身的价值无法用金钱来衡量，它的核心价值可以概括为寻求真理、繁荣学术、培养人才。当前有很多学术会议的办会目的出现了偏离，说到底是会风出了问题，主要表现在四个方面：一是追求规格，常以来宾的身份界定会议的规格；二是追求规模，会议需要相应的规模，但不应一味追求大规模；三是追求"大师"，逢会必邀"大师"讲课，而且"大师"名气越大越好，有的会议有"会"无"议"，研讨活动有"研"无"讨"，这些都是学术领域的大忌；四是追傍"大款"，企业的支持对办好大规模学术会议不可或缺，但不能一味将企业变成主办方追傍的目标。针对现状，他提出切实改进会风的建议：一是既要"减"也要"简"，应该从"减"字开始，减少内容重复、质量不高的会议，或合并同类会议；会议还要"简办"，真正做到节省人力、物力和财力。二是要提高办会质量，力戒空话、套话和大话，反对形式主义。三是要让学术会议有学术味道，会议重在"议"，要体现与会人员的参与性、主动性以及台上台下的互动性，既要畅所欲言，又不要偏离主题。四是要改进会议的模式，应该既有报告也有提问，既有座谈也有讨论，不要开得太严肃，而应轻松、民主、自由。作为一位在中华医学会工作了近 40 年的后辈，笔者由衷地敬佩张雁灵会长这位将第二春奉献给学会的师长的独到见解和精辟分析。

# 回眸历史以启迪未来 雪泥鸿爪中思考人生

## ——《片段回忆与思索》

有幸收到付小兵院士惠赠的带有自传性质的新作《片段回忆与思索》,拜读后感受颇深。他是我国著名的战创伤和组织修复与再生医学专家、医学战略科学家。该书是其 60 年辉煌人生的真实写照,收录了他撰写的文章、诗词以及摄影作品中的佳作,并编录了他承担或参与的重要科研项目、标志性学术活动,获得的主要成果、奖励和荣誉等,展现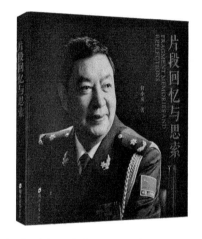出作者多才多艺的人生风采、砥砺进取的奋斗历程、丰硕成果与众多荣誉。该书既是一部弥足珍贵的纪念册,更是一部人生励志作品,不仅有作者自述的精彩成长记忆,也不乏其对人生经历的深刻反思。阅读该书,读者不仅能全面了解到一位学术巨擘的成长历程,更能体会到他投身杏林、从军为民的人生轨迹。该书的扉页上印着付小兵院士的亲笔题字:记录历史、启迪未来,记住历史、分享光荣。他坦言:书中所记述的只是一些生活的回忆、心灵的感受以及对人生的思考。在精深的学术研究和精湛的医术之外，该书还展示了作者高尚的人格魅力和丰富多彩的人生阅历。阅读他的文章，发人深省、给人启迪、催人奋进。尤为值得称道的是，付小兵院士的自序、文章和诗词作品，分别附有视频及音频二维码，音频内容由专业主持人朗诵，使全书更具感染力和表现力，这无疑是一本能使读者开卷获益的精品力作。

## 从军为民的科学巨擘

付小兵参加过两次高考，1978 年如愿以偿进入第三军医大学，2009 年当选为中国工程院院士。现任解放军总医院生命科学院院长、基础医学研究所所长、全军创伤修复与组织再生重点实验室主任等职。他还是国家重点基础研究发展计划（973 计划）创伤与组织再生项目和全军"十二五"重大项目首席科学家，国家自然科学基金创新团队负责人，中华医学会组织修复与再生分会和创伤学分会主任委员。作为我国现代创伤和组织修复与再生医学研究的业界翘楚，他编著了国内该领域的第一部专著，对我国大规模开展这项研究起到了引领、推动及促进作用。他长期从事创伤修复与组织再生的研究工作，主要领域涉及生长因子生物学、干细胞生物学以及皮肤和内脏损伤后的组织修复与再生等。已获国家 973 项目、国家杰出青年科学基金等 29 项资助。主编《中华战创伤学》《中华创伤医学》《再生医学：原理与实践》等专著 29 部，其中共计 11 卷的《中华战创伤学》荣获第五届中国出版政府奖图书奖。他还担任《解放军医学杂志》和《军事医学研究》（*Military Medical Research*）主编，在《柳叶刀》等期刊发表论文 600 余篇。荣获国家科学技术进步奖一等奖 1 项、二等奖 3 项。获全国创新争先奖章、何梁何利基金科学与技术进步奖等多种奖项，荣立一、二、三等功共 4 次。已培养博士及博士后 80 余人。其最具代表性的贡献是在 20 世纪 90 年代初自主设计并建立了用于评价生长因子与创面愈合的模型，已成为评价多种药物和创面治疗的经典模型。他领衔形成的基础与临床、科研与生产紧密结合的产学研与转化联盟，仅仅用了 6 年的时间和有限的经费，就将国际上第一个重组牛的碱性成纤维细胞生长因子开发成用于创面治疗的国家一类基因工程新药。1998～2019 年，该药在国内 5500 余家三级甲等医院应用，获得了良好的临床治疗效果，治愈患者逾 6500 万人。针对该项研究成果，在以《柳叶刀》为代表的国际名刊发表论文 51 篇，获得两项国家科学技术进步奖，无疑是国内早期进行转化医学实践的典范。

## 科技强军的时代先锋

回首来路，付小兵院士的人生精彩纷呈。他曾 4 次前往云南老山前线参加战伤救护和科研工作，在前线为挽救受伤战士的生命，在消毒不严的情况下勇于献血，不仅经受了战争的严峻考验，而且获得了宝贵的第一手战伤救治资料。他的另一研究贡献是把生长因子创新与干细胞研究密切结合，实现了理论上的突破。通过大力倡导并率先垂范，实施科研成果转化，以推动学科发展，形成了创面治疗的创新体系。2004 年他提议召开有关再生医学的香山科学会议，从 2005 年起，通过连续三次、每五年一次的香山科学会议，将再生医学研究和发展提高到国家战略高度。在他的率领下，经过数十载的不懈努力，我国创伤修复整体水平获得大幅度的提升，满足了国家的重大需求，该项目于 2015 年荣获国家科学技术进步奖一等奖。此外，他还通过创建创面修复科，建立起完善且具有中国特色的创面修复学科体系。他的专业形成并聚焦于三个主要的研究领域：战创伤医学、组织修复和再生医学以及生物治疗学，其中战创伤医学是主线，组织修复和再生与创面治疗是重点，而生物治疗是手段。他的创新性工作，对我国战创伤防治、组织修复和再生与创面治疗以及疾病的生物治疗等都起到了引领作用，取得了很好的临床疗效。尽管已年逾花甲，但老骥伏枥的他仍志在千里，立志投入自己余生的全部精力，把组织修复和再生医学以及创面治疗领域的创新与转化应用进行到底。

## 雪泥鸿爪中思考人生

在西班牙马德里大学留学的经历,不仅使得付小兵的学术研究成果颇丰,而且有助于他开阔视野。导师的敬业精神、科学方法和国际化团队的高效率合作令他深受感动,也给他留下很多的人生思考。尽管国外生活条件优渥,但他仍恪守报国初心。当到访西班牙的荣毅仁副主席问他留学以后有什么打算时,他毫不迟疑地回答道:学成之后,马上回国,实现"四化",振兴中华。为了实现初心和梦想,他完成学业后按期归国,开始了真正意义上的科研创新工作。总结30多年的成长经历,他的体会如下:第一,个人的成长是多种因素影响的结果,个人的天资、家庭的影响、受教育的程度、领路人的素质、所处的环境等都是不可忽略的因素,但归根到底还是自己对人生的把握和对各方面的协调。第二,人的成长绝非一帆风顺,同样是一个由肯定到否定再肯定和再否定的不断往复的螺旋式上升过程。只有认识到其规律,在遇到困难时才会坚持不懈,勇往直前;在取得成绩时仍能保持清醒的头脑,最终达到希望的目标。第三,清醒地认识到个人和团队的作用,正确看待自己的成绩,科学评价别人的贡献,始终保持一种谦虚与低调的姿态。第四,和谐的工作和生活环境与快乐的心情对激发人的创造性和工作的主动性十分重要,这种环境包括家庭、同事、朋友、领导等,应当主动并积极地去营造这种良好环境和氛围。在学术研究中,他始终牢记的一句话是:对科学家来说,从事的研究不仅要有真正的创新,而且一定要有实实在在的应用。他对此的理解就是:没有创新的研究是瞎做,而没有转化应用的研究是白做。在回首自己的科研成功之路时,他非常自豪地说:我的科学研究既没有瞎做,也没有白做。

## 丰富多彩的医者之路

付小兵不仅在学术研究上取得丰硕的成果,他的人生也是丰富多彩,充满诗意。该书分为自序、文章与随笔、诗词、摄影作品、家庭与团队、荣誉与成果以及附录 7 个部分，尤为值得称道的是他高超的摄影技巧和堪称专业的摄影作品。在自序中，他坦陈自己研究方向的确定，是在人生的发展过程中不断摸索、调整、凝练而形成的，是一个循环往复和不断聚焦的过程，其间经历过"文化大革命"十年的动荡、老山前线生死的考验、留学镀金的美好时光，置身于激情燃烧的岁月、在祖国的繁荣昌盛中获得了成功。他曾学过音乐，参加过长跑、临摹字帖以及写诗，后来摄影也成为业余爱好。他在高中时代的理想是当作家或诗人，但在"学好数理化，走遍天下都不怕"的时代洪流中，从事文学的愿望随风飘逝了。近年来，随着在学习、工作和生活中的心得体会不断积累，他对写作的兴趣又浓烈起来。该书收录的就是近些年来他在生活和工作中的一些文章、随笔，部分思考及感慨。他坦言：我总的原则是把写作当作一种业余爱好、作为记录生活的一种手段和反映心境的一种方式，同时也把它作为一种调节身心的形式。这些文章、诗词与摄影作品，权且作为自己人生记忆中的雪泥鸿爪。付小兵满怀深情地写道：回首人生，我已经从一个指点江山、激扬文字的恰同学少年进入耳顺之年，六十载的风雨人生中，我们这一代人虽然没有经历过丧权辱国、寄人篱下的屈辱，也没有感受过颠沛流离、无家可归的痛苦，但我们经历过"文化大革命"的动荡，投身于改革开放中激情燃烧的岁月，更是中国人民从富起来到强起来的亲历者、见证者和参与者。回首一甲子的人生，对我来讲，既有成功的欢乐也有失败的痛苦，而更多的是对人生和祖国美好未来的憧憬与向往。

# 充满诗意的医者人生　消化知识的寓教于乐

## ——《岁月之痕：一个医生的诗》

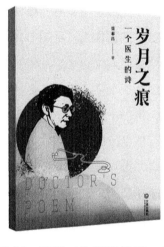

　　有幸获赠我国消化界前辈张泰昌教授的《岁月之痕：一个医生的诗》一书，作为晚辈，笔者与他虽相识逾三十载，但接触并不多，对他在诗词方面的造诣更是一无所知。通过认真拜读，一位消化专业精湛、诗词造诣深厚、个人兴趣广泛、家庭美满幸福的大家形象跃然纸上。张泰昌教授认为，诗词在人类浩瀚的文学史中占有十分独特的地位，滋润着人们的思想和灵魂。回首半个世纪的从医生涯，尽管工作紧张忙碌，但不断能收获启示和感悟，因而张泰昌教授积存了有感而发的诗词近三百首。他坦言：时间默默地改变着一切，包括年龄、思想及社会。时光匆匆而去，带着真诚，也带有遗憾和惆怅，借着时代的光和热写下的这些文字，是美好的心情或印象深刻事件的纪实，正是这些刻骨铭心的经历丰富了医者的人生。尽管自己已年逾古稀，但那些激情燃烧、充满活力的既往以及平凡生活中的人间真情，依然鲜活地留在难以忘怀的岁月里。本次张泰昌教授择其诗词的精华结集出版，不仅是为了把这些难得的经历和人间的真情永久地保留在记忆的花园里，许多难得一见的照片和作者亲历的事件也见证了中国近代消化学科的发展历程。

## 充满诗意的医者人生

张泰昌教授于 1963 年考入第二军医大学，从医逾五十载，毕生从事消化系统疾患的诊疗。曾任中华医学会消化内镜学分会委员、北京消化内镜学分会常委，《中华消化内镜杂志》《中华全科医学杂志》等杂志的编委。他坦言：我喜欢用诗词来诠释自己的心灵，并能不时回顾与怀想，因为那是属于自己的记忆。每一次回看，总能把自己的心境带入一片净土，那些岁月留下的痕迹里，有自己熟悉的一切酸甜苦辣。从考入第二军医大学开始，在军旅十载的医路初探中，张泰昌教授的诗词涉及学员队的学习训练，"四清"运动下乡，"文化大革命"的冲击，步兵侦察连的军旅生活，去卫生队当军医，转业返京加盟首都医科大学宣武医院，参加农村医疗队，在北京协和医院和远赴东瀛进修学习,回国后挂帅三级甲等医院消化科多年，退休后又返聘到北京二级医院发挥余热。尽管张泰昌教授人为地将自己的学习与工作分为几个时期，但这些都是在其心中存在过的世界，无数珍贵的历史照片和令人记忆犹新的史料向读者展现了他丰富多彩的医者人生和充满诗意的岁月之痕。当他所在的北京市二级医院年内镜检查总数超过万例时，他欣慰地写下："内镜一年过万例，二级医院不容易。耄耋老人何其多，早癌息肉高比率。总量无痛超九成，口碑相传留赞誉。特色贵在能持久，病家认可最珍惜。"为总结自己的行医生涯，年届古稀的他写下《自画像》："望触叩听几十秋，胃肠病痛解缘由。内镜操作手未抖，慎思笃行永追求。经年平淡偶出彩，无奈也曾遇寒流。医林古稀终不悔，真诚患者情依旧。"2019 年中国医师节之际，恰逢他从医五十载，年近耄耋的他以《医师节》为题记录下自己的真情实感："从业已然半世纪，坎坎坷坷尽沧桑。

生命相托责任大，终身学习当自强。"

## 消化知识的寓教于乐

作为一位临床出身的医学大家，张泰昌教授始终将医学科普视为自己义不容辞的责任，医患互信是他最大的期盼。身为医者，他也曾因患消化性溃疡出血而入院，他还以自己患重症急性胰腺炎的切身体验为大众进行医学知识科普。盛夏八月的一天，他正全神贯注地操作胃镜时，突然冒冷汗、胸闷气短，并很快出现心率加快、血压下降等休克症状，后出现上腹痛、淀粉酶升高。B超及计算机断层扫描（CT）显示胰腺周围大量渗液，诊断为重症急性胰腺炎，在外科监护室治疗一个多月后才痊愈出院。为了普及有关急性胰腺炎的相关知识，他在该书中用朴实无华的语言和通俗易懂的诗句向读者进行了介绍，他还采用朗朗上口的打油诗形式介绍了反流性食管炎等消化系统常见疾病的相关知识。作为"银发"一族，他以长诗《健康老年生活》与同辈共勉："奔波忙碌几十年，走到今天不简单。年年不忘做体检，有病做到早发现。少糖少盐少食油，饭八成饱宜清淡。上下楼梯防跌倒，变换体位应缓慢。金鸡独立立不稳，裤子切莫站着穿。弯腰提物讲姿势，时时保护椎间盘。晚上热水泡泡脚，改善循环助睡眠。锻炼选对一两种，持之以恒最关键。老年爬山风险大，双膝关节易磨损。陈年往事成记忆，少些牢骚少不满。名利面子都看清，胸襟大度天地宽。懂得感恩才幸福，乐在家人都平安。"面对新型冠状病毒肺炎疫情，他在坚守临床工作的同时，时刻不忘医者的科普责任，并写下长诗《抗疫扫描》："一场瘟疫袭中华，无情肆虐千万家。前赴后继战瘟疫，视死如归壮士气。防护知识宣教好，全民外出戴口罩。老幼群体易感染，听话宅家真必要。恍如历史在重现，当年非典如昨天。首都抗疫大决战，临危受命宣医人。民众空前大团结，历史总是英雄写。总结经验与教训，再大沟坎能跨越。"这首诗既科普了医学知识，又表达出我们必将战胜疫情的决心。

## 相濡以沫的伉俪情深

张泰昌教授的夫人是他在第二军医大学的同班同学，曾任北京大学人民医院内分泌科主任。从 1967 年的情窦初开到现在的相濡以沫，整本诗集中始终体现着这对已携手共度五十载的夫妇的伉俪情深，令晚辈羡慕不已。他于 1982 年在《思念：给妻子的诗》中满怀深情地写道："你对我，如同一盏灯，时刻照亮我的前面。你不断提醒我，医术才是医生的根。爱的天平，永远是精准的，它能称量出我内心的真诚。我们有了一双可爱的儿女，业务技术也在比肩前进。为了全家的幸福美满，我们辛劳付出，虽苦犹甜。"当夫人赴德进修载誉而归时，他用诗记录下两人在北京火车站久别重逢的喜悦："赴德研修十五月，刻骨相思两地间。望眼欲穿车进站，倩影飞下一阵风。相拥无语泪成线，有如炼狱铸人生。"1986 年当张泰昌教授独自赴日本进修时，《挂念》一诗真实地表达出他对妻子的思念之情："机场离别瘦弱影，几回梦中又相见。心境不宁翻日历，思绪全在海对面。"他们夫妻携手恩爱一生，偶尔给彼此提提小意见也在所难免，在《给爱妻》一诗中他写道："看似娴静温柔，时而脾气也大。急时还会高声喊，少了淑女文雅。家庭领导是她，一般说啥是啥。民主作风常缺乏，先生岂能不怕？"当夫人生病卧床之际，他写下"好人一生平安"的藏头诗来博得红颜一笑，可谓用心良苦。恰逢古稀之年，他以"西江月"填词《自勉》："说话睿智风趣，行事彰显活力。毕生积淀存底气，不乏难病处理。凡是平常心态，主动放下舍弃。白发相守最珍惜，贵在心有灵犀。"窃以为，他在《岁月》一诗中的"华发真爱伴身旁，相守金色夕阳"是对夫妻二人携手共度美好人生的最佳写照。

## 老骥伏枥仍志在千里

张泰昌教授认为，人生多少事，乐在回味中。2004 年，年满花甲的他从首都医科大学宣武医院光荣退休，为此专门写下《猴年有感》："花甲忽至弹指间，未曾歇脚已到站。坎坷征途只顾跑，求索没顾路艰难。忙碌早忘添华发，依稀梦里返童年。莫对黄昏说无奈，壮心夕阳谱新篇。"2006年，发挥余热的张泰昌教授受聘于北京二级医院消化科主任，开启了退而不休的"第二春"，他写道："身体健康常如意，自强奋进情怀满。同心携手贺新禧，发展之中求存在。"平心而论，尽管该书中有不少作品在韵律上难以符合古典诗词的标准，只能称为顺口溜，但笔者认为，作为一位学医出身的临床消化科医生，一位自学成才的"诗人"，张泰昌教授在诗词方面的造诣较深。仅该书中作者使用的词牌名就不胜枚举，如浪淘沙、如梦令、沁园春、清平乐、念奴娇、临江仙、鹧鸪天、蝶恋花、满庭芳、南乡子、唐多令、望江南、诉衷情等，其中不少连笔者都前所未闻，十分汗颜。回首作者充满诗意的人生之旅，诗集中不仅记录了其挚爱临床的严谨求实之风、浪迹天涯的学术交流之旅、尊师重道的平凡日常实践，而且记载了他与业界同仁守望相助的惺惺相惜、与爱妻从青丝到华发的伉俪情深，更不乏严谨学术之外的"老夫聊发少年狂"之举。恰逢年届古稀，他借《七十抒怀》一诗以表心境："风风雨雨七十秋，兢兢业业一老牛。杏林耕耘喜多树，学海苦游梦轻舟。功名成败皆远去，岁月青春记忆留。感恩今日多精彩，夫妻牵手乐白头。"

# 如影随形的社会问题　人类生活的答疑解惑
## ——《社会学与人类生活：社会问题解析》

　　长期以来，社会问题始终是令人激动、发人深省的话题之一。作为一位科技工作者，笔者对社会学所涉猎的范围、研究的方法及所获得的成果所知甚少，一向是只见树木不见森林。读到美国杰出社会学研究专家詹姆斯·M. 汉斯林（James M. Henslin）的《社会学与人类生活：社会问题解析》，笔者不仅获益匪浅，而且许多以前百思不得其解的疑问也茅塞顿开。社会问题是任何一个社会中都会出现并值得人们关注的特殊社会现象，它的合理解决，有待于对其形成的各种社会因素客观和正确的认识。汉斯林从社会学视角出发，详细介绍了社会问题的不同层面。从国家和世界需要面对的重要社会议题到影响我们现在和未来的事件与形势，从犯罪和生育问题到社会阶层、种族、族群和性别不平等问题，从对药物利弊的主观关注到影响健康的社会因素，汉斯林依据自己渊博的学识和广泛的社会实践，从多维视角帮助我们清晰

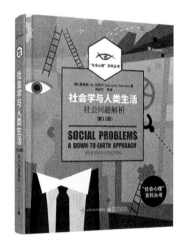

地分析了形形色色的社会问题，让读者窥见社会问题是如何与我们的生活如影随形的。秉持"一图胜千言"的理念，汉斯林在书中采用了依据原始数据绘制的大量社会学地图，用以一目了然地比较世界各国在收入、老龄化、大城市数量等方面的特点，极大地开阔了读者的视野。阅读该书，你会学习到如何将个人生活与更大的社会背景联系起来，理解社会问题的成因，获得解决问题的知识和技巧，发展你的社会学想象力，形成一定的社会学思维，从而在日常生活中更加如鱼得水。

## 涉猎广泛的社会问题

汉斯林指出，社会学是一种获得对社会问题客观理解的工具，其基本的研究设计包括个案研究、调查、实验及实地研究，但社会学不做道德判断。社会学家解释社会问题的主要理论是功能主义、冲突理论和符号互动论。人类的基本特征就是用个体与道德的语言来描述我们的世界。当遇到问题时，人们通常都是用富有感情的高度个人化的语言来评价。我们的视野常常局限于身边的事物。由于总是聚焦于近在咫尺的事物，所以更大的社会力量就会离开我们的视野。然而，正是这种宽广的社会模式形成了我们所经历的特定问题。社会问题始终富有挑战，因为它永远处于变化之中。该书的目标是贴近实际进行社会问题研究，通过清晰地分析社会问题，说明其与我们的生活密切相连。汉斯林从介绍微观层次开始，再逐步从微观走向宏观。该书中涉及的社会问题包罗万象，既有非常个人层面的问题（如流产和服药），也有涉及全球性的重大问题（如贫困和战争）。阅读该书，可以激发读者进行批判性思考，指导读者评估当前的社会问题，寻找潜在的解决问题之策。汉斯林认为，洞察和自我发现的过程是研究社会问题最大的收获。在客观性的框架下，他清晰地描述了竞争性观点的基本假设和启示，努力呈现社会问题的最新研究成果，公正地介绍富有争议的观点，并做出理性的解释。该书在编排上独具匠心、特色明显。每一章的框架结构醒目，条理清晰，分为开篇小故事、社会视角下的问题、社会问题范畴、运用理论检视问题、研究发现、社会政策、社会问题展望、总结与回顾、关键词、批判性思考社会问题。在每一章的最后，汉斯林通过"我的社会实验室"提供了非常丰富的可以满足个性化学习需要的有用资源。

## 社会问题的认真反思

该书关注的是社会问题，它是引起人们大量关注并需要改变的社会方面，其主要特征是客观状况、主观关注、变动性、相对性及竞争的观点，它的两个基本成分为客观状况和主观关注。客观状况本身并不足以让某件事成为社会问题，同样重要的是主观看法。社会想象力就是要把人们的行为和态度放到形成它们的社会力量的背景中去观察，从而帮助我们看到影响个人生活的社会力量有多么强大。我们倾向于从一种靠近个人的视野来看待自己生活中的事件，即那些冲击我们的最近事物。相反，社会想象力引导我们将注意力放到社会背景中，去看它如何影响我们的观念、态度、行为甚至情感。社会背景出现在广阔、狭窄以及亲密三个层面。社会地位是我们与其他人之间关系的中心，并不决定我们的行为，它意味着在世界的每一个角落里的人都有特定的观念、信念和期望。人类具有侵犯的本能，这种本能常常是功能性的，能确保最适者生存。它还会驱使人类拓展到全世界，伴随着他们为躲避、逃离彼此入侵的战争而向全世界拓展。战争的功能包括领土的拓展、经济收益的增加、敌对群体的整合、社会的变迁、刺激外科手术的发展等。万物彼此相连，这个简单的表述是理解环境问题的关键。我们的生存依赖于地球生态系统，其中的空气、水、土壤都需要取得微妙平衡。我们呼吸所需的氧气依赖于植物，纯净水依赖于湖泊溪流中的植物和微生物，用来生产粮食和燃料的土壤依赖于生物过程。环境问题的本质在于人口爆炸和工业化问题，这两者都与全球生活水平的不断提高相伴而行。如果在这个过程中我们耗尽自然资源，人类的文明也将灰飞烟灭。或许历史最为讽刺的是，我们重复着早期人类的愚蠢，怀揣追求更好生活的愿景来破坏环境，它终将使人类回到原点。显而易见，我们是全球相互依存系统中的一部分，如果每个人只追求自己的利益，结果便是集体的毁灭。

## 颠覆认知的社会实践

要成为社会问题，需要同时具备客观条件和主观关注。社会学家既做定量研究又做定性研究，其结果显示，统计数据并非真实存在的东西，它们不是你刚从树上采摘下来的那颗苹果。相反，它们是人类创造出来的。我们必须注意文化对制作统计数据产生的影响。互联网已成为一个奇妙的信息来源，也是错误信息的重要来源地。任何人都可以建立一个网站或博客，并用谎言和扭曲的真相填满它。他们可以发泄愤怒，为遭受到的不公正待遇寻求报复，并倾吐仇恨。没有哪种行为本身就是犯罪，犯罪是一种违反法律的行为，没有法律就没有犯罪。食品行业在我们的食物中掺杂有害的化学物质，不仅因为有必要，而且因为这样做有利可图。当食品行业选择了危害健康的保存方式时，控制食品行业的人就把利润看得比健康更重要。我们被成千上万的广告所包围，一个普通的美国人每年平均可以接收到 20 万个广告。刻板印象的刻画会对我们的世界观造成强烈的影响，信息的改变也具有同等的效力。常识的刻板印象认为，麻醉药物会引发犯罪并毁坏人体健康以及工作动力，但社会学研究发现，这种认识对麻醉科医生而言显然不正确。如果能有来自合法渠道且充足的药物供给，也有充足的钱，这样的成瘾者通常会穿着很得体，能维持自己的声誉，并能够以合理的效率履行其职业责任和社会责任。通常他们依然很健康，几乎不会给社会造成麻烦。

## 健康相关的社会因素

汉斯林指出，人们头脑中的"常识"很可能错误百出，如果需要的只是常识，那么就不需要科学，因为科学需要可检验的证据。随着药物革命的兴起，医生开始将人类问题医疗化。获取利润，是将医疗模式扩展到生活中所有可能问题的强有力动机。制药公司在大众媒体上铺天盖地地为处方药做广告，诱导人们想象只要自己按图索骥地使用药物，就可以过上无忧无虑的幸福生活。将人类问题医疗化易如反掌，在社会生活中成功的案例不胜枚举。焦虑、悲痛、易怒、精力难以集中、感觉情绪低落等，都变成了需要前去就诊的医疗状况。对于这些过去认为是生活中必须应对的正常状态，医生也会开出抗抑郁剂和抗焦虑药，这是一个令人吃惊的转变。医生将怀孕和生产的自然过程，变成了一个需要胎儿监视器、强效药物和医药监控的医疗问题。由于孩子总是把老师和父母逼疯，为了使他们安静，医生们创造出"注意缺陷多动障碍"这种疾病，导致 300 万美国学生服用药物进行治疗。人类问题医疗化和处方药滥用密切相关，导致处方药的毒副作用常常被忽视，在美国每年导致超过 100 万人住院治疗。社会学家将养老院称为"死亡之地"或"人类垃圾场"。为了节省人力，美国养老院通过药物使老人被"化学束缚"，每年"合法地"使得约 1.5 万人命丧黄泉。

寻求享乐通常也是疾病的诱因，疾病的社会原因远远超出了生物范畴。肥胖对健康的伤害比酒精滥用带来的伤害更大，体重超重人群更有可能患糖尿病、中风和心脏病。每年有超过 20 万的美国人因体重超重死亡，是艾滋病导致死亡的 12 倍。医源性疾病并非少见，而且常常是致命的。美国每年大约有 10 万人死于医疗事故，有 4000 例发生患者混淆、位置错位、流程错误的病例，1/10 的手术患者死于可以避免的医疗失误。预防性医疗是一类平静的行为，它包含了一系列常规行为，如锻炼、健康饮食、戒烟和避免药物滥用等，此类健康行为养成的公共健康举措，成为控制无尽痛苦和挽救成千上万人性命的关键手段。预防性医疗对于医生的吸引力不大，医生不能从其中获得太多利益，因为他们接受的训练都是针对心脏手术、紧急救护、急危重症，至少是开处方药。预支付的医疗保健导致更健康的生活方式，只有患者保持身体健康，医生才能赚钱，所以他们才会在疾病早期和花费不昂贵的时候为患者解决问题。

## 医疗服务的本质探究

汉斯林指出，社会研究者评估一个社会整体健康水平的重要指标是平均寿命。婴儿死亡率降低是预期寿命提高的原因之一，它反映了营养质量、母子健康程度和医疗保健质量的进步。人们眼中的疾病和健康取决于其所处的文化与社会阶层，身体和精神健康问题都是既有生物原因，又有社会原因。医疗服务的本质是医生为了从治疗疾病中获得利益，而患者为了在花费最少的情况下治好病。工业化带来了更健康的体魄，但也导致癌症、心脏病、药物成瘾等由于生活方式、衰老和环境污染导致的慢性疾病的增加。身体和精神医疗问题中充满着社会不平等，在付费医疗服务系统中，医疗体制是一个以利益和权力为目标的产业，医生是商人，患者是客户，医疗服务并非公民权益，而是可以销售的商品，尤其愿意提供给更高的开价方。美国医疗保健系统的动力来源，依然是利益而非医疗服务。付费服务就意味着收益，医生很难从健康人身上赚钱，不正常的人对医生来说是患者，而患者则意味着治疗他们可以赚钱。

医疗支出发生爆炸性增长的主要原因包括：人均寿命的延长，老年人口增加；科技进步，拥有更多昂贵的新技术；将医疗服务作为商品出售以获得收益。医疗保健这一社会问题的核心就在于以下矛盾：我们生活在一个以慢性疾病为主的时代，而医疗系统则是面向急症，我们处理癌症、心脏和其他慢性疾病的方式都是救治性的、以医院为依托，并且十分昂贵。当疾病严重时再进行干预，自然需要高水平的医生、高科技的仪器和昂贵的药物。有严重疾病的人都希望享受最好的服务，但是医疗实践表明最好意味着复杂的、高科技的和昂贵的。因此，一个产生高收益且以医院为基础、以治疗急性疾病为中心的医疗系统就美梦成真。药物和医疗器械供应商、医院、药品公司都能从重症监护中获得收益。收费系统意味着医生销售越多的服务，每个人所缴纳的费用越高，医生所赚的钱就越多。当子宫和卵巢被定义为一种患病器官，它们其实也就成了能赚钱的对象。美国剖宫产的比例在1970年约为5%，如今已经达到33%；接受子宫切除术的美国女性每年逾五十万人，实际上很多人没有必要接受该手术，其中最主要的原因是妇产科医生可以获得更多的收入。

## 药物利弊的主观关注

汉斯林认为，药物是人们使用以改变自己的思维、意识、情感、身体功能或行为的东西，大麻、酒精、尼古丁和咖啡因都是药物。人类生活在与药物朝夕相伴的社会，药物的使用随处可见，大多数人认为使用药物理所当然。我们在药物的帮助下出生，用药物来治疗疾病或是获得欢愉，缓解焦虑、头痛以及各种不适，药物也有助于我们轻松地驾鹤西去。从医学观点来看，没有一种药物是绝对安全的，在某种剂量、给药模式和使用频率之下，所有的药物都会产生毒性反应，甚至导致死亡。反之，在一定剂量和使用频率之下，所有的药物又都是安全的。药物滥用被界定为以损害自己健康、生理和心理功能，或妨碍自己社会生活的方式使用药物。药物本身并无好坏之分，它被接受或者排斥，并非源于某种药物的客观状况，而是对其的主观关注使得药物成为社会问题。药物被认为是社会问题，不是因为药物有害，而是因为其不被社会所承认。人们对药物的关注随着时间推移而不断变迁，今天认为烟草有害健康的主流观点，与20世纪40年代的看法明显相悖；当年医生曾经认为吸烟对人们的健康有益。鸦片与烟草，曾一度被认为是药用的，如今却被认为是药物滥用。咖啡曾经被认为是药物滥用，如今却被看成属于正常的药用。因此，药物滥用是一个界定问题，主观关注是决定一种药物被获准使用还是被判定为药物滥用的中心原则。某些药物的一个严重问题是药物成瘾，或者说药物依赖。一种药物是否合法可能与大众心中的常识不同，我们应该从社会角度出发来考虑它。药物是否合法并不在于它带来的损害，而在于药物的社会声誉，认定一种药物非法，是一个政治过程。如果一种药物被归为非法，那是某些利益群体设法将他们的观点变成了法律。由此可以预见，药物的社会声誉和接受度会继续深刻地影响人们的生活。

# 阅读的力量

　　我们每个人都通过阅读自身及周边的世界，以了解自身与所处的环境。人们阅读以求吸收养分或开窍，阅读，几乎如同呼吸一般，是我们生存的基本功能。

# 一代宗师的读书秘籍　人中骐骥的治学之道
## ——《读书与治学》

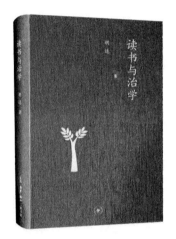

在举国上下如火如荼地开展全民阅读活动的当下，各种贩卖读书秘籍、声称能够迅速提升阅读水平的书籍充斥着图书市场，令人眼花缭乱，无所适从。笔者有幸读了欧阳哲生教授汇编的《读书与治学》一书，学有所获，感受颇深。该书从胡适一生丰富的论著、讲演和书信中撷取 36 篇精华文章，专论应该怎样读书与治学。全书分为怎样读书、漫谈教学、确立志趣、训练思想、治理国学、论学书简 6 卷。胡适论述的主要内容包括：为什么读书，读书的习惯重于方法，找书的甘苦，提醒读者要有计划地找书。特别是他介绍了读书的"勤、谨、和、缓"四字法则，加之提倡的"不苟且""大胆的假设，细心的求证""有几分证据，说几分的话"等至理名言，因而无论是正在求知问学的莘莘学子，还是立身学术殿堂的学人，阅读该书都会大受教益。掩卷遐思，胡适的这些佳作及其中的肺腑之言对今日的有识之士依然颇具现实意义。尤其是他言之有据的思路、不求虚妄的实证精神，对当今的科技工作者开展工作意义重大。窃以为，这位学贯中西、从传统走向现代的人中骐骥的读书秘籍和自学精神，不仅值得我们借鉴，更会引发我们深思。

## 一代宗师的读书秘籍

胡适于 1910 年考取"庚子赔款"留美公费生，1917 年应蔡元培之邀回国，出任北京大学教授，抗日战争期间担任中国驻美大使，1946～1949 年任北京大学校长。他致力于将东西方文明打通，在中国的思想史上，对西方自由思想和东方儒家意识的相结合功不可没。他倡导注重事实、注重假设、注重证实。在其学术生涯中，胡适坚持不懈地以著述、演讲等方式，勉励青年学子好书、读书，注重研究人生社会的切要问题，并于研究问题之中介绍学理，传授科学严谨的治学方法，提倡批判的态度，不迷信，不盲从，不随波逐流。胡适曾说：书籍是先哲智识和经验的记录，读书是为了获得经验与继承遗产；为读书而读书；解决困难，应付环境，提供思想素材。读书绝无捷径可寻，而习惯重于方法。青年人要读书，不必先谈方法，要紧的是先养成好读书、好买书的习惯。读书的修养包括：工具的求得，包括语言和学问；习惯的养成，就是勤奋、谨慎、虚心、不轻易下结论。读书要存疑：要怀疑书、怀疑他人、怀疑自己，不要轻于相信他人。他所谓的"先小人而后君子""三个不相信出个大圣人""打破砂锅问到底"，都是提醒我们要秉持怀疑的态度而不轻信、不盲从。为了帮助读者挑选必读之书，他还为年轻人开列出一个最低限度的国学书目，并在每部书下方注释了最容易获得的版本，供大家参考。

## 阅读要素的精博之辩

胡适指出，涉及读书的问题不外乎三种：一是读什么书，个人所选只能代表自己，毫无共识可言；二是读书的功用，主要是求智识，而智识就是权力；三是读书的方法，既要精也要博。在精读中要做到眼到、口到、心到、手到。"眼到"就是要认识每个字，不可随便放过。初看起来似乎很容易做到，但其实知易行难。书是由文字构成的，不肯仔细认字就不必读书。一时眼不到，便贻害无穷，而且眼到能养成好的阅读习惯，并有助于培养不苟且的人格。"口到"就是逐句读出来，其功用能使我们格外明了每句话的构造及各部分的关系。口到最好要读到烂熟，背得出来。现在虽不提倡背书，但有几类书仍有熟读的必要，如心爱的诗歌、精彩的文章，熟读多了有助于自己的写作。"心到"就是用心考究每章、每句、每字的意思，读书要质疑，忽略便没有进益。用心不是叫人枯坐冥想，而是要靠外面的设备及思想方法的帮助，因此字典、词典、参考书等工具要完备，要做文法上的分析，有时要比较参考，有时需要融会贯通。"手到"就是必须亲自动手才能有所收获，包括标点分段、翻查字典和参考书、做读书札记。胡适指出，发表是吸收的利器，手到是心到的"法门"。发表是吸收知识和思想的绝妙方法，阅读吸收进来的知识都只是模糊零碎，不能真正掌握。自己重新组织过，用自己的语言记述过的智识才算是自己的。谈到博，就是什么书都要读，即开卷有益，其含义有二。一是，为准备参考资料，不可不博。要博学者，要添加参考的材料，要使得读书时更易于触类旁通。多读书，然后可以专攻一书。二是，要成为一个有用之人，不可不博。专攻单一技艺的人，难以视野开阔。胡适坦言：理想中的学者，既能博大又能精深，博大是他的旁征博引，精深是他的专门学问。博大要造诣深厚、无所不知，精深要唯他独尊、无人能及。这就好比金字塔，塔尖代表最精深的专门学问，塔底面积代表博大的范围。有精深的造诣和博大的同情心的人，对社会是极有用的人，自己也能充分享受人生的乐趣。因此，秀出班行的科学大家都能取精而用宏，由博而反约，故能建立彪炳史册之功绩。

## 人中骐骥的治学之道

胡适一向认为，读书的时候，不要空谈高唱博爱，而应先努力学习并充实自己，拥有足够能力的时候再谈博爱也不迟。读书与治学相辅相成，不可偏废。要依据自己的兴趣和能力去学，而将社会需要放在次要的位置。他非常推崇培根的治学之道，培根曾言，世上治学的人分为三种：第一种是蜘蛛式，即靠自己肚子里分泌出丝来，把网织得很漂亮，样式虽好，但那点学问却只是源于自己；第二种是蚂蚁式，即只知道集聚很多东西，而不管能否消化、是否管用，这是勤力而理解不足；第三种是蜜蜂式，这是最高境界，蜜蜂采花是取其精华而去其糟粕，是经过改造后取得新的成绩。因此，蜜蜂的方法是既学又思，无疑为理想的治学方法。胡适指出，古来成大学问者，无不善用他的闲暇时间，我们要想生活快乐或不堕落，需要多方发展业余的兴趣，使精神有所寄托，使剩余精力有所施展。他建议我们总得时时寻一两个值得研究的问题，多发展一点非职业的兴趣，树立一点信心。他将这些心得体会精辟地总结为"问题丹""兴趣散""信心汤"。有了情有独钟的兴趣，才不会对枯燥乏味的工作感到烦闷，因为你知道，在可以自由支配的业余时间中，既可以做化学研究，也可以创作大幅山水画，或写小说，或继续历史考据等。有了称心如意的闲暇活动，就不会觉得生活枯燥，精神也不会烦闷。

### 功不唐捐的肺腑之言

作为教育大家，胡适当年的许多真知灼见至今仍具有针砭时弊之功效，其思想的光芒依然熠熠生辉。他曾言：教授哲学的目的也只是要造就几位不受人惑的人。人生的意义全是各人自己寻出来、造出来的：高尚，卑劣，清贵，污浊，有用，无用……全靠自己的作为。生命本身不过是一个生物学的事实，有什么意义可说？人生的意义不在于何以有生，而在于自己怎样生活。我们应当先把自己弄好，然后再帮助别人，独善其身而后才能兼济天下。胡适认为，科学的人生观有两层意思：第一层意思是用科学做人生观的基础，第二层意思是用科学的态度、精神、方法作为我们生活的态度和方法。治学须有批评的精神、冒险进取的精神与社会协进的观念。在人格方面，要爱自由和独立，这比生命还重要，应做到不降其志、不辱其身，只有自由独立的人格才算圆满；在知识方面，要热爱和探寻真理，爱真理胜过爱自己的生命。保存一颗虚而能受的心，是一切知识和思想进步的源头。个人主义在理论及事实上都有许多缺陷，但以个人的良心为判断政治上是非之最终标准，却毫无疑问是它的最大优点和最高价值，至少它还有养成忠诚勇敢的人格之用处。他始终认为，今日的失败都源于过去的不努力，今日的努力必定有将来的大收成。无论何时，不要抛弃求知的欲望，不要抛弃理想的人生追求。知识就是铸器的工具，抛弃了学问就是毁掉了自己，正如易卜生所言：你的最大责任是把你这块材料铸造成器。胡适坦言：人类最大的谬误，就是以为社会和政治问题简单得很，根本不需要科学方法的严格训练，而只要根据实际经验就可以判断，就可以解决。年龄越大，越觉得容忍比自由还更重要，有时竟觉得容忍是一切自由的根本，没有容忍就毫无自由。身为深谙人生之道的文坛巨擘，胡适坚信只有讲真话可使中华民族独立自主。他留给笔者最感人至深的肺腑之言是：在你最悲观最失望的时候，那正是你必须鼓起坚强的信心的时候。你要深信：天下没有白费的努力。成功不必在我，而功力必不唐捐。

# 文化名家的读书秘籍  治学经验的倾囊相授
## ——《怎样读书》

随着通信技术的进步和网络的发达，人们逐渐习惯通过手机获取信息，许多人已经将一键轻松上网查询所得的一知半解的资讯与潜心阅读经典名作所收获的丰厚知识混为一谈，真正能静下心来读书的人并不多。笔者认为，这种现象无疑是当代人的一种悲哀。然而，当读书之事与较多的人和事相关时，人们对读书方法的介绍和追慕就不会冷淡。究竟应该如何阅读，一直是立志读书之人的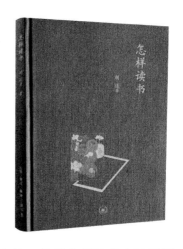困惑。目前市面上有关此类的图书可谓汗牛充栋，各种介绍读书方法的图书蔚为大观。窃以为，80多年前问世的一本小书，即以胡适为代表的民国大师们坦言读书心得的《怎样读书》，真正能让人获益匪浅。该书汇聚了胡适、蔡元培、林语堂、丰子恺、朱光潜、马寅初等人的读书秘籍。在读书方法上，他们有人提倡要有系统，有人却认为兴致更重要；有人会在眼、口、心、手等部位的运用上逐一叮嘱，有人则将自己多年来孜孜不倦的苦读经验倾囊相授。虽然每个人的经历、专业、性格迥异，各自介绍的具体观点、关键方法也各有千秋，但对读书心得的倾囊相授却殊途同归。字里行间无不体现出这批国之栋梁期待青年后学与书为友、学得自识、利己利国的拳拳盛意。笔者认为，阅读该书不仅有助于读者鉴古知今，更有助于读者获得有益人生的读书秘籍。

## 阅读缘由的各抒己见

在该书中，大师们对读书的缘由进行了条分缕析的论述。他们认为，读书的作用有三：解决一切难题、增进我们的效能、获得精神上的愉悦。人类有读书之必要时才去读书，只有读书才能丰富自己。读书越多，所能读的书也就越多，涉猎的范围也就越广。有些书看似晦涩难懂，初始之际读起来很困难，这时需要读许多其他种类的书，触类旁通后才能读懂它们。为人在世，大家都感觉到做人难，怎样生活并应对错综复杂的社会环境，都是非常棘手的人生难题。读书有助于解决这些困难，集思广益，才能选择最合适的主意去解决困难。这些人认为，思想的起源是大的疑问，日常的事情不用想，但遇到三岔路口、十字街头那样的环境，就束手无策了。只有把问题和困难弄清楚，才可能获得解决之道。读书的本质就是出主意，但如何获得制胜绝招，就要看自己的学问有多少，并如何优中选优。随后就是要选择有针对性的解决方法，并将其付诸实践。凡是有条理的思想都要经过这些步骤，科学家要解决问题，侦探要侦破案件，都必须经过这几步。有些错误的见解，以为"读书"和"迂腐""空想"有着必然的联系，埋头读书，便与现实的人生隔绝。反对读书的人，如果他不是神经错乱，至少他想用这个论断来掩饰自己不肯读书的短处。殊不知读书和实际的人生经验并非形同水火，而是相得益彰。迄今，除了读书之外，我们还不曾发现获取知识和经验的更好方法。换言之，我们必须承认读书是接受前人文化熏陶、沟通当下知识更新最有效的工具。

## 有效阅读的指点迷津

古人云，读书百遍，其义自见，窃以为那是指在书籍奇缺的年代对术业有专攻者的阅读要求。但就普通阅读的技巧而言，由于读书的目的不同，始终是仁者见仁，智者见智。胡适等人的普遍看法是：读书应该兴趣广泛，它完全是利己，绝不是为人。书要读得多，则参考资料积累得就多，阅读一本书就可以触类旁通地获得从书外来的许多提示。所以我们应该多读书，往往阅读一本看似平常的书，却有可能意外获得一个非常重要的启示。因此读书不仅要读得熟，更重要的是要读得懂。与其说读书是工作，毋宁说是一种享受更恰当。读书应遵循"四要"：要深入，要怀疑，要虚心，要耐烦；读书也有"四忌"：忌粗疏，忌空泛，忌盲从，忌武断。胡适理想中的读书人是既深又博，他指出：为学当如金字塔，要能博大亦能高。塔的顶尖高高在上，代表最精深的专门学问；从此点依次递减，代表那些旁征博引的各种相关或不相关的学问。金字塔塔底的面积代表广博的知识、博学的造诣与博大的同情心。这样的饱学之士，不仅对社会极其有用，自己也能博采众长，充分享受人生的乐趣。不可否认，读书的时候，如果存在一种目的和决心，则其速度和效率自然就会提高。朱光潜认为读书有两点诀窍：一是，凡是值得读的书，至少必须读两遍。先快读，着眼于了解全篇宗旨与特色；然后慢读，以批评的态度衡量其内容。二是，读书需记录其纲要精彩及自己的心得，不仅可以帮你记忆，而且可以逼你仔细，激发思考。精读就是要"咀嚼消化"书中的内容，使书的精髓融入自己的骨肉。由此可见，该书中既概述了阅读的一般方法，也不乏助力读者术业有专攻的研究之策。

## 阅读写作的深刻见解

培根说：书籍永远不曾教给你书籍的用处。我们深知，读书是求智识，为做人。兴趣是人生中最重要的条件，而读书首要是养成兴趣，如林语堂所言：兴味到时，拿起书本来就读，这才叫做真正的读书。在外部力量的主导下，尽管读书的"价值"让人容易懂，但读书的"方法"却难以众人能求：同样一本书，掌握阅读技巧的人读了，可以获得知识，应对环境的变化；反之，不得要领的人阅读中味同嚼蜡，读后却一无所得，反博得"书呆子"的绰号。人世间的际遇，受时间和空间的各种限制，每个人通过亲身体验得到的人生经验毕竟非常有限。某些场合，看似需要人们去亲身实践和体味，但为了应对这瞬息万变的世界，吸取和借鉴前人的成果未尝不是一种途径。现存的书籍是古人历经数千年来之学问和经验的结晶，读一本好书，等于学习了古人所经历的千百年之经验。因此，我们的知识绝大部分不得不求诸先人智慧的宝藏，即书籍。时至今日，如果我们还要像古人那样对人生事必躬亲地去经历，通过实践而后觉悟，我们的知识便不能积累，学问也难以进步，一切文明制度便会裹足不前，甚至可能导致有退无进。有鉴于此，如果要在自己有限的生命中，把先贤珍贵的知识遗产全部接受过来并传承下去，非读书与写作不可。杜甫曾言：读书破万卷，下笔如有神。读书对于写作有两方面的好处：在思想方面，我们从书中懂得世间万物之真理与人生的各种真相；在技巧方面，我们可从古今大师的文章中习得他们华丽词句和清高风格的写作技巧。然而，普通读书只能增加信息量而不能启迪智慧，因此要培养善于怀疑、独立思考的精神。应该把读书与做人、做事和求进步结合起来，这才是真正的读书，才能求得真正的知识。阅读该书，不仅有助于读者感受到这些人中骐骥有关读书与写作的心得体会，而且我们从字里行间可以领悟到民国时期这些知名人士有关读书与做人的深刻见解。

## 见仁见智的阅读高论

今日中国有志读书之士，只有靠自己去用功。宋人张载指出：读书先要会疑，于不疑处有疑方是进矣。可疑而不疑不曾学，学则须疑，学贵心悟，守旧无功。王安石认为，读经而已，则不足以知经，致其知而后读。读万卷书不如行万里路，世事洞明皆学问，人情练达即文章。胡适指出，学原于思，思起于疑，所以希望学生宁失之过疑，而不要失之过信。他理想中的读书人是精博兼备，像金字塔那样，既高又尖。蔡元培认为，读书只要专心，加上勤动笔写作，就一定能收获满满。随着西学东渐，胡适意识到仅读中国书是远远不够的，倡导人们至少要学一门外语，这样才可以博览群书、触类旁通。尤为令人钦佩的是，民国大师们能以兼容并蓄的博大胸怀向国人推介西方的哲学贤达和人中骐骥，如倡导思考而反对读书的叔本华，他曾言：在读书时，我们的头脑实际上成为别人思想的运动场了。写在纸上的思想，不过是印在沙滩上的行人之足迹。人们虽然可以循此而明晰前人所取之道，但行人为到达终点和观望风景起见，必须用自己的眼睛探求方向。

掩卷遐思，正如该书编者所言：如今的书籍汗牛充栋，卷帙浩繁，我们不敢奢望该书能对当下阅读环境和读书风气有所改变，但求能为探寻读书秘籍的有识之士指点迷津。

# 读书历史的鉴古知今　阅读责任的全面阐释

## ——《阅读是一种责任》

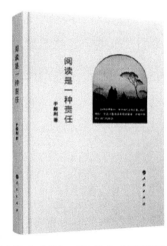

恰逢世界读书日临近，笔者认真阅读了于殿利先生的新作《阅读是一种责任》。该书涉及的主要内容包括：阅读的三个时代，即读天地之书与农业革命，读文字之书与城市革命，读屏时代与信息革命；阅读是一种责任，阅读让人成为人，没有缺乏阅读而存在的社会，国民阅读与国家盛衰，阅读是人类的生存之道；阅读的心法与方法，腹有诗书气自华，读书塑造人，如何开卷才有益。通过潜心拜读，笔者大有醍醐灌顶之感，不仅体会到作者在有关阅读的历史、意义、责任及方法方面的真知灼见，更感受到他倾囊相授的真诚意愿。该书作者不仅以丰富的学识、敏锐的洞察力和深刻的见解回溯了人类遥远的阅读开端，而且融汇古今，将读书理论与实践相结合，通过清晰的逻辑思维对阅读这件看似枯燥乏味之事进行了令人信服的诠释。作为新闻出版界的同行和惺惺相惜的老友，尽管笔者好读书且笔耕不辍，但与于殿利先生相比仍显孤陋寡闻，尤其是他在书中旁征博引了古今中外 118 本有关读书的经典史料，其广博的学识和严谨的治学精神令笔者叹服。

## 阅读历史的鉴古知今

于殿利指出，古往今来曰世，宇宙纵横为界。世界为人类所设，存在于人的意念之中，无人类即无所谓的世界。人的所思所为，不仅是在创造自身的生命，也是在创造世界与时空的生命。因此，世界是一种使命，是人类的使命，由人类的创造活动托起的使命。人的所思所为，构成了一幅无尽的画卷，让世界与时空充盈，也让其获知缺亏。正是盈与亏的存在成就了人类之美，也创造了动力之源。而让世界存续的动力之源，即人之所思所为，全靠阅读得来，又依赖阅读呈现。回眸历史可知，阅读是人类独特的生存和生活之道，如果没有阅读及其催生的思想力，人类就会丧失大部分文明传递和继承的能力，因此说，阅读史即人类的进化史。概括而言，人类的阅读经历了读天地之书、读文字之书和读屏幕之书三个发展阶段。在文字产生之前，人类就阅读宇宙天地和社会这部大书，向自然学习是人类唯一的阅读方式。正所谓：世事洞明皆学问，人情练达即文章。

文字出现之后，人类开始了阅读越来越大量文字的时代，文字之书是推动思维、想象和创造力的引擎与燃料，是让灵魂和精神不朽的绝佳方式。当一切都被时代的风云吹散，唯有思想永恒，精神永驻，文字之书就成为凝聚这种永恒的美妙方式。现代社会从根本上说就是知识与信息社会，人类借助数字技术和互联网，进入了读屏时代。它与信息革命密不可分，以至于离开了信息和知识，社会将无法运转，人类将不复存在。尽管有不同阶段的划分，但每个新阶段并非简单意义上地取代前者，而是为上一个阶段增加了新的内容、方式与方法。其中读天地之书、向自然学习是人类的根本，是永恒不变之道；读文字之书是人类阅读和思想力提升的结果；读屏幕之书则是人类技术发展的结果。人类阅读力和思想力的提升促进了科技能力的不断强化，并推动了学习工具的进步和丰富。因此，读文字之书和屏幕之书就成为读天地之书的必要补充与强化。天地之书是人类知识和思想之源，文字之书是人对于自然之书模仿、提炼、概括之后所进行的思想表达，是对天地之书的复制传播与发扬光大，屏幕之书则是对其进行传播的方法与手段的拓展和丰富。

## 阅读责任的全面阐释

孔子给出关于读书的四种境界：生而知之者，上也；学而知之者，次也；困而学之，又其次也；困而不学，民斯为下矣。于殿利指出，阅读是一种责任，既是公民对自己的责任，更是对整个社会的责任。这种责任具有两面性，它严肃、庄重，有时甚至沉重，但同时它也是轻松和愉快的。有人曾言：如今我们每个人都降生在以往整个人类所阐述的各种思想和信仰的环境中，并且每个人甚至不知不觉地给未来人类的生活增加比较重要的因素。人类教育的发展就像金字塔，由每个过路的人在上面增添一块石头而使它们巍然屹立。于殿利认为，阅读对于人而言，就像吸氧一样重要，吸氧维系的是人作为生物体的存在，阅读则既是维系人作为生物体存在的需要，更是维系人作为社会生命体存在的基础。阅读不应止于自由消遣，而应是一种责任和担当，是一种关系到人类繁衍生息和社会文明发展的重大责任。读书不是私人爱好，而是人类为了生存和培养竞争能力必须为之的事业，这是由宇宙的环境、人性的特点和阅读的性质所决定的，不以人的意志为转移。这种生存和竞争能力不仅关乎个人的命运，更涉及每个人赖以生存的社会和国家的命运。

读者可以从该书中感受到阅读是人类的天职，这个神圣的职责必须由每个人来承担。一般人可能认为责任很沉重，不愿意把阅读与责任相关联，因为人们似乎很崇尚轻松的阅读。于殿利认为，阅读可以是很愉快的事，但它绝不轻松。尽管承担责任在有的人看来显得沉重，但它仍然可以是幸福和荣耀的源泉。尽责是幸福的，幸福源自吸收知识的充实，充实后的踏实，以及内心被知识之光照亮后的笃定；尽责是光荣的，光荣源自自我价值的实现，具化为阅读积聚的能量，及其对家国和人类的释放与反哺。正是在这种释放与反哺中，自我感受到的不仅是存在，而且是对社会有用，从而成就了自我。于殿利坦言：人类的阅读史分明是人类文明的发展史。正是依赖阅读这件利器，人才得以在地球上赢得宝贵的生存空间。甚至可以说，人类的一切都来源于阅读。既然如此，生而为人，阅读就是一种责任，一种如繁衍生息一样的天职。无论阅读是严肃庄重、轻松愉悦还是枯燥繁复，我们都没有理由去推卸这种责任。正如朱永新先生所言：一个人的精神发育史就是他的阅读史，一个民族的精神境界取决于这个民族的阅读水平。

### 阅读经验的无私分享

于殿利认为，阅读从来没有像今天这样受到全社会的广泛关注。伴随着我国经济的高速发展，却出现了令人担忧的文化发展滞后、道德诚信滑坡、理想信念缺失等现象。放眼全球，国人的阅读量明显偏低。近年来，在国家全民阅读推广工作孜孜不倦的推动下，已初见成效。于殿利指出，凡事皆有道，方法即道；万事皆有则，方法即则。他给出的阅读的定义为：可以促进理解的一系列复杂过程，包括推理、演绎、类比、批判性分析、反思和洞察。阅读的几层含义包括有节奏地朗诵、把文字背诵下来、不断地思考和领会其意蕴。阅读就是让语言文字入脑、入心的过程，其关键是思维和思考，人类在书写和阅读中发展了思维，集聚了思想力，它们推动了人类自身的进化和文明的演化，这就是阅读的本质及其真谛所在。于殿利提醒我们，图书出版、传统阅读与新媒体出版、以网络为基础的屏幕阅读有着本质的区别。图书是物体，互联网是媒体；读书的人是读者，网民是受众；图书的价值在于育人，媒体的价值在于影响人。因此，在读屏时代，通过认清出版和阅读的本质性变化，从而把握思想和价值引领的话语权，显得尤为重要。

如何开卷才能获益，于殿利给出了有助于读者借鉴的宝贵经验。其一，读需有疑，有疑则有思。孟子曰：尽信书，则不如无书。对经典保持独立思考、勇于怀疑的精神，尤其难能可贵。于殿利将怀疑归纳为四要素：一要会疑，其关键是不能走极端；二要善问，有疑必问，唯问方能得解；三要精思，悟源于思，思源于疑；四要明辨，在鱼龙混杂的信息和众说纷纭的答案中必须明辨。其二，心念问题，读必有得。读书更大的乐趣是茅塞顿开后的豁然开朗，是攻克难题之后获得的满足感和成就感。其三，标标点点，要义自现。阅读时对书中的重点句子、自己有所感悟的话语，以及不懂、存疑和不赞成等处做必要的标记与标注，在相关语句和段落的旁边做些简短的主题词提示，是非常有效和有用的读书方法。其四，无笔记，不思考。做笔记与读书相得益彰，不做笔记，读过的内容很容易被忘记，也难以引发深层次的思考。其五，边读边写，功夫臻成。熟读和精思之后，最需要及时地动笔写出来。先哲将其总结为：读写并进，读无止境，笔耕不辍。初不逾矩，渐臻纯熟，粗细简繁，高论自现。

# 纸张演化的来龙去脉　书籍变迁的历史钩沉
## ——《书的大历史：六千年的演化与变迁》

随着全民阅读活动的不断深入，我国国民的阅读率逐年攀升。在牛年世界读书日到来之际，笔者认真阅读了英国作者基思·休斯敦（Keith Houston）的《书的大历史：六千年的演化与变迁》一书，获益匪浅。这是一部探讨书籍历史的佳作，既是一部文化史，也是一部科技史。休斯敦爱书成痴，酷爱写作，通过纸张、墨水、装订线、胶水、纸板乃至皮革的使用，追述了书籍演变六千年来的历史钩沉。借助全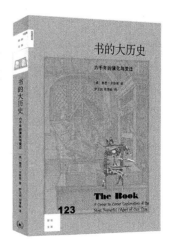
面解密纸张、文字、插图和装帧这些制造书籍的四大要素，讲述书籍制作背后历代先哲的聪明才智和"疯狂"之举，将制书技艺的变迁化为跃然纸上的动人故事，揭示出对人类而言最重要且最普遍的科技结晶背后令人惊叹的雪泥鸿爪。休斯敦狂热但并不痴迷，从中世纪缮写室的日常刻苦抄书到现代平版印刷机的复杂运作机制，每个细节都深入探究。这本400多页的书中，不仅有引人入胜且令人惊叹的历史故事，还刊出50多幅珍贵图片，精彩呈现出古今中外书籍制作史上的技艺和成果，为读者带来难得的视觉盛宴。作为一本鉴古知今的严谨学术著作，该书的注释就接近百页，足以彰显出作者对史料和文献游刃有余的运用，更增加了该书的可信度。该书不仅内容翔实，而且印制与装帧古朴雅致，既是向书籍致敬，也是献给每一个爱书和痴迷阅读之人的珍贵礼物。

## 书籍变迁的历史钩沉

千百年来，书籍一直围绕在我们身边，或是陈列在自家书架上，或是出现在图书馆和书店里，人们很容易把它的存在视为理所当然，以至于对其视而不见。如今，纸质书籍面临着巨大的挑战，正如纸取代了羊皮纸，活字印刷术淘汰了抄写员，古籍手抄本取代了莎草纸卷轴一样，计算机和电子书也威胁着实体书的存在。曾几何时，人们对书一直有着非常明确的概念。无论是薄而易损的平装书，还是厚重结实的精装书，书就是书，不会让人产生任何误解。平心而论，当我们阅读一本纸质书时，不仅能获得相关的知识，而且能记住文字和书的本身——它的形状、质感和版面设计。而如今，当阅读一本电子书时，通过屏幕，或许我们只能记住该书的内容，却毫无实体的书籍质感。该书是一本关于书的书，作者记述的是书籍变迁的历史钩沉，包括书写材料的演变、书籍的来龙去脉、书的制作过程及书感。休斯敦娴熟地讲述了书籍的历史，并将人类文明融入其中，引导读者兴致勃勃地探索书写、印刷、插图和装帧的变迁。休斯敦指出，即使是一本简陋的平装书，其书脊上的胶水和纸张所散发的油墨味，也会传递出许多其制作背后的故事。1500 年以来，人类不断地书写、印刷和装订，成就了现代书籍这一精致复杂、魅力超群、重量实在的人工制品。

该书聚焦于电子书问世之前长期与人类相伴的实体书籍，探讨的是有着实在重量和气味的书籍。在作者的引领下，读者可以追寻书的历史轨迹，从莎草纸到羊皮纸、从黏土泥板到刻字蜡纸、从雕版印刷到凹版印刷，终到书籍的诞生，与发明这些技术或物件的古人一同神游。为了制作象牙墨，一些既没有钱又无道德底线的人，居然窃取坟墓中的人体骨头；连写一张清单的纸都没了，印刷工顺手拿起修正液凝结的硬块写在印刷石板上，竟启发了石版印刷的诞生；盔甲设计师制作时髦盔甲的金属加工技术，被能工巧匠创新性地运用于版画印刷，产生了酸性蚀刻。休斯敦坦言：当你从书架上取下它们时，手上会感到沉甸甸的；当你把它们放下时，会听到"砰"的一声。当我们翻阅开本巨大、装帧典雅的精装书时，捧在手里，打开它，细听纸张翻动的"沙沙"声，翻阅书页时能感受到拂面而来的微风，闻到阵阵沁人心脾的书香。相比之下，平板电脑或电脑中的电子书则毫无生气。因此，纸质书是文明进步中安静且最强的知识载体，它淘汰了泥土书写板、莎草纸卷轴、蜡制书写板，促进了人类历史的进步。

## 纸张演化的来龙去脉

休斯敦指出，苏美尔人发明了楔形文字，苏美尔的楔形文字是用楔形工具将角状符号印制在泥板上。莎草纸，这一古代用于撰写书籍的类似纸的载体，与象征古埃及的金字塔、木乃伊一样逐渐失去光彩。但纸张与书籍的故事错综复杂，并不是开始于法老们耀眼夺目的金银财宝或他们高耸的陵墓，而是始于生长在尼罗河沿岸湿地里茂盛的水草。从公元前4000年起，在肥沃的尼罗河三角洲，人们就开始种植纸莎草并用它来造纸。莎草纸的卷轴是书籍的祖先，如果没有卷轴的存在，书籍就不可能诞生。正是有了类似莎草纸这样轻便、柔韧又耐用的书写材料，记载文字的卷轴才可能存在。莎草纸的统治地位延续了3000多年，事实证明，沙漠中的坟墓是保存莎草纸卷轴的好地方。公元前180年左右，古希腊人发明了用兽皮制成的羊皮纸，与粗糙、易碎且边缘易磨损的莎草纸相比，羊皮纸光滑而有弹性，毋庸置疑是一种优质的书写材料，其笔触光滑，寿命较长，使用时无须小心翼翼，因而最终完全取代了莎草纸。因此，通过血腥过程制造出来的圣洁羊皮纸，成为在上千年时间里可以抵御沙漠的炎热以及欧洲严寒的精致书写材料。现有研究表明，如今人们常用的纸是很久以前由中国发明的，古代中国人用麻头、破布造纸的时间，至少比蔡伦出生要早200年。

蔡伦改良了这门工艺，使其更加实用，从而让其名字永垂史册。印刷术是中国四大发明之一，毕昇发明了活字印刷术，比德国人约翰内斯·谷登堡的铅活字印刷术早约 400 年。德国印刷术创始之初遭到强烈的抵制，尽管如此，谷登堡的木箱中仍然摆放着约 46 000 个金属活字，而且训练了一批熟练操作这一神秘新技术的工匠，所以他们开始着手编排和印制《圣经》。随后他日趋精进地不懈努力，逐步系统处理好这个烦琐复杂过程的方方面面，直至它日臻完善。

## 插图兴衰的追根溯源

如果我们画一条线代表书籍的演化史，那么这条线上会有一些突出的节点，分别代表象形文字、莎草纸、活字印刷的发明，还有 100 多个小节点，代表着其他方面的创新。图书插图就是这样一个节点，它是这条假想线上的关键转折点，是一个史无前例的突破，它让之前的一切都相形见绌，也为书籍的未来奠定了基础。书籍总能反映出当时的社会状况，由于早期识字人数有限，教皇曾宣称：图片是文盲的书籍。随着社会的进步，书籍也随之发生变化。含有插图的最具代表性的一本书是《贝里公爵的豪华时祷书》，经过精心缮写、配图和装订，该书代表了泥金装饰手抄本的顶峰。书里用透视手法描绘的插图极为逼真，还使用了 10 种鲜艳的墨水进行涂饰，可谓一场可移动的视觉盛宴。据史料记载，促进中国雕版印刷复兴的人，是生活在 10 世纪的冯道。

第一批铜版印刷品出现于 15 世纪 30 年代的德国莱茵河河谷地区，技术娴熟的蚀刻匠将手工、化学与计算优雅结合，操作过程中的意外和失误往往非常有趣，这种乐趣有时等同于折磨，但总体上，它激起并维持人们冒险尝试的好奇心。在 19 世纪早期的数十年里，蚀刻被用来制作了一本可能是英语世界最知名的插图书，它就是被誉为"美国国宝"的著名鸟类图鉴《美洲鸟类》，它也是铜版印刷的最后绝唱。平版印刷的风头曾经被木刻、照相、半色调浮雕印刷三次抢走，但是其光芒并非荡然无存。当计算机逐渐担纲图书装帧设计的时代来临之际，平版印刷依然能够平稳应对，这是其经久不衰的魅力之一。如今几乎所有的书都是用平版印刷术印刷的，每一页书本质上都是一幅插图与文字的图片，被分解到无数小到肉眼无法辨别的像素，这些像素被计算机控制的激光以极高的精度刻在铝板上。我们在读一本书的文字时，其实也是在看一幅图片。如同造纸术、活字印刷与雕版印刷一样，书籍装帧并没有经历飞跃式的创新。总而言之，在漫长的历史进程中，书籍的演变是温和地缓慢向前，在修修补补、精益求精与改良材料的浪潮推动下波澜不惊地静水流深。

# 阅读史料的博古论今　书籍相伴的美好人生
## ——《阅读史》

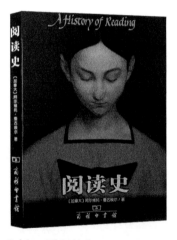

高尔基曾言：书籍是人类进步的阶梯。阅读有助于我们鉴古知今、学史明智。一个人可以通过阅读进入不同时空的诸多他人的世界，无形间可获得超越有限生命的无限可能性。阅读不仅能让人增长知识，还可以陶冶人的情操，它教会了我们许多在日常生活中无法体会到的事情，丰富并抚慰了我们的心灵。因此，个人的阅读史就是他的心灵的成长史。最近，笔者拜读了加拿大作家阿尔维托·曼古埃尔（Alberto Manguel）所著的《阅读史》一书，感触良多。曼古埃尔是一位极具天赋的作家与翻译家，在全球享有盛誉。该书是他在考察西方国家文明演变历史的基础上写成的，对西方阅读的起源和学术研究等进行了充分的综述，是一本有助于读者增长知识、开阔视野的精品力作。虽然笔者酷爱读书，但在认真阅读该书后才发现，自己对阅读史的认知十分肤浅，尤其是对西方阅读的发展史所知甚少。在大力倡导全民阅读的当下，这本二十多年前出版的佳作仍然有极强的现实指导作用，相信喜爱阅读的人一定会开卷获益。

## 阅读史料的知古鉴今

回眸历史，人类社会一直都在设法克服地理空间的阻隔、死亡的大限、遗忘的侵蚀。人类为此做出过不懈的努力，史前文明的许多遗迹都留下了人类努力的痕迹，但效果并不乐观。这是因为"口说之语消失无踪，书写之字得以留存"。直到公元前4世纪苏美尔人发明了文字，人类千万年来的不懈努力才得以梦想成真。正是文字的发明和书写艺术的发展，成就了一种永远改变人类沟通本质的艺术。人们通过发明刻写板，使其成为记载文字的载体。刻写板具有远胜于大脑记忆的优势，不仅可在其上储存无穷无尽的信息，而且不需要记忆持有人亲自到场述说其内容。这一重大的技术创新，突破了地理空间的阻隔，让人们不再惧怕遗忘，也无须担心智者驾鹤西去后将其知识与智慧带走。曼古埃尔详细记述了书籍的演变历程：尽管刻写板的发明功不可没，但它有一个致命的缺点，即需要很大的场地和空间来保存，移动的时候更加不方便。为此，人们又发明了在莎草纸和羊皮纸上写字，将"书籍"做成卷轴的样式，大大节省了存放占用的空间。从公元4世纪到800年后纸出现于意大利时为止，羊皮纸一直是欧洲普遍喜好的书籍制作材料。即使到了15世纪，书籍仍然是以手抄的方式来传递和保存。15世纪中期，德国年轻的雕刻师兼宝石切割师谷登堡成功设计出了活字印刷机和一种油墨，并制作出世界上第一本由铅字印成的书——《圣经》。这是历史上首次数百位读者可以拥有同一本书，从而使书籍的功能从知识财富的象征开始向基本的研究工具转化。文字和书写的发明，也带来了一系列副产品：不仅催生了记载和书写文字的书籍，出现了"作者"群体，他们是信息的制造者、符号的创造者，而且出现了阅读活动，并创造了"读者"，"学校"也随之诞生。总而言之，通过养成阅读的习惯，人类的文明之旅日趋充实和丰富。

## 阅读真谛的深刻领悟

曼古埃尔指出，阅读是一个非常复杂的过程，其复杂性与思考本身相比毫不逊色。阅读的欲望，就像其他所有排解心灵不悦的欲望一样，是能够被解析的。该书主要从阅读活动和读者的力量两方面进行了剖析。已有研究表明，阅读活动从眼睛开始，用眼睛看文章会比用耳朵听更能让人记住其内容。阅读绝不仅是视觉和认知的事情，其过程至少需要两个阶段："看到"文字，并根据已有的知识来"考量"它。执行阅读动作的要素让其增添了惊人的复杂性，若要获得成功，就需要上百种不同技巧的密切配合。我们总认为，领悟是孤独的事件，且每一种经验，从出生到死亡，都是极端独特，但阅读活动不应只限于书本，而应该将一个我们普遍具有的功能加以扩充或集中，阅读书页上的字母只是它诸多的方面之一。天文学家阅读的是一张描绘浩瀚星空的不复存在的繁星图；动物学家阅读的是森林中动物的臭迹；舞者阅读的是编舞者的记号法，观众则欣赏舞者在舞台上优美的动作；父母通过阅读婴儿的表情，以察觉孩子传达出的喜悦、惊骇或好奇的信息；中国古代的算命师阅读龟壳上的标记；美国夏威夷渔夫将手插入海中以阅读海流；农夫阅读天空以测天气……这一切阅读都和书本的读者共享辨读与翻译符号的技巧。无论是哪种情况，阅读其意义的都是读者；允诺或承认事物、地方或事件具有某种可读性的是读者；觉得必须把意义归诸一套符号系统，然后辨读它的仍然是读者。我们每个人都通过阅读自身及周边的世界，以了解自身与所处的环境。人们阅读以求吸收养分或是开窍，阅读，几乎如同呼吸一般，是我们生存的基本功能。

## 俯拾皆是的读书箴言

在这部旁征博引的史学佳作中，曼古埃尔采用图文并茂的方式，对阅读的历史追根溯源。该书中不仅使用了大量颇具史料价值的珍贵图片，而且历代先哲有关读书的至理名言俯拾皆是。比如，惠特曼曾言：我们的任务就是阅读这个世界，因为这一本巨大的书是我们尘世之人唯一的知识来源。阅读先于书写，它是社会契约的初始，学会阅读便是人们的通关仪式。我们首先从书本中获悉人生的经验，对书籍的崇拜是文字社会的信念之一。阅读给人们一个独处的借口，赋予了强加于人的独处的意义。每本书都自成一个世界，可以让我们逃到里面避难。无论如何，世界的内容就显露在书本中，所以世界与书本是绝对分不开的。就如何去阅读一本书，奥古斯丁建议：既不利用书本当作思想的支柱，也不像相信贤人的权威般地相信它，而是从其中攫取一个观念、一句警语、一个意象，将它与保存于记忆中的反思扣连起来，如此便产生了一篇由读者做出的新文本。阅读是累积式的，并以几何式的进展来增加；每种新阅读都是建立在先前所读的基础之上，最终，阅读的历史便是每位读者的历史。阅读是思考与言说的一种形式，书籍不是用纸张来传递，而是由大脑来记忆。书写文字只能使人想起他原本就知道的事物，当人们不是充满智慧而是装满着智慧的自负时，他们就会变成同胞的负担。卡夫卡指出：我们阅读是为了要能提出问题，持续探索其实就是人生之旅的目的。书本不能替代真正的世界，透过他人的媒介物，你不可能丰富自己的经历。世界和书本的关系正是这般，人把生命自限在书中，就如同被关在笼中之鸟。

## 书籍相伴的美好人生

福楼拜曾言：阅读是为了活着。我们深知，阅读是一种力量，阅读的技巧一旦学会，便无法抹消，退而求其次，只能限制它的范围。书本给经常旅行者一个随时可以安居的永久的家。当笔者深入了解阅读的产生及其发展历史之后，对美好人生中书籍的作用便有了更加深刻的认识。回溯历史，人类的阅读方式发生过数次变革，如今，品茗阅读或许是最惬意的阅读方式，但在文字诞生之初，阅读并非以这样的方式进行。从苏美尔人最初发明的刻写板开始，书写文字的目的就是用来大声念出，高声朗读是从文字发轫时就出现的规范。大声朗读书籍给家人和朋友听，既是娱乐，也是寓教于乐。从公元前4世纪一直到公元10世纪，西方人阅读的方式都是大声朗读。默读这种阅读方式是在公元5世纪第一次被明确记载的。先哲认为，读书有助于学习沉默之道，借助默读，文字不再需要占用发声的时间，它们可以存在于内心的空间，汹涌而出或欲言又止，完整解读或有所保留，有助于读者反复细嚼那些"金言玉语"。默读让书本与读者之间建立起一种不受约束的沟通，并让读者单独得到"心灵的振作"。公元10世纪之后，默读的方式逐渐在西方普及。13世纪后期，眼镜的发明改善了视力不佳的读者的命运。笛卡儿称赞道：我们生命所有的运作皆依赖感官，而视觉是其中最包罗广泛也是最高贵的，因此，能扩大其能力的发明，无疑是厥功至伟。土耳其小说家帕慕克指出：人生犹如单向旅程，一旦结束，就不能重新再来。但是假如你有一卷在握，不管那本书是多么复杂和艰涩，假如你愿意的话，当你读完它时，你可以回到开头处，再读一遍，如此一来就可以对艰涩之处有进一步的了解，也会对生命有更深的领悟。曼古埃尔对阅读的介绍不仅引经据典，而且兼容并蓄。他坦言此书并没有终结，并在书中留下许多空白之处，让读者去填写对阅读进一步的想法、明显漏掉的主题、适切相关的引言、尤属未来的事件与人物。曼古埃尔想象着将该书放在床头，打开它后对自己说"该书尚未完成"。

# 回溯本源的荷马之旅　读书行路结合之典范
## ——《荷马之旅：读书与远行》

身处网络时代，每天令人目不暇接的各种信息扑面而来，让人难以应对，以至于如今很多人已经将读书与查资料混为一谈。然而，作为一直以品茗阅读作为人生乐趣的笔者，窃以为阅读经典名作本身应该是一件不证自明的事情。笔者最近拜读了理由所著的图书《荷马之旅：读书与远行》，感触颇深。理由是一位见解独到、具有艺术个性和精致语言天分的人，是一位将报告文学的文学艺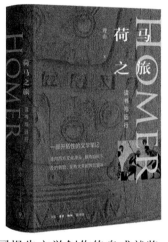术性表达给予很大提升的作家，曾荣获首届中国报告文学创作终身成就奖。近年来，年届耄耋的他，以《荷马史诗》为例，通过读书与远行的结合，向读者展示了阅读经典的最佳途径。他不顾年事已高，义无反顾地背上双肩包，带上考察提纲，在四年的时间里多次远赴希腊去探寻荷马的踪迹。他从作品为世人存疑的作者真伪、战争的诱因、希腊文明生发的人文环境等，逐一依据书中描绘的有关内容寻找现实的对应。理由关注的荷马不仅是学术意义上的，而且是从艺术的鲜活现场与史诗文本的对照中，从文明流变的成因中，解读希腊文明对世界文化的影响，研究的重点是《荷马史诗》的人本意义、英雄情怀、社会制度和历史演变的启蒙精神及当下的意义。他系统梳理了史上的有关文物与文献，寻找佐证，踏访希腊等有关荷马活动和史诗描写的主要场所，从《荷马史诗》的文本中，综合相关典籍，饱览人文风华。理由认为：在阅读《荷马史诗》之前，很多中国读者对荷马的认知只限于特洛伊木马之类的肤浅传说。掩卷遐思，才察觉自己的知识少了一半，而那一半对于认识人性、自我乃至世界都不可或缺。阅读之余，笔者不仅深为该书丰富的内容和深邃的思考所折服，被作者妙笔生花的优美文笔所感动，而且在开阔视野的同时，更加深了对阅读经典的理解。

## 回溯本源的荷马之旅

欧洲先哲曾言：每一位书籍爱好者总有一天都要去阅读《荷马史诗》。《荷马史诗》成书于约公元前 9 世纪，1488 年在意大利佛罗伦萨首次出版印刷，它从口头诗歌到文学文本的演变无异于一场历经千年的接力长跑。《荷马史诗》是古希腊留给人类文明的伟大经典，由《伊利亚特》和《奥德赛》两部史诗组成。千百年来，《荷马史诗》一直被视为希腊文学的源头，被奉为希腊的百科全书，也是"欧洲文化的万泉之源"，不啻为欧洲古典文学的滥觞。《伊利亚特》和《奥德赛》分别有 16 000 多行、12 000 多行，前者主要叙述特洛伊之战，起因是古希腊美女海伦被特洛伊王子劫持，惹得古希腊的各路英雄不堪此辱，在迈锡尼国王阿伽门农的统率下，集舰千艘，横渡爱琴海，直抵小亚细亚的特洛伊城下。后者主要描绘从战场归来的主角奥德修斯的故乡之行，他历经磨难，战胜风暴袭击、妖魔横行、怪兽阻拦等一系列艰难困苦，最终智施巧计，归家团聚。统揽史诗可见，战争、人性、英雄崇拜，忠诚与背叛，野蛮与文明，家园与故土等成为全书再三吟唱的情节元素。《荷马之旅：读书与远行》共 15 章，前面部分与《伊利亚特》相关，后面部分与《奥德赛》有关。理由在书中一方面探寻西方文化的源头，另一方面进行中西文化的比较，进而探究荷马问题、人性与文化。借助文本分析和实地查访，理由对许多悬而未决的历史问题提出了自己的独特见解，对读者颇具启发意义。

理由指出，《荷马史诗》在公元前 8 世纪下半叶就用文字记录出多种手抄本，距今已将近 3000 年。对《荷马史诗》的研究在西方形成了"荷马学"，"荷马学"是远较中国"红学"更庞大繁杂的学术体系，所产生的阐释这部经典的著作可谓汗牛充栋。时至今日，全世界撰写的有关特洛伊的图书有34 000 种之多，以满足人们欲知历史真相而永不休止的渴望。理由以《荷马史诗》为索引，按照史诗中所绘出的路线图，以学者的眼光、旅行家的勤勉，以对西方艺术史及古希腊文明的挚爱和对荷马作品的情有独钟，多次深入爱琴海沿岸，踏访古希腊文明的腹地，以文学的笔触记录下读书与远行过程中的所思所感。通过剖析、辨识世界史诗与古希腊文明的成因源流，解读荷马作品中的人物故事，阐述荷马作品所具有的划时代意义。理由认为，《荷马史诗》称得上是史前社会发出的第一声嘹亮的、无人堪与匹敌的文学号角。通过阅读可知，反复多次的希腊之旅，不仅加深了他对《荷马史诗》的理解，而且解开了阅读中的众多疑惑，也启发作者进行新的思考。理由坦言：西方从哲学到实践只承认"竞争的卓越"，不承认"合作的卓越"；在西方的字典中，没有避免冲突的字句，这是他们的内心独白，把冲突、对抗和杀戮视为世界常态。除非在竞争中达致卓越，与西方谈和谐无异于与虎谋皮。

### 人性与文化辩证之思

理由指出，先天的是人性，后天的是文化，人性是文学恒久的主题。理由并不认为人类各种族之间有人性的差别和优劣之分，只是个体之间有所差别，且文化的差别大于人性的差别。因此，解读《荷马史诗》不妨有多个视角，而以文学视角解读《荷马史诗》应更加贴近其原旨。就方法学来说，该书以贴近文学的人性论视角，进入早已被现代各门人文学科深耕过的领地。为了读通荷马，理由也读了不少"荷马学"的著作。他在阅读中逐渐发现：荷马是文学，荷马学是人文学科，对于荷马的研究多由非文学的学科来打理。学者们虽然对《荷马史诗》的解读是全方位的，但在这种解读中其文学性消失了。理由认为，科学在于求真，文学在于求美，这属于两个范畴，不宜混淆或置换。文学是人性的折射，优秀的文学几乎就是人性的写照。如果史诗是文学，不必要非得精确。人们喜爱文学，需要精彩愉悦的感受与对思考的启迪，并不需要件件事出有据。理由认同荷马当之无愧地伫立于西方文学之源，甚至也是西方文明之源。荷马生活在公元前 8 世纪，作为一位造诣颇深的文学先驱，他与他的作品深刻地影响了希腊乃至整个西方文化的走向。理由认为，阅读经典就应该去努力发现经典所携带的人类文明发展的有关信息，因此他决定找回《荷马史诗》的文学性。他首先将《荷马史诗》看作一部文学经典，从人性的层面去解读，于是他沿着《荷马史诗》的路线对爱琴海周边做了一轮又一轮的踏访。

理由指出，人性，无疑是一个纵横古今的重要话题。人是自然界唯一创造并娴熟演绎符号的物种。所谓人性就是人的动物性加之以语言为标志的灵性。语言的发生是为了相互交流，有了语言才有思维的材料，有了思维才有推导和创造力，语言成就了洋洋大观的人类文化。语言一旦诉诸抽象的音乐，文化的隔膜便荡然无存，几乎每个人都心有灵犀。人性与文化时常抵牾，喜欢听阿谀奉承之话是人性，喜闻忠言逆耳利于行的是文化。理由发现，战争和格杀是《荷马史诗》中的主要内容，荷马对暴力的叙述丝毫没有分寸感，以至于有学者认为荷马的精神层面是粗糙的。但理由认为，正是这种叙述反映出当时的人性特点。他认为，当时的社会处于文明与野蛮的边缘，基本没有法律和道德约束，因而人性是裸露的。时至今日，人类文明在发展中为人性穿上了华丽的外衣，使我们难以窥见裸露人性的原貌。通过《荷马史诗》，可以聆听荷马酣畅淋漓、绘声绘色地述说那个未经理性洗涤与道德驯化的时代，为我们提供了古希腊史前人性的样本。理由指出，尤为重要的是，应该看到这是自然的裸露和健康的童年，人类文明的种子就孕育其中。而寻觅文明的种子，厘清人性发展的脉络，正是理由荷马之旅的重点。他从《荷马史诗》中神与凡人交织互动的故事中看到了人性与神性互为镜像。理由认为，也许古希腊曾有过祖先崇拜，但荷马改变了一切，他以人的情感取代了神的高邈，将神性描述为人性。面对当今世界许多纷繁的冲突，与其舍本求末，不如回溯人性和文化的本源，这对于认识自我和他人的世界都必定有所助益。

## 阅读经典的人生感悟

传说阿波罗神庙刻有"认识你自己""过犹不及"两句铭文，表明世上最难的科学就是人类如何认识自己，最难把握的行为就是过犹不及。理由认为，荷马的文学魅力在于它的原初性，它是整个西方文化的万泉之源。在爱琴海深深的暗夜中，《荷马史诗》有着星悬日揭、云蒸霞蔚般的光芒。理由接触《荷马史诗》是缘于一项须臾不忍离手的嗜好，那就是以老旧的方式读纸质的书。他并非好学不倦，而是认为纸质的书籍更便于来回翻阅咀嚼，它的墨香、式样和沉甸甸的感觉作为一种审美意象，带给人的心灵愉悦是无可替代的。理由坦言：阅读经典是一种不带功利的阅读，必须是细嚼慢咽的阅读，同时需要调动自己所有的感官参与其中。从书本到书本是平面的寻觅，走向远方才可能善用上苍赋予人的全部感官。当然，调动所有的感官，并非指简单地用视觉、听觉、嗅觉等去体察书中的情景，而是指全身心地去感受和体验。窃以为古人所言的"读万卷书，行万里路"，其真谛莫过于如此。理由的荷马之旅带着一双东方文化的眼睛去体察和问询西方的经典名作，他既觉察到东西方文化之间的差异，也看到了二者之间的互补。他认为：如果一本书只求圆融附会而不见新意，它的出版意义就形同直接丢进废纸篓。千万不要以为作者读了史诗去了希腊就找到了什么答案，恰恰相反，这本书只记录下作者的真实感受，他从希腊归来更欣赏罗素的名言：这个世界的问题在于聪明人充满疑惑，而傻子们坚信不疑。

理由认为，人是上苍的杰作，而人格是适应环境的果实。人性是所有人的同一性，文化则是各民族人民的多样性，万国旗下，风情万种。所有人都是善恶相兼于一身：再伟大的人也可能自私，再渺小的人也可能很慷慨；再凶狠的人也可能有柔情，再温良的人也可能很刚强。人的习性就是乐于接受舒适、便捷和实用，不论它来自何方为谁服务。人性与文化相伴而行，犹如一对欢喜冤家。文化关乎人们的教养、知识、操守、规范、社会制度以及整体成就等诸般要素。文化对人性有约束或修饰、压抑或激励的作用，就像为人性量身定制的套装，但文化从未能改变人性。在最好的情况下，文化可以释放人性中美好、正直、追求真理与创造活力的潜质；反过来说即劣币驱逐良币的逆淘汰。人性对各种差异具有天然的敏感：心潮本已难抚，怎堪推波助澜？平时隐而不显，一旦有人把差异扩大为嫌隙，进而上升到理念，人对差异的敏感就入心入肺，怒火中烧，这就是蛊惑与被蛊惑。韬光养晦不是谋略而是美德，在蛊惑面前的克制从来都是伟大的美德。高尚的人士必定心怀良知，远见卓识，大爱无疆。在日益全球化的当今，各民族的文化既表现出快速的同质化，又表示出尖锐的冲突性。同质化的往往是日常生活习性，相互冲突的往往是观念认知。理由对现在变化的加速不足为奇，奇怪的是人们一路走来竟然毫无抗拒。有鉴于此，我们需要韬光养晦，好整以暇，从而能通晓古今、明达事理，把人性视为掌上春秋，把文学艺术交流看作消解人间误会的良方。

## 读书行路结合之典范

理由是 20 世纪 80 年代曾在中国报告文学领域叱咤风云的作家，他一直酷爱读书，因此也培养出良好的阅读习惯和有效的阅读技巧。阅读之于写作的重要性在他身上得到完美的体现，该书就是作者"读万卷书，行万里路"的最佳体现。他虽年逾古稀，但源于阅读《荷马史诗》所受到的深刻震撼，萌发实地考察古希腊早期文明遗迹的心愿。于是他追寻自己心中的梦想，沿着《荷马史诗》的路线对爱琴海周边做了一轮又一轮的踏访。在日益全球化的表象下察觉历史的阡陌，寻找其间的渊源、差异和纠葛。他的实地考察超脱了从书本到书本的局限，呈现出穿越时空的立体感，进而身体力行地写出了这部佳作。理由认为，虽然《荷马史诗》仅包含《伊利亚特》和《奥德赛》两部史诗，但足以流芳千古。荷马能雅俗兼得，在捕获听众与读者的同时，他的诗歌富有深意，有伦理诉求，颇具哲学意涵，包括对生命的思考和对世界与社会犀利的剖析。面对《荷马史诗》中的神话色彩与浪漫精神，他指出：在人类尚不能解释大自然奥秘的早期，以荷马为代表的希腊先哲凭借自身的想象力上下求索，穿透了神与人、经验与超验、实相与幻象的界面，为文学拓展了一个彩虹万丈、穿梭自如的空间，也给后代戏剧、绘画、雕塑诸般艺术留下纵情发挥的精神遗产。荷马的高明之处在于超然物外，以悲天悯人的目光俯瞰这场残酷战争中的芸芸众生。因此，窃以为理由笔下的荷马之旅，是与史诗相伴的远行，是阅读与写作的心得，故而博识、精细、真诚。

作为文学大家的作品，该书中不乏对自然风貌的唯美描述，也有作者对写作技法的精辟总结，令人叹为观止的文学笔触使其高深的文学造诣跃然纸上，沁人心脾。例如，书中描写道：希腊共有 2000 多座岛屿，国土面积只相当于中国一个小省的面积，却有着 13 000 多千米的海岸线，足可称为千岛之国和万里海疆。地中海是大自然鬼斧神工、精雕细琢的一个奇迹。从空中俯瞰，海湾连着海湾，海峡相望海峡，海湾深处隐匿着数不尽的海港。陆地与陆地之间只有狭窄的地峡相连，欲断还续，欲吐还含。尽管陆地把世界分开，海洋却把世界连在一起。海平静而轻柔，无比清澈的蓝色，被作者称为妖蓝，就像魔女勾魂摄魄的神秘秋波在闪烁；那颜色说不上妖媚，却极具诱惑力，令人心旌飘摇，是使人触目难忘、浮想联翩、难得一逢的惊艳。奥林匹克山是希腊的万山之冠，它绵延 20 千米，海拔 2917 米，常年云雾缭绕，雨季电闪雷鸣。冬日可见山头积雪，白若玉冕，雪吻蓝天。当落日衔山时，万道霞光将天空和海洋染得姹紫嫣红，海水像被火焰燃烧一般。窃以为，正是作者遐想无限的唯美描述，大大增加了该书的可读性，并为其增光添彩，令人手不释卷。

# 重现经典的阅读天地　文学泰斗的读书札记

## ——《阅读天地：托尔斯泰的读书札记和思考》

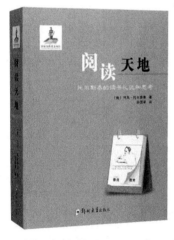

由国家出版基金资助出版的俄国著名作家列夫·托尔斯泰的《阅读天地：托尔斯泰的读书札记和思考》中文版，逾90万字、近700页，经过笔者近一年断断续续的阅读，终于得以读完。该书是托尔斯泰晚年读书时的摘录、笔记乃至文抄，是他人生暮年的重要著作。作者以1年为期，每天记录自己的读书心得，每周还有1篇所谓"每周阅读"的范文或书简摘录，堪称是对托尔斯泰晚年日常阅读的详尽记录，字里行间不仅有读书人奉为圭臬的"吾日三省吾身"，更富含天下一家的博爱情怀。该书从构思到问世，经历了一个相当漫长且精进的过程。作者于1906年推出该书的第1版，随后，意犹未尽的托翁继续修订、增补和扩容，终于在1908年完成内容更丰富的第2版。为了让国内读者能早日目睹这部世纪之作的风采，年届耄耋的著名翻译家安国梁不顾年事已高，十年磨一剑，呕心沥血地将这部皇皇巨著奉献给国人。笔者在拜读之中，深感安先生学风之严谨、学识之渊博、用词之精准，加之妙笔生花的翻译，奉献给国内读者一部信、达、雅的精品力作，使我们有机会领略到文学泰斗奉献给人类逾百年的精品佳作之精髓，其精神可嘉，笔者的敬佩之情油然而生。掩卷遐思，阅读其实贵在持之以恒，智者均恪守积跬步以至千里的初心。托尔斯泰曾言：我愿读者每天在读这本书时能和我一样，体验到一种高尚且振奋向上的感情。毋庸讳言，托尔斯泰的本心与安国梁的初心，正是读者应该持有的恒心。在读书中成长，在广集众智中度过不可重来的人生，这正是智者理想中的阅读天地，也是每一位读书人的毕生追求。

## 重现经典的阅读天地

作为享誉世界的文学大家，托尔斯泰在毕生坚持不懈地进行文学创作之余，从未停止过自己的思想探索。他一生博览群书，将东西方数千年文化史上著名哲人的精辟论述融会贯通，不时参以己意，用来阐述自己的深刻见解。该书是托尔斯泰晚期创作的核心作品，是了解托尔斯泰不可或缺的一部重要书籍，也是 20 世纪重要的文化现象。全书材料丰富、旁征博引，正文引文多达 2360 余条，署名者 1600 余条，所引人物和作品，就地域而言，涉及东西方；就时间来看，涉及从远古到托翁生前生活的时代。该书中所引欧美的代表性作家包括柏拉图、赫拉克利特、塞内加、西塞罗、普卢塔克、塞诺芬、爱比克泰德、培根、蒙田、卢梭、康德、帕斯卡尔、尼采、叔本华、爱默生、杰斐逊、亨利·乔治等，所引东方作家包括老子、孔子、孟子、萨迪、佛陀等。据托尔斯泰的序中所言，全书中未注明出处者 750 余条，这些佚名引文，加上绝大多数出自作者之手的"小引"和"小结"，约占全书的 2/5。作为一部日记体的读书札记，日积成周，周积成月，月累为年。每日一记，每日的正文前有类似提要的小引，正文后有小结。每周还介绍中外学术巨擘的经典名作，取名为"每周阅读"。从表面来看，托尔斯泰只是将他人的观点当作思想材料加以熔铸，以构成自己的思想体系，表达自己对人和社会的思考。但笔者认为，除表象之外，这部作品还有更深层次的内涵，书中摘录的观点都曾引起托尔斯泰的强烈共鸣和充分肯定，这些观点其实也是他的主张。因此在整个文本中，托翁的观点和引述的其他博学鸿儒的哲思在内容与逻辑上水乳交融，汇成一体，表现出充分的完整性和统一性。究其实质而言，托翁是借他人的酒杯，浇自己的块垒。

## 人生真谛的深刻见解

翻阅全书，历代名家的深刻见解引人思考、给人启迪，而且这些文字大多为托翁本人的直抒己见，坦陈胸臆。基于自己丰富的社会阅历，在历史、时代、现实的交汇中，借助宗教形式，托尔斯泰思考着人生的一系列重大问题：人的终极目标、社会制度、生活方式、信仰教化、真伪善恶、生死爱恨、幸福灾难、不朽永生、物质精神、法律道德、战争和平、理想现实、言与行、得与失、穷与富、苦与乐等。托尔斯泰反复强调，人应该胸怀大爱、以诚相待、谦虚谨慎，竭尽全力为大众谋幸福。在他留给后人的精神财富中，以下几方面尤为值得肯定：①他对未来充满了理想主义的期待。他认为幸福在人间，希望和人生的意义都在当下。②在物欲横流的时代，人尤其要关注自己的精神世界。人不应该目迷五色，沉溺于一己之私欲，而应该通过阅读加强精神世界的修养，关注自身灵魂的归宿。③托尔斯泰的生死观尤其值得忌讳谈论死的国人借鉴。他认为人的一生始终处于变化之中，如果说生是幸福，那么作为生的必要条件，死也应该是一种幸福。④在为人处世方面，他以哲理性的语言表达了自己的真切感受，也更多地引证了人中骐骥们的金玉良言，这些智者哲思至今对我们仍具有针砭时弊的现实意义。笔者认为，该书既是托尔斯泰对人类未来的谆谆告诫，也是他本人世界观全面且丰富的展示，读后令人感慨万千。理想的读书生活，其实往往就是成功人士的日常生活。然而，正因为它十分现实，人们反而觉得很难坚持。我们应该像托尔斯泰那样，将读书融入生活，从书中摘录一些妙言佳句与睿智之语，在自得其乐中推己及人，思考并体悟与人生相关的世间万物。

## 文学泰斗的读书札记

该书涉及东西方宗教、文化、哲学史、思想史、政治史等多方面内容，呈现出托翁晚年独特的精神气象，对追溯其思想发展，研究其作品，以及对普通大众的人格修养都有着不可替代的重要意义。托翁对该书极为重视，曾在原著前言中指出：这里收集的思想观点，是我从卷帙浩繁的文集和选集中摘录下来的。撰写之目的并不在于为读者提供众多名家的文字忠实可靠的译文，而在于通过重温博学鸿儒们伟大且杰出的思想信念，为广大读者提供一个他们能够接受并能天天坚持阅读的广阔天地。托尔斯泰甚至饱含深情地写道：这是多好的一部书啊！虽然是我自己写的，但在我每次阅读它时，我仍然感到精神无比振奋！我愿读者在每天读到这本书时，能和我一样体验到一种高尚而振奋向上的感情。在这部皇皇巨著中，为我们指点迷津的人生箴言俯拾皆是，例如，人的幸福视他为他人提供幸福的程度而增减。如同沉沉黑夜中才能彰显天宇一样，只有痛苦才能显示出整个人生的意义。发现他人的谬误轻而易举，看出自己的纰漏则困难重重。对财富的强烈渴望绝不可能缓解和满足，拥有财富之人不仅为拥有更多财富的愿望而苦恼，而且为失去现有财富而恐惧。贫困者并非那些财富匮乏的人，而是那些渴望财富更多之人。知识使伟人服从，使普通人惊奇，使渺小者头脑膨胀。过分臃肿的衣服妨碍身体的活动，财富则束缚灵魂的行动。毫无疑问，该书中这些不胜枚举、引人沉思、激人奋进的格言，的确不失为人类精神宝库中的璀璨珍珠。作者的苦心孤诣在该书封底的文字中得以彰显：我们得到光，它之所以提供给我们，并不是为了不停地注视着它，而是要用它有助于我们探究出新的、尚不为我们所知的真理。有鉴于此，任何一位喜欢读书的有识之士，如果能认真阅读该书，必将会开卷获益。

# 人文精神的伟大冒险　艺术通史的入门宝典

## ——《人文精神的伟大冒险：人文艺术通史》

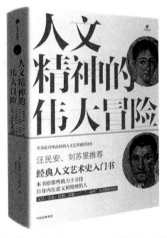

美国作者菲利普·E.毕肖普（Philip E. Bishop）所著的《人文精神的伟大冒险：人文艺术通史》是一本内容广博、可读性强的人文艺术通识读物，是一部全面且独特的人文艺术的鸿篇巨制。该书作者认为，作为启发心智和健全人格的人文艺术，通过各种创造性形式，能引领我们更好地了解自身及所生活的世界。全书涵盖艺术中的音乐、建筑、文学、表演、图像、造型和人体艺术等多个门类，跨越从远古到当代的整个历史发展进程。该书从广阔的视角把因综合作用而形成的各种艺术现象深入浅出地提供给读者，通过提纲挈领地介绍人类历史上值得铭记的音乐、宗教、文学、哲学和科学成就，以期达到提高读者人文素养之目的。自从面世以来，该书一直是全美近百所高校采用的通识教育读本，拥有极高的口碑和赞誉度。在卷帙浩繁的有关人类文明史的图书中，该书别具一格，是阅读和研究文明史、艺术史、思想史的一部经典图书。作为深受大众读者喜爱的经典人文艺术读物，该书的几乎每一页都蕴含着人文精神的精髓，无论是内容的广度还是思想的深度，均为同类书中的佼佼者。最新出版的该书第 7 版，不仅内容引人入胜，而且采用精装全彩印刷，采用多幅高清跨页图为读者营造出"掌上美术馆"的效果，让读者在阅读之时有仿佛置身美术馆欣赏名作之感。该书旨在增强读者人文学科方面的修养，为引导他们走向快乐做好准备，加入这趟人文精神之旅，相信一定会助力有识之士更好地探寻人生的意义。

## 人文科学的百科全书

毕肖普是美国比较文学博士，他不仅是一位博古通今之人，而且是深受读者喜爱的教授和专栏作家，有着长达 25 年的人文学科研究、教学和写作经验，其语言犀利、文笔优美、逻辑缜密，发人深省。毕肖普在该书前 6 版中提炼出了最具可读性、目前仅有的"一卷本"人文历史，其表达的思想深刻且具有个性，选择的内容谨慎又有权威性。尽管毕肖普已离世逾十载，但在该书第 7 版中，修订者力求保持原书的可读性、清晰性、准确性及易理解性，继续保留了书中颇有见地的音乐、宗教、文学、哲学和科学等内容，并增加了 125 幅崭新的彩色插图。该书侧重描述的不是有关政治和社会的历史事实，也不是科学和技术的新发明，而是永垂史册的艺术和思想。修订者恪守了原作者撰写该书的初衷，依旧全面介绍了人文艺术带给我们的启迪与感动。全书以时间为轴，按章节讨论不同时代的人文精神，其中包括古代世界、古希腊的古典精神、古罗马的帝国精神、一神教精神、中世纪的封建精神和哥特风格、文艺复兴、宗教改革、巴洛克精神、启蒙运动的精神、革命和浪漫主义、工业时代的物质主义精神、现代主义精神和当代精神。全书运用翔实可靠的文献揭示了历史人物的生活画面，全面呈现出人文艺术的深邃意蕴。通过对西方文化的洗练，生动、准确而丰富的历史回顾，试图回答"人如何认识自己"这个旷世难题。该书中不仅有词典的简练和精确、手册的坐标和指南，而且不乏历史的条理和通达、哲学的思辨和智慧，更有古典的雅致和端庄、现代的激情和张扬。该书中新增的日常生活窗口，犹如电影镜头，带领读者回溯、还原人类历史进化中的生动细节，从而帮助我们思考自身存在的意义和人类精神之所在。作为一部历久弥新的"通史"，借助优美的文学笔触和精美的艺术画作，其人文主义的精髓跃然纸上。

## 艺术通史的简易教程

毕肖普认为，生活在信息时代，全球互联网的飞速发展使得几乎每个人都能在瞬间进行交流。知识增进了我们在世界上获得力量、发现快乐的潜力。当我们越来越充分地掌握周围的文化，我们的思维和创造力也在不断增长。对一种人类文化的了解，所赋予我们那种文化的力量，其中也包含着快乐。既然知识就是力量，那么知识也是快乐。为了质疑权威，我们需要首先懂得权威；为了成为人文学科的创造者，我们必须首先懂得人文学科。从逻辑上来讲，可以把视觉艺术划分为本质上属于图像的媒介（绘画、版画复制和摄影）和产生三维创造的媒介（雕塑和建筑）。视觉或许是我们最有威力且最常用的感觉，而制造图像是人类最原始的冲动之一。媒介是一幅图画得以交流的实体或物质手段，一条线就是一个点的延长，是图像交流的最基本因素。表演艺术创造临时发生的转瞬即逝的事件，音乐是抽象且昙花一现的，包括声音和沉默，其重要功能之一是伴舞，而节奏是舞蹈的本质。对希腊精神来说，音乐比任何希腊艺术都更能体现理性与情感的平衡与和谐。戏剧是以现场表演的形式演出戏剧文学的一种艺术形式，歌剧可以简单地被定义为配乐的戏剧。文学一般分为两种：出自作者想象的虚构作品和重述作者实际思想或真实事件的非虚构作品。文学中大部分都是虚构的，而虚构文学又分为戏剧、诗歌和叙事性虚构散文三种主要样式。讽刺是旨在通过幽默批评以改善社会的文学或艺术态度。神话起源于最早的人类对某一更高现实的信仰，那是在人类经验之上或之下的一个神圣维度，神话讲述的不仅是故事，而且是经历过的现实。意大利的文艺复兴把对古典美和智慧的热爱、创新精神以及对人类理性和创造性的不懈信念结合在一起，这种精神在整个意大利激发了历史上最伟大的艺术成就之一。

## 人文精神的伟大冒险

毕肖普指出，人与其他生物的区别是人文学科提出的基本问题。图像和思想的流动占据了我们的精神；它们流入我们的语言，在构成人类文化的无数形态中具形。数千年来，人类在对意义的寻求中重新构筑了世界。在这一过程中，人类组建了家庭，家庭加入了群体，群体构成了文化，文化创造了文明，每一代人又反过来根据自己的教育而构型。但对每一个新人来说，冒险总是要重新开始。每一个人都必须发现真实地表达自己内在生活的意义，每一代人都必须重新定义人之所以为人的意义。20万年前，第一批智人在非洲出现，然后逐渐迁徙到亚洲、欧洲及其他地方。人类大约在两万年前或更早些时候迁徙到美洲或新世界。苏美尔人是最早使用文字、建造纪念碑的民族。在古典时期，希腊人对人的力量和创造性充满信心，即拥有一种被称为人文主义的信念。他们所取得的非凡成就的根源在于古典理想的一种能动观念，但也意识到人的愚蠢和野心能够破坏任何人类努力，甚至最崇高和最合理的努力。埃及人是最虔诚的宗教信徒，他们的宗教信仰是埃及许多最伟大艺术的灵感来源，他们创造了持续3000年之久的一个相当稳定和同质的文明。就宗教艺术而言，希腊艺术的古典风格在宗教建筑和人像雕塑方面达到巅峰，希腊庙宇是见证宗教虔诚和公民骄傲的丰碑。亚洲的早期文明也出现在大河谷里，中华文明产生于中原地区的黄河和长江两大河流。古代中国的农业约始于公元前5000年，城市生活始于公元前4000年。

## 人文学科的深刻诠释

毕肖普指出，人文学科表达了我们最强烈的经验，反映出人们认识到的最本质的真理。对人文学科的学习会帮助个性发展，有助于我们更加充实地生活。人文学科包括视觉艺术、表演艺术及文学艺术等多种表达方式，与表达方式密切相关的是所谓的思辨模式：哲学、宗教和历史，人文学科就是通过有成效的互动和相互作用来阐释这些不同的模式。人类保存和传输集体价值的过程，我们称为传统。传统是以多种方式传输的，人文科学就是这些传统得以穿越时空的传输工具。传统不是靠魔术而存在的，一个传统只有通过激发每一代新人的创造力才能延续下去。创造精神是通过传统得到哺育的，通过与以往传统的相遇，我们每个人都能发现对现实的独特的个性化体验。如果我们能积极参与人文学科的创造过程，学会了表达和思考的方式，我们的经验就会得以丰富，思维和创造力就会增强。通识教育的核心是让人掌握学科之间的联系，将汲取的知识应用于生活。艺术的历史是尽人之才情的个性创造，青史留名的伟大艺术，让后人不断地重新找寻与自己相关的精神价值，有助于我们坦然地面对现实。哲学在希腊语中是"热爱智慧"的意思，启蒙运动作为一场哲学运动的目的是个人的启蒙，即公民教育，以便让他们不受暴政和迷信的阻碍而发挥理性的力量。康德把启蒙界定为人的理性、摆脱权威或接受意见的能力。先哲认为，教育是个人和整个社会启蒙的途径，卢梭曾断言，一个孩子只需要理性和感性能力的教育：我们出生时所缺乏的，我们长大成人时所需要的，就是教育的礼物。

## 俯拾皆是的智者之思

在这本兼容并蓄的人文百科全书中，毕肖普对各种流派和名垂青史的博学鸿儒进行了实事求是的介绍，书中历代先哲和人中骐骥的深刻见解俯拾皆是。例如苏格拉底坦言：未经审视的人生不值得过。苏格拉底发誓说，他的死最终将使他摆脱无知和欲望，而这正是这位哲学家的终极目标。亚里士多德认为，最幸福的人是善于进行哲理思考的人。伊壁鸠鲁表示：快乐是幸福生活的开端和结尾，一味地追求快乐将以痛苦而告终，所以聪明人要学会节制欲望。叔本华认为：两个世界共存于人的实体之中，一个是试图理解一切的智力，另一个是给一切以动机但永远不被理解的意志。意志是原始且本质的东西；智力则是次要和附加的东西，实际上只是服务于意志的工具。毕肖普还介绍了在《沉思录》中马可奥勒留描写的由单一的自然法则统一的宇宙，这个法则就是控制所有生命的理性，指出人最重要的任务就是理解和服从理性的法则。马可奥勒留时刻提醒自己将精力用在当下，总是把重心放在职责上，就是在任何时刻都切实地思考如何完成手头的任务，而且以恰当和真诚的尊严、同情心、独立性和正义感去完成，使自己摆脱一切其他事情。尽管有人认为工作能避免三大痛苦：厌烦、过错和欲望，但卢梭指出：人生而自由，却无往不在枷锁之中。伏尔泰相信，人有理智、勤奋，因此有改善世界的资源，但不能完善世界。弗洛伊德勾勒出人类精神理论的一个轮廓，认为精神不是理性和自控的中心，而是无意识欲望与社会的压迫性要求之间的战场，人的意志在与被压抑的欲望进行着永久的斗争。存在主义的先驱萨特是把思想付诸行动者，1964 年他出于政治原因拒绝了诺贝尔文学奖。他认为人能够庄重且真诚地活着，但他们必须理解自己的价值是多么危险和不确定，充实而有责任地活着要求人必须认识到宇宙的终极荒诞性。

# 科学的探索

在科研的道路上，我们有时驻足沉思，并非为了欣赏路边的风景，而是为了更加坚定、悠然地踏上成功之路。

# 科学历程的博古通今　院士力荐的创新名作

## ——《创造力危机：重塑科学以释放潜能》

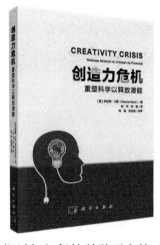

回眸人类发展的历史，尤其是潜心思考近百年来的全球科学发展史，必须坦陈我们对科学的认知非常肤浅和短暂。尽管如今科学的进步一日千里，但学术界在开展科学活动时的过度谨慎却成为极大限制和影响创造力的桎梏。国庆假期中，笔者阅读了高福院士作序并亲自校稿、美国医学科学院院士罗伯塔·乃斯（Roberta Ness）所撰写的《创造力危机：重塑科学以释放潜能》一书，感触良多。这是一本探讨如何保持科学研究的"谨慎"与"创造力"之间的平衡、进而释放科技界颠覆性创新潜能、重构科学生态系统的著作。其主要内容包括在现实中追求创新，谨慎是因为钱吗？谨慎是因为"科学的社会性"吗？谨慎是为了避开威胁吗？如何构建新的平衡五个部分。在获得大量科学新知的同时，笔者由衷地佩服作者的仗义执言：如今科学研究已经陷入创造力危机，当务之急必须重塑科学以释放创新的潜能。真正的变革需要对房间本身进行重新设计，而不是简单地把其中的家具变换摆放的位置。虽然作者给出的都是针对美国的科研体制与机制现状和案例进行的分析，但"他山之石，可以攻玉"，对我国的科技创新依然具有很好的借鉴意义。作者希望该书能发挥抛砖引玉之功效，引发由政策制定者、科学家及相关人士参与对话，从而助力实现"必须坚持的谨慎"与"不受约束的创造"之间的更加协调，以达到科学创新生态系统的平衡。令人欣慰的是，该书作者并未采取枯燥乏味的说教向读者灌输自己的观点，而是运用大量的研究结论、翔实的史料、引人深思的案例、科学史中的经典故事等对读者进行引导，激发我们在阅读过程中深入思考，进而悟出其中蕴含的哲理。

## 科学探索的抚今追昔

回首来路，科学技术的突飞猛进，带来了令人难以想象的社会变革。19 世纪末至 20 世纪初，科学进步达到了一个令人狂喜的高峰。受益于科学技术的精进，我们得以享用清洁的水源和健康的食物，包括日益富足的生活和不断延长的寿命。在整个 20 世纪，人类的寿命奇迹般地延长了 30 年。放眼当下，电子学领域中惊心动魄的突破接踵而至，技术的发展速度似乎远不像登山，反而更像是径直跃向天空。有人预言：我们这代人将有幸见证机器人重新设计其他机器人的奇迹，人类在 2045 年之前将达到令人瞠目的"奇点"，技术变革如此迅猛和深远，将造成人类历史某种程度的断裂。乃斯认为，尽管人类发明了更多的设备和工具，但是我们的想象力却无法给出崭新的思路，科技界在开展科学活动时过于谨小慎微，因而难以解决危害我们生存的一系列重要科学难题。虽然科学的变革和创新潜力是空前的，但无法将这些潜力转变为现实。科技界一直在"同一盏陈旧的灯下"寻找答案，从而造成了如今科技进步速度放缓、颠覆性科技变革十分欠缺的局面。

创新常常被定义为"有使用价值的创造"，其核心蕴含着一对本质性的冲突，即一面是创造，另一面是实用性和谨慎性。时至今日，不可否认的事实是，缺乏创新，加上有些科学家解决问题的方法和思维方式常常过于陈旧，导致科技进步的速度明显放缓。我们受到需要保持经济生产力和道德纯洁性想法的困扰，因而畏首畏尾，极大地限制了我们的颠覆性创造力的发挥。我们对阿尔茨海默病尚无医治良策，对新发传染病、癌症和肥胖症的科学防治仍收效甚微，有时甚至一筹莫展。乃斯指出，科学发现是具有偶然性的过程，唯有大胆探索方能实现科学的创造力。历史的经验证明：重大科学发现往往不能规划和设计。尽管我们常常自诩今日的科技进步如日中天，但扪心自问，这些进步可以与当年爱因斯坦、爱迪生等人所取得的震撼世界的创新同日而语吗？今天很多科学家根本就无法奢望享有足够的自由去挖掘当年科学家所坚信的那种使科学影响最大化的要素，包括全力追求完美、拒绝金钱支配、大胆想象和勇于冒险等。该书的宗旨就是希望以翔实的数据犀利直白地坦陈科学的停滞不前。

## 创造与谨慎辩证之思

乃斯认为，"创造"意味着漫长而艰难的探索，在塑造科学创造力的漫长征途中，是从 0 到 1 的突破，其过程绝非一帆风顺，结果往往难以预料。人们常常热衷的 $1+N$ 的技术应用和提升，其实仅为技术的集成。乃斯指出，创造与谨慎的平衡状态应该是"不受约束的创造"和"必须坚持的谨慎"。"不受约束的创造"是指科学研究需要减少甚至消除没有必要的约束，才能实现最大的创造力；"必须坚持的谨慎"则是指需要明确与伦理有关的谨慎。创造之途中谨慎当然是必需的，因为它能保证对事物的实用性，但也会令人保守，甚至让人坚决反对一切可能带来损失和伤害的尝试。必须坚持不能突破科学伦理底线的谨慎，在创造中一定要严格区分"敢为天下先"之策和"冒天下之大不韪"之举。乃斯指出，如今全球科学界需要共同面对的创造力羁绊包括基础研究投入的紧缩、"赢者通吃"带来的独立作战、小集团思维、烦琐的限制和无效的监管等，并分别从经济学、社会学、伦理学三个领域深入分析了创造与谨慎之间的失衡。

在经济学领域，三类科研主体在经济压力下对创造力产生了羁绊：以社会为代表的"谨慎"一方，在资助了 30% 的研发和超过半数的基础研究之时，也把科学家的工作限定于有限的范围内；以大学为代表的组织机构，在用科学研究塑造了其品牌价值、形成良性循环以后，其所获得的财力和声望能否驱动创造力的革命性创新仍不得而知；以科学家为代表的个人，是否因内在的求知欲而不是迫于生计或追求安逸与金钱从事科学研究，对创造力的实现影响甚大。社会中不乏各种激发创造的因素，但对社会和科研机构而言，有限的财务预算和关注急功近利的成功，使得科学研究不得不趋于谨慎，造成了对颠覆性创造力的鼓励不足。因此，创造必须要摆脱过于谨慎的桎梏，从失衡转向平衡，只有这样，科学才能迸发出生命力。也就是说，需要对决定科学"创造性"和"谨慎"的因素进行确认、分类，用更为基础的阐述找出有助于重新平衡的解决方案。乃斯坦言：盖新房与重新装修旧房正是科学的创造与创新的区别所在，创造力的突出表现就是"万丈高楼平地起"。该书无疑是关于探讨科学研究的谨慎与创造力如何保持平衡、进而释放颠覆性创造与创新的潜能、重构科学生态系统的精品力作。

### 荐书院士的肺腑之言

该书中文版的付梓，不仅应感谢译者的辛勤工作，作为审校者的高福院士更是功不可没。正是他在阅读英文原版后的爱不释手和醍醐灌顶受教后的积极倡导，对译著一丝不苟的认真审校和对史料的反复求证，加之为中文版的欣然作序，才促成了该书中文版在英文版面世 4 年后的问世。高福院士认为，中国经济正在高速发展，科技也在突飞猛进，然而，在中国科技创新取得举世瞩目成就的同时，我们也应该清醒地看到，当前我国距离建成世界科技强国的目标还有相当大的差距，还需要进一步理顺有碍科技创新的体制机制和科研体系，重构科学研究"谨慎"与"创造力"的平衡链条仍有待深入思考，需要继续深入推进国家科技体制改革。在我国已经稳居世界第二大经济体的当下，必须清醒地认识到我国与世界科技强国之间的差距，力争通过补短板、强弱项，谦虚谨慎，砥砺前行，让创新与创造的认识深入人心，以实际行动释放创新与创造的新活力。

高福院士在该书序言中指出：当科学不再完全取决于探知求索的兴趣，当科学家被迫成为受金钱支配的奴隶，当科学新秀坚持自己的科学奇想而不被"主流科学"认可，当科学探知过分功利化，当科学环境变得不再利他甚至自私时，科学的创造力就像是被"谨慎"束缚的花蕾，娇艳欲滴却难以绽放。这所有的一切，已经迷失了科学探索前行的方向，影响我们更好地去探知科学、寻找创造力密码的步伐，不得不说是一种遗憾。因此他认为，对于中国而言，要破除科学研究趋于谨慎的局面，社会、科研机构以及科学家个人都需要在促进颠覆性创造中携手发挥作用。针对现状，他给出的制胜良策包括：广泛地提供和挖掘经费资源，建立透明的优先资助规则，为真正有天赋的科学家从事颠覆性研究提供充分空间；鼓励科学家在获得初步认可或小有成就后，应克服抱残守缺、故步自封的陋习。此外，还要聚焦社会最关切的研究问题，从总体上营造出一种既鼓励自由探索又高度包容科研失败的良好科研环境，真正倡导"矢志不渝守初心，奋楫扬帆再启航"的科学精神。

# 广集众智的创新研究　值得借鉴的他山之石

## ——《创新研究：演化与未来挑战》

时至今日，创新的重要性与日俱增。无论是在西方发达国家还是在像中国这样日新月异的发展中国家，人们都意识到未来的成功甚至生存都取决于其创新能力。尤其是最近，国人对"创新"一词的使用明显高频，随着激发民族创业精神和创新基因的口号"大众创业，万众创新"的提出，似乎一夜间创新成为华夏大地上的主流。窃以为，在积极推崇并广泛开展以创新为主的全民运动

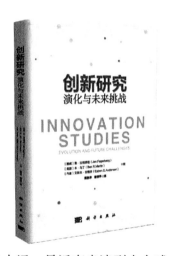

的背后，似乎很多人并没有深刻理解创新的内涵。最近有幸读到由全球创新研究的代表人物詹·法格博格（Jan Fagerberg）、本·马丁（Ben R. Martin）、艾斯本·安德森（Esben S. Andersen）共同编撰的《创新研究：演化与未来挑战》一书，系统地了解到创新的来龙去脉，获益匪浅。该书包括 11 章，汇集了世界上 11 位对创新研究发展具有引领性贡献的博学鸿儒的真知灼见，是一部全面了解创新研究的理论基础、研究热点与未来挑战的经典之作。该书着重探讨了创新研究领域多年来所取得的可喜成就，不

仅回溯了创新的发展历程，而且批判性地审视了其现状和未来面临的诸多挑战，不但有助于学者选择未来的研究议题，开展有价值的研究，而且能帮助政策制定者准确地理解创新与未来挑战，提高战略制定与决策的科学性。

## 创新研究的来龙去脉

约瑟夫·熊彼特是创新研究领域的开拓者，他在一个世纪之前就提出创新就是"建立一种新的生产函数"，也就是把一种从来没有过的关于生产要素和生产条件的"新组合"引入生产体系，使人们对经济发展的动力有了全新的认识。熊彼特去世之后，创新在学术界开始受到广泛关注，他的研究成果至今仍被奉为圭臬。政治学家及相关人员都非常清楚，创新对实现经济发展的传统目标，保障福利和就业，应对新出现的重大挑战（如气候变化、可持续发展、社会老龄化和日益加剧的不平等现象）都至关重要。经过编者的精心挑选，该书中收录的文章的作者都是目前国际上创新研究领域的学术巨擘，所有文章都是这些人的智慧结晶。他们从不同的视角诠释了创新研究的发展，并提出了未来的挑战方向。该书展现出创新研究的概念、发现、贡献和发展，包括该领域杰出学者的原创性贡献，主要通过以下方面向读者传授知识和答疑解惑：①创新研究的来龙去脉、未来的发展方向与面临的诸多挑战；②创新研究是动态和跨学科的研究领域；③创新研究与实践的主要推动者或重要因素，包括主要的机构、项目、学者等；④经济学在创新驱动发展中所面临的挑战，创新不一定都是好的，有可能是在损害大多数人利益的基础上让少数人获利；⑤创新是一种广泛存在的普遍现象；⑥创新研究与科技及创业研究、创新政策与发展政策等常见概念的关系；⑦推动创新研究的主要国际项目，以及其布局在推动创新研究中的重要作用；⑧全面并系统地掌握创新研究的相关理论及不同理论之间关系的重要文献；⑨为如何有效地促进创新研究提供思路；⑩系统整理并归纳了科学政策与创新研究在过去 50 年的 20 项进展及创新研究面临的

15 项挑战。该书作者通过大量的文献和翔实的数据，向读者展示了创新研究的来龙去脉。

## 见仁见智地各抒己见

该书作者讨论的主要问题聚焦于如下几个方面：创新研究领域面临的主要挑战是什么？在学习型社会中如何获得成功？创新不仅是为了成为富人？所有的创新都是好的吗？熊彼特认为，创新是经济增长的根本源泉。把创新作为交互过程理解是十分重要的，创新研究本质上具有多学科协作的特点，因此需要提倡多样化，保证可以继续吸引那些立志改变世界的人才。同时，创新需要在跨学科融合中充分纳入历史的因素，在研究复杂的社会现象时，对永恒不变真理的追求是不恰当的。现实情况的复杂性要求创新研究不仅要与其他学科互动，而且应与从不同角度认识技术和制度的各学派更加紧密地合作。"创新对你有利"这句话似乎已经成为过去几十年间大多数科学、技术和创新研究的共同点。然而，我们需要发展一个对于创新的批判性视角，创新学者应该看到，尽管"创新对你有利"的口号似乎已经植根于大部分商业和政策分析，但如果事实是创新最常见的特征是失败而不是成功，那么以上口号就显得很奇怪。因此，创新不一定对整个社会都有益，在更广泛的社会层面，创新并不总代表创造性破坏，它可能经常会产生破坏性创造。这里创新将导致生产的整体福利和生产力增长率持续下降，牺牲多数人让小部分人获益。破坏性创造的共同特点包括它的短期盈利模式、易搭便车的本质以及对网络的依赖性。简而言之，创新与价值创造密不可分。无论创新的成本有多高，破坏性创造毫无疑问会带来更高利润。实际上，在众多领域都存在通过阻碍产品的长期使用并不断引导消费者转向购买新产品的破坏性创造过程。

## 创新面临的严峻挑战

对于创新项目，绝大多数都可能以失败告终。不愿意经历失败，就不会有成功。当今世界，人们所希望的共同目标是为了建设一个更加美好的世界而去更好地理解世界。该书作者均为创新领域的权威学者，他们理性地审视了创新研究的现状，并识别与分析了该领域所面临的挑战。讨论的核心是更好地了解社会如何才能从创新中获益，需要掌握创新过程及其与更广泛的社会、制度、政治等因素之间的互动规律等议题。要想放眼未来并应对挑战，我们首先需要构建一个稳健的分析框架。该书作者从创新研究发展历史上的 20 项重大进展出发，尝试去揭示未来将面临的诸多挑战。作者并非要给出最终的挑战清单，而是希望引发大家对我们面临的主要挑战以及未来期望的领域进行见仁见智的讨论。作者特意通过一种直言不讳、有时带有批判性的方式进行讨论，从传统认识的简单假设中唤醒读者，鼓励我们将一般用来看待他人的批判眼光用于审视自己。自古以来，科学、技术和创新就是人类的价值追求，其价值不能仅仅用货币来衡量。科学的社会和文化价值，以及其前身自然哲学，始终引发研究和思考。要想解决创新研究和教育的挑战，不仅要拒绝封闭，保持广泛的沟通，而且要与相关领域建立研究联盟，并以博大的胸怀来吸引那些饶有兴趣和热情的志同道合者。如今，尽管相关学科间的鸿沟还没有弥合，但至少它们之间已经有了更加频繁的交流互通。该书作者指出，对特定科学和技术的本质进行更加深入的了解，可以作为创新研究的一个极其重要的指南。其中前景最好和潜在回报最大的未来研究领域，将重新且更深入地参与创新，因为它会影响到社会中的每个组织和个人。

## 面向未来的发展之路

我们知道，知识是最重要的资源，而学习是最重要的过程。创新已经成为知识经济时代的"宠儿"，已在当今社会发挥着越来越重要的作用。党的十八大报告明确指出，要实施创新驱动发展战略，必须把科技创新摆在国家发展全局的核心位置。党的十九大报告进一步指出，加快建设创新型国家。创新是引领发展的第一动力，是建设现代化经济体系的战略支撑。

因此，研究创新并传授创新过程及相关活动的系统性和可靠性知识至关重要，特别是如何才能做到最好的创新管理，如何制定有效的政策以鼓励和提高经济与社会的创新能力。该书作者提出创新研究的主要挑战包括：从国家和区域创新系统到全球创新系统，从提高经济生产力的创新到绿色创新，从以经济增长为目标的创新到以可持续发展为目标的创新，从有风险的创新到勇担社会责任的创新，从以创造财富为目标的创新到以获得幸福为目标的创新，从"赢者通吃"到"人人公平"，从政府作为市场失灵的调停者到企业型政府，从基于信仰的政策到基于证据的政策，刺破学术泡沫，避免学科僵化，识别当前经济危机的成因，帮助产生一个新的经济学范式，保持我们的研究诚信、道德和共治。在这一过程中，优秀的科学家不仅做出了巨大的知识贡献，而且塑造了我们运作的文化和规范，特别是他们表现出的开放诚信和知识共享的精神。在这个学术竞争日趋激烈的时代，创新学者更要坚守科研诚信、维护学术道德和坚持成果分享。实践没有止境，理论创新也没有止境。我们必须在理论上跟上时代，不断认识规律，不断推进理论创新、实践创新、制度创新、文化创新以及其他各方面的创新。

该书作者坦言：做研究应该是兴趣使然，至少大部分时间应该是这样。创新研究的工作团队有一个独特的积极特征，即在会议与培训活动中，形成了批判性的辩论和友好宽容氛围相结合的文化。这些无形资产是珍贵且无价的，应竭尽全力地将它们传承下去。

# 彪炳史册的科学报告　医学贡献的厥功至伟

## ——《科学：无尽的前沿》

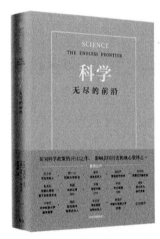

美国科学家范内瓦·布什（Vannevar Bush）是罗斯福总统的科技顾问，"曼哈顿计划"的提出者和执行人，被尊称为"信息时代的教父"。回眸近八十载的科学进程，他于1945年撰写的《科学：无尽的前沿》一直被奉为科技强国的圭臬，被誉为美国科学政策的开山之作。该报告系统解析了科学对于国家经济与安全、社会福祉及个人发展的重要意义，着重提出应重视基础科学研究，给予科研工作者以高度的研究自由，政府应大力资助科研项目，以及设立国家研究基金会等。正是这份应罗斯福总统要求提供的报告，规划了战后美国科学发展的蓝图，是我们理解美国科技政策由来、科学发展路径及其未来走向的重要著作。正是依据布什提议所设立的科研机构和执行的科技政策，美国迅速摆脱对于欧洲基础研究和科研人才的依赖，保证了美国在尖端科技领域的长期领先地位，成就了今日美国的科技强国地位，也永久改变了人类科学发展的格局。中文版《科学：无尽的前沿》一书包括三部分内容：美国科学促进会前首席执行官拉什·D.霍尔特的导读，布什报告的摘选，相关人士对其的评介。笔者认为，今日的中国科学发展虽日新月异，但在很多领域对国外的相关研究成果依赖程度较高，在很多关键领域依旧被"卡脖子"。作为历久弥新的他山之石，该报告对我们仍不乏针砭时弊之功效。它不仅有助于我们探究美国科学大发展的奥秘，加大对基础和前沿科学的投入，培育全民的科学思维和学术精神，而且对提升我国的科技实力和全球竞争力具有重要的现实意义。

### 彪炳史册的科学报告

《科学：无尽的前沿》是一部改变人类科技发展史的报告，它吹响了美国迈向科技进步和美好生活的时代号角。该报告主要包括引言、与疾病做斗争、科学和公共福利、科学人才的革新、科学的回归问题、实现目的之手段及报告概要。布什将科学研究分为大学开展的科学研究、政府开展的科学研究及企业开展的科学研究三大类，对应如今的基础科研、公益性及营利性应用研究。他指出，基础研究并不考虑其实际目的，它产生的是一般性知识以及对自然及其规律的理解，有助于开辟出多种引发进步成果的途径。基础科学的许多最重要的发现都是出自截然不同的实验本意，尽管无法对任何一个问题给出完整且具体的答案，但这种普适性知识提供了解答大量重要实际问题的方法，而应用研究的功能就是提供完整的答案。在此报告之前，因为没有明显的即时回报效益，基础研究很难获得资金支持。布什从国家长远利益的战略性角度出发，坚定地认为基础研究的成果经过应用研究与开发，最终将会造福人类。

在这个报告中，布什指出，政府应当承担起促进新科学知识的产生和培育青年科学家的职责。不仅呼吁要为科学家营造一种无须考虑实际需求、相对没有成规与偏见等的良好工作氛围，而且倡议成立由杰出科学家组成新机构，对科研项目进行管理与指导，并由政府为基础科研提供长期的资金支持，以确保科学的进步。他认为公共和私立的大学以及受捐赠的研究机构，都必须既孕育新的科学知识，也要成为培养职业研究人员的摇篮。这些机构因其传统和自身的特点而更加具备开展基础研究的特质，不仅能竭尽全力为科学工作者提供强烈的团结氛围和安全感，还能赋予他们极大的个人知识自由；其责任不仅是传承知识，还应奉献新知。掩卷遐思，人类只有尊重历史，才能英雄辈出；只有承认科学的历史观，才会有科学的发展观。只有努力借鉴他人之长，才能有助于增强自己的实力。美国的科技发展史无疑就是一面镜子，有助于我们反思，从而促进中国科技的快速、优质发展。

## 医学贡献的厥功至伟

该报告虽然诞生于近 80 年前，但仍具有重要的参考价值。当时每年仅一两种疾病所造成的死亡人数就远超美国在两次世界大战中死去的人数总和，因此布什提出的四点关键性建议中就包括持续支持医学及其相关科学研究，以战胜各种疾病。在其倡导成立的国家研究基金会中，位居首位的就是医学研究部，并将其与自然科学部并列；前者的预算额度高达后者的1/2，足见他对医学的高度重视。正是基于这一报告，美国在科研与教育上的投资已经取得了巨大的收益，尤其是在医疗和保健方面厥功至伟。青霉素的发明和应用，挽救了无数人的生命，并为伤者减轻了难以估量的痛苦，这一切均源于科学的伟大创造。从统计学上来看，任何一项特定研究的结果都无法被准确预测，重要的发现都是某些基础科学研究的结果。第二次世界大战以来与疾病博弈所取得的多项突破，皆源于医学和其他基础科学领域那些遥远且意外的发现，X 射线、青霉素等的发现，无不如此。布什认为，政府的倡导、支持与协调，对新药和诊疗方法的研发极具功效。若不是政府的鼎力支持，有关青霉素的研究和发展计划绝不可能迅速实现从实验室到大规模生产和使用，抗疟疾药物的研发也难以获得突飞猛进的成效。

布什曾言，科学是政府理应关心的问题，科学进步是一种刚需，政府应该采取措施确保科学进步。政府对科学研究的支持，也是发展公共福利之必需，科学研究能带动医疗等多个行业的发展，科学进步是抗击疾病的基础且能改善公共健康。若以牺牲社会科学、人文科学和其他对国民福祉至关重要的研究为代价来发展自然科学与医学研究，无疑是一种愚蠢的想法。如果没有科学进步，在其他领域取得再多的成就也不能确保人类的健康、繁荣和安全。布什坦言：基础研究会带来新知识，它提供的是科学资本，是所有实际知识应用的源头活水。基础研究的本质是非商业性的，如果把它交给工业界，必将无法受到应有的重视。时至今日，尽管人类在延长寿命与减轻痛苦方面取得了长足进展，但仍有许多疾病未获得充分的预防与治疗，而且肿瘤、心血管疾病、糖尿病与精神疾病的增加日趋明显。毫无疑问，征服疾病所取得的巨大成果，根源在于一系列新知识的不断扩充，未来的进步依然有赖于整个医学前沿以及化学和物理等基础科学的广泛发展。

## 振聋发聩的智者箴言

该报告不仅是布什科技思想的集中体现，也是一份真正意义上得到执行的蓝图规划，为战后美国的国家创新体制和机制奠定了坚实的基础。它强调美国不仅需要纯技术研究，更倡导重视具有驱动作用的基础科学研究。只有理论上遥遥领先，并与实际应用相结合，才能既拓展科学认知又创造价值。布什坦言：科学的前沿永无止境，它是一种具有丰厚利润、取之不尽、可持续的资源。国家的未来，将在很大程度上取决于运用科学的智慧。从事基础研究的科学家可能对其工作的实际应用完全不感兴趣，但是如果基础科学研究长期被忽视，工业研发的进展也终将陷入停滞。一个依靠他人来获得基础科学知识的国家，无论其机械技能如何，其工业进步都将步履缓慢，在世界贸易中的竞争地位也会非常弱。时至今日，业已证明基础研究是技术进步的引领者，这一点比以往任何时候都更加接近真理。霍尔特以《科学之议》为题对布什报告进行的解读，进一步深刻揭示了美国科技独步天下的奥秘。他尤其强调，尽管如今美国的科研成果极其丰富，但科学思维仍未融入主流文化和政治。因此，需要以一种更广阔的哲学视野来看待科学的价值，要将公众视为更加平等的伙伴。

布什认为，科学本质上是一种提出问题的方式，它能使我们获得关于事物本质的最可靠知识，这也是它最根本的贡献。如今科学事业虽蓬勃发展，却未能阻止成千上万人因不愿意接种疫苗而将自己的子女置于真实存在的风险之中；科技的进步也不足以让美国政府理性应对仍在全球肆虐的新型冠状病毒肺炎大流行。这些都并非医学研究上的不足，而是源于科学与公众关系上的失败。如果公众认为科学不是为其造福，就不会关心科学。显而易见，如今的科学进步未能给普通大众提供他们所需的一些重要产品。在抗击疫情最紧迫的挑战中，迫切需要公众参与并建立起对科学的理解与信任。在该书"拓展评论"部分，任正非等多人畅谈了各自对该报告的感悟。他们不仅评价了布什所提的措施，而且从不同侧面反思了中国科技对经济驱动的成效。毫无疑问，该报告昭示了人类创新历史上一个最基本的规律，那就是思想与科学创新的重要性高于一切，划时代的科技与产业创新必定源于卓越的思想和科学创新，唯有创新的思想和科学才能激发创新的技术、产品和服务。

# 挚爱科普的学术巨擘　历久弥新的经典名作

## ——《从一到无穷大：科学中的事实和臆测》

窃以为，一本好书不仅能让读者产生"学而时习之"的欲望，还能带来温故而知新的感觉。为此，笔者再次阅读了美国科学家乔治·伽莫夫（George Gamow）撰写的《从一到无穷大：科学中的事实和臆测》。尽管该书问世已逾七十载，但依旧是当今世界最有影响力的经典科普名著之一。伽莫夫以精准的科学知识、生动的语言，介绍了 20 世纪以来科学中的一些重大进展，全书包括数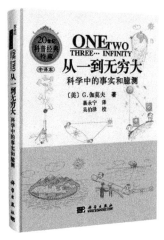论、相对论、微观世界及宏观世界四章。认真研读后笔者发现，伽莫夫以漫谈一些基本的数学知识开篇，继而采用多种有趣的比喻，阐述了爱因斯坦的相对论和四维时空结构，并介绍了人类在认识微观世界和宏观世界方面所取得的巨大成就。该书除了具备通俗易懂、有故事情节、富含幽默等基本特点之外，其独特且卓越之处是向读者传递出科学的思维方法、基于科学的对世界的认识角度和人文世界观。图文并茂是该书的另一主要特点，尤其是作者亲手绘制的几十幅插图，更有助于读者加深对科学知识的理解。在手不释卷的阅读之中，该书带给我们思考的乐趣、无穷的好奇与美好的遐想。

## 历久弥新的科普名作

伽莫夫是世界著名的物理学家和天文学家，在核物理研究领域成绩斐然，是最早提出天体物理学"大爆炸"理论者之一，他还率先提出了生物学上的"遗传密码"理论。在精于学术研究的同时，他对科普著述情有独钟，出版了18部脍炙人口的科普佳作，被翻译成多种文字广为流传。传统观念认为，好的科普作品就是以通俗的语言准确地向普通读者讲清科学道理。如今我们认为，科学概念的准确、语言的通俗易懂、具有引人入胜的趣味性仅仅是成为优秀科普作品的必备条件，真正的传世经典应该向读者传达科学精神和思考的方法，能带给读者独特的视角，以及科学的品位和人文的观念。从该书的字里行间，我们可以体会到作者深厚的科学造诣和人文修养。他并非采用简单的说教，而是借助对科学发展的描述，通过科学的思辨，采用深刻且易读的文字，加之亲手绘制的各种插图，以及趣味盎然的故事，将枯燥乏味的科学知识潜移默化地融入读者的"悦读"之中。

该书是历久弥新的科普读物，其内容值得反复阅读和推敲，它能引导我们采用科学的方法看待世界。该书虽然涵盖了科学的多个领域，但并非按部就班地解答各种科学问题。伽莫夫在书中展现出自己对涉猎多个学科的层级认识，数学是物理学的基础，量子物理和相对论作为现代物理学的两个分支，分别是现代化学和天文学的基础，而现代化学又是现代生物学的基础。科学的探索永无止境，人类对未知世界的认识也日益精进，该书也在多次再版中不断进行着知识的更新。

## 科学知识的精准诠释

人们公认一本好的科普读物，不仅应该内容丰富，而且内容之间应该有十分清晰的脉络，使读者不至于有芜杂之感。面对浩如烟海的知识，要写出一本真正适合普通大众阅读的科普图书，无疑是一项极具挑战的工作。伽莫夫写作该书的初衷，是想尽力收集现代科学中最有意义的事实和理论，按照宇宙呈现在今天科学家面前的模样，从微观和宏观两个方面为读者提供一幅宇宙的全景图。他丝毫不想从头到尾、事无巨细地讨论各种问题，而是优选出能简明扼要地覆盖基本科学知识整个领域的各种课题。数学往往被人们奉为"科学的皇后"，为了吸引读者的注意力，增加阅读的趣味性，伽莫夫在开篇讨论的就是数学。他先从古希腊时期人们试图去描述"大数"开始，进而介绍数学中"无穷"概念的历史演变，紧接着又提到了虚数和复数，深入浅出地讨论了宇宙间一个最复杂玄妙的问题，这个问题就是无穷大。这个看似简单的概念，时至今日，人类对它的认识仍然非常有限和匮乏。

作为具有深厚科学造诣的科普大家，伽莫夫在讨论的过程中善于旁征博引，论述了许多饶有兴趣的旁支数学问题，举出许多引人入胜的经典案例。他仿佛是一位出色的导游，在漆黑之夜高举火把，引领我们在数学王国的幽暗世界里探寻宝藏。伽莫夫指出，所有的实际物体都是四维的：三维属于空间，一维属于时间。光在真空中的精确速度是每秒 $2.997\ 924\ 58 \times 10^8$ 米，光速是一切物质所能具有的速度的上限，没有任何物体能以超过光速的速度在空间运动。非人工培育的物种细胞内的染色体都是偶数，而且构成几乎完全相同的两套。来自双亲的这两套染色体，决定了一切生物复杂的遗传性。人的细胞里有 46 条染色体，但果蝇仅有 8 条，豌豆有 14 条，玉米有 20 条，蛤蜊却有多达 200 多条染色体。伽莫夫不仅采用通俗易懂的语言来描绘艰深晦涩的理论，向公众普及科学知识，而且在潜移默化中教会了读者重要的思考方式和思维方法。他擅长做科普的独特之处就是秉承科学之心进行写作，他试图告诉我们的任何东西，都不是仅告知有这个东西存在，而是采用通俗的语言和简明的图表，将很多理论从提出假说到逐步验证的过程完整地呈现出来。

## 寓教于乐的科学常识

窃以为，优秀科学家所写的科普佳作，不仅通俗易懂，而且深入浅出、富有引人入胜的故事情节，绝不会因科学受众的狭窄而被束之高阁。该书无疑是经典科普佳作的杰出代表，寓教于乐的科学常识在字里行间俯拾皆是。通过阅读，你将学会怎样安排无限多位旅客住进已经客满的旅店，如何凭借科学的精准计算挖掘出藏匿在荒岛上的宝藏，你会知道无理数确实比有理数多，英语中出现频率最高的字母是"e"，你会觉得爱因斯坦是魔术师而果蝇是很好的玩弄对象，你将认识到如果成为一个醉汉就会退化到一杯水中某个糖分子的水准，而美国国旗、圆周率 π 和你们班上两位同学的生日是同一天之间有着神秘的联系。你还会了解到很多与生活密切相关的科学知识，如太阳表面的温度为 5500℃，但其中心部分可达 2000 万摄氏度的高温。密度涨落效应在许多物理现象中发挥着重要作用，当太阳光穿过地球大气层时，大气的不均匀性造成了太阳光谱中蓝色光的散射，因而使天空呈现出我们所熟悉的蓝色，同时使太阳的颜色变得比实际要红一些。这种变红的效应在日落时尤为显著，因为这时太阳光穿过的大气层最厚。如果不存在密度涨落，天空就永远是漆黑一片，我们在白天也能见到满天的繁星。在阳光的作用下，植物的绿叶吸收二氧化碳，二氧化碳与根系提供的水分反应，生成葡萄糖以构成植物本身。

有人曾言：所谓素质就是当你把所学的具体知识都忘记后所剩下的东西。该书作为提高科学素质、增强科学修养的重要滋养品，已经伴随了几代人的成长。笔者认为，伽莫夫不是那种习惯于在一个自选的狭小领域埋头打深井且学究气十足的学者，而是涉猎广泛、思维敏捷、善于遐想且富有人文情怀的科学家。他不满足于给读者提供一堆既成的知识，而是注意向读者展示科学世界未来的广阔天地。一般而言,科普图书的编辑认为,书中每增加一个公式,书的销量就将减少一半。尽管这是一本严重违反科普"行规"之书,但伽莫夫以数学的发展和公式的演进为线索,从数学的诞生写到生命的起源与宇宙的形成,将数学、物理学、生物学甚至哲学的相关知识融会贯通,涵盖了科学发展的诸多领域,令不同年龄和受教育程度的读者爱不释手,其广受喜好的事实和畅销不衰的业绩,使其实至名归地荣获"20 世纪经典的科普著作"之美誉。

# 科学隐忧的条分缕析　展望未来的深刻见解

## ——《科学的隐忧：科学是如何工作与共享的》

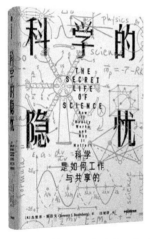

尽管笔者一直从事科学工作，致力于为科学家服务，但对科学的本质及其中的奥秘所思甚少。科学究竟是如何运作的？它是否像人们想象的那样健康？科学系统对培养科学家的作用何在？英国作者杰里米·鲍伯戈（Jeremy Baumberg）的《科学的隐忧：科学是如何工作与共享的》解答了笔者的这些疑惑。鲍伯戈通过对全球化与科学发展、科学如何工作和共享、科学的本质、科学与有限资源、科学与商业竞争等议题的深入解析，指出科学生态系统已经成为这个星球上最具竞争力的自由化市场。鲍伯戈依据多项科学研究成果，展示了这个生态系统究竟有多庞大，究竟有多大的利益激发了投身其中的参与者，以及到底是谁真正获得了回报。鲍伯戈以清醒和颇具挑衅的眼光，对当前的全球科学状况进行了批评，揭示了一个即便是科学家也不一定能完全理解的紧张而残酷的事业，试图解释为什么不断竞争的环境会扼杀研究的多样性和科学本身的弹性。身为全球实验物理学的大家，鲍伯戈对科技人文思想信手拈来，对科学界弊病的反思犀利独到，全书立论严谨，并有翔实数据和典型案例支撑。此外，鲍伯戈还讨论了社会各界普遍关心的许多关键问题，比如世界上的科学家是太少还是太多？哪些领域是以牺牲其他领域为代价发展的？什么样的科学成果应该被迅速发布并共享？谁来决定公众是否应该对科学进展知情？科学的未来前景如何？鲍伯戈指出，科学并非一堆枯燥乏味的数字，其本质是人类的探索欲和好奇心。鲍伯戈以平常心代替理论来讲述科学，用趣味启发的方式吸引读者关注科学，通过富有情节的案例剖析，用故事线索连接科学圈子，用人文思考重塑科学的本来面目，令读者感到亲切并富有温度。

掩卷遐思，这本思想深邃、文风轻松且图文并茂的佳作，通过反思、揭示、挑战人类社会的科学现状，让读者了解到科学的前世今生，有助于人们探究科学是如何工作与共享的。

## 学术生态的条分缕析

鲍伯戈向我们展示了科学生态系统各个部分之间的相互作用，以及如今错综复杂的网络如何从这个生态系统中诞生。尽管在不同学科、社会及国家中，这种网络千差万别，但是它们却在科学世界中逐渐殊途同归。鲍伯戈将学术生态系统分为人、知识、转化、经费及媒体五个相互重叠的科学圈，每个科学圈都拥有各自的主要活动和角色。鲍伯戈指出，在全世界都在科学上斥巨资的当下，科学家却担心自己被科学生态系统所带来的巨大压力击倒。越来越多的科学家似乎对自己的生活和工作都不太满意，他们想改变，但觉得自己无法控制事态的发展。身为在专业领域成果非凡的科学家，鲍伯戈对人类的竞争欲和雄心壮志是如何掌控科学进步所依赖的知识和实践体系这一难题进行了敏锐的分析，提供了深刻的见解。他深谙科学研究中的各个环节，将科学研究工作视作一个社会生态体系，从生态链的视角审视了当前科学研究中存在的各种问题，作为圈内人，他从经济、组织架构、人际关系、工作流程、结算收益等现实角度解构科学界，展露出科学界内部鲜为人知的奥秘，令科学不再是权威话语，而是普通大众可以理解的，对理解科研这个"江湖"非常有帮助。

鲍伯戈对全球科研生态系统的运作方式进行了独特的原创性分析，他将研究人员划分为"化简者"与"构造者"，而不是去粘贴传统意义上的"纯粹科学"和"应用科学"标签。化简者和构造者的隐喻捕捉到了最直观的部分，也许还有许多隐而未现的关系。鲍伯戈还介绍了学术生态系统，科学的外在环境、出版、媒体、同行评议、学术会议等，几乎将科学的各个环节一网打尽，将科学中所有环节的问题悉数指出。他将科学工作解剖给大众，让他们知道知识生产的内在过程。鲍伯戈提醒我们，在走得越来越远的路上，千万不要忘记当初是为了什么而出发。那些曾经让社会繁荣昌盛、生活质量得到惊人提升的科学进步，如今已经僵化了，早就无法为社会基础性研究做出贡献。竞争带来的压力横扫了整个生态系统，似乎正在降低这个系统的多样性：连接性并不是免费的馅饼，过分强调科学生态系统中的竞争性会令整个系统失去平衡。鲍伯戈坦言：阅读该书绝非是去寻找如何让科学成为经济更称职之"仆人"的方法；相反，在面对政治和经济的双重压力时，我们应该考虑如何坚守科学独立思考的内核。鲍伯戈既为不懂科学运作的人揭示了"科学机器"内在的奥秘，也让陷入"科学泥潭"中的学院派抽身反思、放松片刻，并在两者之间达成了美妙的平衡。

## 科学隐忧的智者哲思

作为一位身体力行的科学家，鲍伯戈在多年的科研工作中一直在思考和探索关于科学行业的运转方式。他坚信，科学不是一堆枯燥乏味的数字，而是人类进步的曙光，其本质不是解决一切问题的工具，而是人类弥足珍贵的求知欲和好奇心。一代又一代富有创造力和想象力的年轻科学家，才是整个系统中最宝贵的财富。很多时候，鼓励国民学习科学，不是希望每个人都成为科学家，而是希望培养我们对这个世界的多元兴趣，走一条属于自己的独特之路。非常遗憾的是，我们的传统教育喜欢教人"听话"，毋庸讳言,"听话"往往最摧残个人源自内心的探索欲和好奇心。科学该怎么发展?如何发展?如同任何一种发展一样,都会受时代的制约,效率因禁了品质。如果从全局视角出发,将科学行业看作一个生态系统,那么这个生态系统以知识流动为主线。对于科学家来说,知识的流转运作机制关乎他们的职业发展和工作反馈。作者担忧的是科学系统中比较含蓄、不被人提起的那部分,质疑与争论的交流是科学生态系统所必需的一部分,但这些交流正在加剧科学不同部分之间的竞争。这种日益紧张的全球化竞争正在让科学的运转与演化走向歧路。如果我们不好好保护人类的生存环境,自然生态系统就会被破坏。科学界亦然,科学进步受制于思想的发展过程,大多数科研项目从提出想法到真正通过实验证明出来,需要耗时很久,身处其中的科学家都在经受巨大的压力。尽管科学并不会消失,但整个科学生态系统的健康状况将会面临极大的挑战。

鲍伯戈认为,科学系统的行为也像自然界一样,各个组成部分就像相互关联的生物。激烈的竞争无处不在,不仅存在于科学家之间,还存在于发表研究成果的学术期刊,以及提供研究场所的高校、报纸、政府、学科领域和其他许多竞争者之间。大多数国家都是依赖竞争来选择和资助"最好的"科学,而竞争总是青睐有利于生存的技能。目前科学家身上传递出一种普遍的挫败感,那是一种被困于一个无法施展创造力的系统中的焦虑。更糟糕的是,他们觉得自己根本没有能力改变这个系统,因为其中每个齿轮都啮合得非常贴切吻合、精细完美,牵一发必然动全身,不可能进行一项独立而不影响其他部分的改变。目前的方式虽然不是最好的,可能相对来说是最合适的,这让真实的科学看上去好像并不完美,但这正是科学发展需要自我否定与完善所必须经历的过程。当各种资源十分充裕的时候,我们渴望看见一个百花齐放的科研生态系统。鲍伯戈指出,科学界的生态、研究与成果的转化、资金的支持、人才的竞争与论文的发表,无论何处都摆脱不了政治的影响,求知欲一直在推动着人类的进步和产业的升级。科学界所谓"不发表即毁灭"的现状,仅仅是科学家在漫长科研道路上面临的众多挑战之一。因此，提出要思考学科"基尼"系数以及不同领域间的关系网，毕竟论文的高被引不绝对代表高影响力，科研的目的和性质不可分割。时至今日，公众购买的新潮玩意儿越来越多，这让大众以为科学进步的速度理应很快。然而，科学的进步道阻且长，其速度很难被改变，原因是科学被深深地"埋"在文化和科学生态系统的土壤中，一个真正重要的科学成果需要经年累月才能变得清晰。基本科学思想要进步，就必须推翻过去的知识，摧毁过去的成就。因此，科学家应该不断地自我重建。

## 无须讳言的科学真谛

鲍伯戈指出，现代科学生态系统的核心是一种竞争文化，科学家的数量激增导致竞争变得白热化。其中最激烈和明显的竞争，乃是对资源的竞争。科学未来的发展方向，在很大程度上取决于资源。在现代科学所需的资源中，最重要的是金钱。伟大的科学也是一种人类的活动，人类的喧嚣浸润其中。科学的成就是科学生态系统中多种因素相互作用的复杂结果，它取决于以下许多因素的混合：科学家社群内的趋势、具有号召力的领导者所确定的挑战、来自公众和投资者的反馈、各种各样的机构特征、国家特点、个人的奇思妙想。科学家身处一个看中长期名誉的社群中，因为名誉能影响到合同的签订、同行的认可与公认的赞誉。科学本身就来自社会，并在其中汇聚沉淀，开疆拓土。科学是一种工具，可供达成某些目标。科学研究就是那些为增进科学知识而进行的具有新颖性、系统性和创造力的工作。科学家的原动力来自好奇心，在他们追逐好奇心的过程中催生了新技术，从而让更多的科学研究成为可能。即使是科学家也极少分享他们生活中隐藏的一面，然而，正是那隐藏的一面才蕴含着关于"科学如何运转"的秘密。生态系统的健康状况指的是其稳健程度及其受损后复原的能力。对生态系统进行扰动，可能导致生态系统健康状况的崩溃或反弹，结果取决于系统的初始状态和扰动的"毒性"有多大。科学生态系统中有许多既得利益者，理解这一点有助于我们理解他们之间是如何互相促进而又互相冲突的。鲍伯戈坚信，科学的进程是极其稳固的，科学是对未来社会的绝好投资。当然，这也正是他选择成为科学家的原因。

鲍伯戈认为，备受青睐的科学家是那些拥有创业精神、富有魅力、善于表达、专心致志、充满激情者，科研经费就好像阳光，人则像滋养万物的雨露，组成了科学生态系统的水循环。鲍伯戈并未站在历史的角度谈古论今，而是想要拍下当今科学的"快照"，向读者展示今天的科学是如何运转的。近20年来存在科学名誉的"通货膨胀"，随着科学家数量的增长，科学名誉贬值了。科学名誉在以下几个方面遭到了侵蚀：社会越来越聚焦于经济回报，个人主义不断增长，体现在科学家身上就转变成了对科学名誉的日益强调。科学家的数量不断增长，加剧了竞争，稀释了名誉在排名中的重要性。在自然世界中，竞争存在一个临界点，超过这个点，如果群体增长得过大或者自然资源骤减，所有排名、地位就会崩塌，之前稳定的等级制度也会随之消亡。科学界得到的经费增加了，但投资者也要求科学家提高科研效率，产生更大的影响力。成功的科学家必须擅长做两件事：一是编故事，二是有远见，人性中社会化的一面令我们想要倾听个性化的故事。我们不仅想要了解科学知识，还想要认识每个发现背后的科学家。在科学知识中加入逸闻趣事和传奇典故，会在人们心中留下更深刻的印象。它们也向人们展示，科学的发展过程并不是连续和线性的，而更像是机缘巧合或者宿命般的随想曲，一个真正重要的科学成果需要耐心等待才能水落石出。为了更高效地传播科学知识，科研团队必须编出许多故事来告诉人们这些科学秘密是如何被发现的。

### 学术会议的奥秘剖析

鲍伯戈指出，科学家并不是主要通过公共渠道来获取信息和见解。相反，他们的动机、职业结构、愿景以及努力的影响主要来自其对科学的直接参与。科学家获取的科学信息部分来自全世界各地的各种聚会和会议。鲍伯戈认为目前学术会议的数量太多，导致会议的相似度过高，他探讨了学术会议系统如何支配科学世界，以及这种支配为何越来越不奏效。回首来路，大规模科学突破的速度似乎远远跟不上学术会议增加的速度，这说明学术会议的增加并不是因为科学家必须跟踪新的科学成就。一个重要且明显的原因就是出差的经费越来越多，科研机构和科学家个人争先恐后地使用自己的经费来举办声名远播的学术会议。学术会议"热潮涌动"的一部分原因是人们越来越能够在奔波的过程中工作，对成功的科学家来说，他们在旅途中反而能更容易深刻思考自己的科研工作，撰写学术论文，接触新思想。当他们远离繁杂的办公室和熟悉的朋友圈，反而能完全沉浸于纯粹的科学当中。尽管每年参加的会议多如牛毛，但大多数科学家都更喜欢参加小型会议。在他们准备会议的过程中，大部分精力都花在了如何向人们展示他们熟练地掌握和精通自己的研究，如何完全地将其"驯服"。他们的目标在于展示成功，强调重要性，证明自己在行业中具有领导地位。他们极少向众人暴露研究目前存在的问题、对其成果的担心与研究的细节。竞争对科学是有用的，但是这些价值成了学术演讲文化的主要部分，抑制了许多其他的价值。因此，科学家常常处于"输出信息"而较少处于"接受信息"的状态，这不仅减少了他们与他人进行交流的机会，而且降低了辩论的可能性，这对科学来说真是一个巨大的损失。

会议数量的急剧增长反映了其所代表的科学社群拥有的趋势：跨学科研究的增长促进了新社群的建立，而这些新社群需要新的会议；科学家的总体数量增加了，但他们从大型会议中获得的回报却在不断下降，促进了小型会议数量的增加；各个国家和地区共同体纷纷对具有战略性意义的领域采取合作行动，从而产生了更多的会议。科学生态系统为科学家提供了出差经费，鼓励他们参加学术会议。鲍伯戈认为，吸引科学家参加学术会议的原因如下：第一，倾听科学家谈论其研究无疑是一件鼓舞人心的事情。演讲通常被压缩到有限的时间内，这使得听会者能迅速提取关键信息，或注意到某项能催生更深思考、带来更大进步的技术。第二，对年轻科学家而言，能在学术会议中目睹学术巨擘的风采，不仅能大开眼界，而且对他们具有启发意义。第三，学术会议提供了一种神奇的快速教育，让科学家能在不同的领域获取一些领悟。尽管每次会议上可能遇到的人多如牛毛，但只要这些会面能激发一个好点子，或者认识一个能引荐其他人的人，参加会议就不虚此行。通过参会收获的效果并非立竿见影，有时候一个好的收获甚至能带来经年累月的埋头研究。第四，科学家如此专注地参加学术会议，还有一个重要原因是想在同行心中留下深刻的印象。他们不会放弃任何向他人展示自己研究成果的机会，因为这有助于他们提升曝光度和价值。学术会议已经成了评估科学家价值的重要方面。通过追踪相关科学家的进展，能最大限度地孕育出科研新思想。同时，会议还在资深科学家之间建立起紧密坚固的网络，创造出极高的信任度，从而开启了更多对话，极大促进了合作，推动了科研进步。

### 展望未来的深刻见解

通过对当前科学生态系统的深入探索和思考,鲍伯戈提出了 11 条改进的建议，分别聚焦于如何让竞争变得有益、如何提高连接性和更好地发展科学职业，具体如下：①缓解全球学术科学家数量增长带来的影响。渴求经费的科学家越来越多，加剧了每个层面上的竞争，似乎也降低了投资所带来的直接科学成果。尽管科学生态系统中的科学家市场并不存在传统市场的那些约束，科学也不会消失，但其健康状况会面临极大的挑战。②开发其他指标来平衡被引数量的影响。目前人们过度关注被引数量，这种竞争青睐某一种风格的科研进展和科学家，因此只有少数在这方面十分擅长的科学家能最终取得成功。我们必须开发出新的指标来强调科学所需的其他特征：领导力、合作与协作、指导、交流、毅力、分享、简要和严谨。科学家在其社群中的声誉应该更加细化，可以从线上收集，如集合点赞数、尊敬、致谢和认可。③鼓励以非政府的方式来资助和支持科学研究。非政府的方式能褪去传统政府的自满，更容易激发出新的科学思想。④在全球视野上鼓励向科学提供经费。全球只有不到10%的人得以参与科研投资及科研项目的决策。应当成立一个全球性的经费供应机构，加入目前的科学投资体系中。⑤分配会议参与制。科学家越来越多地出差去参加会议，无疑将弊大于利，但科学生态系统鼓励科学家竞争演讲的机会。开发虚拟会议可能大有裨益，因为这有助于增加每位科学家每年可参与的会议数量，从而鼓励他们进行认真的选择。⑥开发人工智能来挖掘科学知识之网。科学界是一个信息过剩之地，目前新一代人工知识系统有机会在巨大的科学论文数据库中挖掘出隐藏的秘密，有助于科学家看到重要的科学问题，让他们得以在浩瀚的信息之海中航行。⑦鼓励开放式科学平台。这种平台能让企业更好地获取科学进展和科学专家。⑧找到并支持科学生态系统的服务。⑨为博士后研究员开发咨询公司。这将使科学家的职业道路更加平稳，鼓励他们接受更多培训，更好地支持他们的经济状况和权利。⑩为科学的行政管理建立始终如一的结构。管理机构应当拥有清晰的首要目标，并在管理中切实贯彻这些目标，只有这样才能让大家都理解如何更好地做科研，还能降低科研机构的官僚化程度。⑪投资科学"管理员"。应当支持"管理员"式的科学家，这样的科学家不仅与前沿领域紧密相连，还能将不同的研究团队、领域、技术与愿景连接起来。掩卷遐思，鲍伯戈一直在强调科学的"健康状况"，然而他更关心的是科学的整个系统，因为这个系统的组织方式，既有个人层面的，又有机构层面的。只有从全局出发进行顶层设计，我们才能更有效地思考如何改造这个系统。

# 义正词严地揭示真相　独辟蹊径地反思科学

## ——《你不了解的真相：江晓原说科学》

随着科技的进步，普通大众对科学的膜拜与日俱增。然而，就在我们每天都热情地拥抱科学的同时，我们真的认识科学吗？科学等于绝对正确吗？科学是一把双刃剑吗？科学距离资本及政治究竟有多远？基因技术、人工智能、互联网新媒体等是否让你充满好奇又细思极恐？江晓原在《你不了解的真相：江晓原说科学》一书中坦陈了自己的见解。他直面当下的科学热点，义正词严地

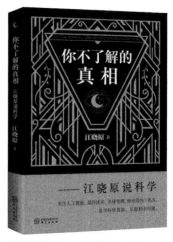

揭示真相，从全球变暖、转基因主粮、核电到基因技术、互联网、人工智能，通过大量的数据整合、事件梳理，从批判科学主义的立场出发，深刻剖析了科学技术在现代世界的真实面目。他认为，科学只是工具和手段，如果把科学当成目的，我们的思维就会十分荒谬。无限的发展是不可能的，发展也不是目的，我们的目的是追求人类的幸福。江晓原坦言：科学研究始终有着不可逾越的红线。在每一个特定的时期里，科学都应该有它的禁区，但这个禁区可以在不同的时期有所改变。我们不应该盲目地一味崇拜

科学，在用科学技术帮助我们追求幸福的同时，不能把科学想象成尽善尽美之物，要对它怀有一点戒备之心。他对莫衷一是的科学争议进行了系统分析，为读者提供了真实且丰富的信息，让大众了解事件和现象背后的错综复杂，引导人们客观、公正、理智地看待科学，通过追求科学的真谛反思科学问题。江晓原的文风活泼犀利，其众多观点令人耳目一新。窃以为，这是一本读者能够随时随地阅读并引发思考之书，期望有助于读者在了解事实真相之后，会站在更加理性的维度，通过不一样的视角来看待科学。

## 义正词严地揭示真相

江晓原是一位有较高公众知名度的科学史专家，他积极参与社会问题的讨论，多年来笔耕不辍，著述颇丰。该书就是他将一系列科学讲座整理而成的，向读者揭示了科学鲜为人知的一面。全书共 11 讲，汇集了作者对诸多科学热点问题的深刻反思。通过科学等于正确吗？科学是双刃剑吗？全球气候变暖、转基因主粮、核电、基因技术的危险前景、互联网新媒体批判、科学只是工具不是目的、科学已经告别纯真年代、人工智能、警惕科学 11 讲，揭示了科学不为众人所知的真相。江晓原坦言，科学不等于绝对正确，任何科学理论，就其自身而言都有可能是错的，因而也就不存在必然的确信。我们对科学最大的误解，就在于将其视为完善的知识或绝对的真理，更确切地说，它们只是当时科学共同体协商后所达成的共识。回眸科学发展史就会发现，科学是由相对正确的范式取代不那么正确的范式而发展的。譬如哥白尼的日心说取代托勒密的地心说，爱因斯坦的相对论取代牛顿的经典物理学，都在于前者比后者具有更强的解释世界规律的效力。然而，我们并不能因此宣称托勒密和牛顿的理论就不是科学，因为错误的或过时的学说仍然是科学发展过程中必不可少的一部分。同理，我们也无法肯定哥白尼与爱因斯坦的理论就是终极规律。因此，人们要尽量谨慎地接受科学的结论。现代科技的进步不仅带来物质的丰富，还有选择机会的增加。但选择就意味着要承受巨大的诱惑，如果只是任由贪欲恣意增长，这样的选择很快就会变得毫无意义。譬如现在我们有选择与亲友即时通信的网络条件，但若一味地沉迷于其中，不仅不会增加我们的自由，反而会破坏掉原先的沟通渠道，最终使得我们沦为工具的奴隶。因此，如果我们仍然沉迷于科学的诱惑而未能做出有效的选择，人类就还未真正迈入现代世界的门槛。

## 独辟蹊径地反思科学

江晓原指出，我们是通过一套科学理论来描绘外部世界的，由于科学理论本身不断在发展，所以我们对外部世界的描述实际上一直在改变。因此，没有理由说现在我们描述的东西就是事实。因为科学一直在发展，我们总是要用新的结论去取代旧的结论，也就是说科学不等于正确。科学不等于正确包含两层意思：一些被我们称为科学的东西其实并不正确，还有一些我们都认为正确的东西其实不是科学。与一个世纪前相比，工业革命以降的科学发明已经彻底改变了人类生活的世界，如今我们越来越强烈地感觉到被科学技术所左右。无论是衣食住行还是休闲娱乐，科学已经深深地融入我们的社会中。可以说，从清晨起床到深夜入睡，每个人的每一天都离不开科技。然而，江晓原提醒我们，科学不是纯粹善良的，它的危险性并非危言耸听，很多时候它还会威胁到人类的安全。例如，核电的清洁、安全、高效的说法几乎都有问题，最为致命的是核废料的处理。在工业化社会中，科学技术是经济发展的支柱，受教育程度越高的群体对科学持有的态度越乐观。但在后工业化社会中，情况却恰恰相反，随着科技与社会之间的互动日益增强，公众对科学的态度变得更加谨慎。一些发达国家在从工业化到后工业化的进程中，都面临着从"理想型科学文化"转向谨慎的"怀疑主义文化"的变化，原因就在于人们已逐渐认识到科技的弊端。江晓原反复强调：科学是工具，不是目的。科学的诞生为现代世界带来了"普罗米修斯之火"，但也将我们置于万劫不复的深渊的边缘。与此同时，科学的进步还成功地营造了一个美好的乌托邦：所有的问题都将被未来的技术解决。这种乐观的判断反过来加速了科学的发展，于是所有人都要被迫搭上这趟不知道去往何方的"欲望号快车"。江晓原指出，反思科学在绝大多数情况下与科学技术是否发达无关。反思科学也并不意味着妨碍科学技术的进步，只会有助于其更加健康地发展，更好地为人类的福祉做出贡献。如果科学家能够更加深刻地反思自己，更加自觉地抵制资本的不合理要求，更加主动地接受伦理和法律的约束，而不是在"科学高于一切""科学无禁区"之类的口号下盲目发展，不断触碰伦理道德的红线，科学必将得到公众更多的爱戴和支持，这显然更有利于科学技术的发展。

### 互联网新媒体的利弊

该书中讨论的问题涉及当下最热门的科学话题，尤其是互联网新媒体的利弊。江晓原认为，互联网分成两种类型，一种是作为通信工具的互联网，一种是作为新媒体的互联网。互联网带来的利好基本上集中在作为通信工具的这一边，其弊端主要是作为新媒体的那端所产生。互联网的弊端首先是它正在"矮化"我们的文化。网民成分的剧烈演变影响着互联网，凡是商业化生存的东西，就有这样一个机制，即必须去看它的人越多，其日子才越好过。商业化生存加上无法完成付费方面的受众分层，这两种机制同时作用在互联网上，就会产生内容不断低俗化的必然结果。近几年一些互联网上的新媒体，集传播与社交于一体，异常火爆，规模迅速扩大，正在剧烈推动互联网新媒体内容的低俗化。不仅如此，由于人的时间和精力十分有限，当选项多到一定程度的时候，不仅对你没有意义，而且几乎可以肯定还对你有害。在给出无穷多选项的互联网面前，你就失去了选择的能力。当低俗东西的占比达到一定程度的时候，低俗的内容就淹没了高雅的内容。因此，归根结底就是互联网提供的无穷多的选择，其实对于我们来说是弊大于利。此外，公众在互联网上的发言权，在很多情况下是徒有虚名。互联网新媒体的无穷选项只会浪费我们更多的时间，同时你自己的发言权其实也被湮灭了。江晓原坦言：进入移动互联网时代，互联网能够更多地缠着你，对你的时间和注意力的侵夺更加严重。在手机上，实际上你能读到的东西大部分都没用。智能手机使得工作变得更为便利，这是作为通信工具的互联网优势。而作为新媒体的互联网，你很难找出它有多少积极作用。因此江晓原建议，我们对待移动互联网要抱有戒心，不要毫无保留地去拥抱它，而是最好远离互联网。

## 热点问题的个人见解

江晓原不仅是博学的智者，亦是真正的勇士。他对诸多科技热点话题都给出了令人"脑洞"大开的另类诠释，这些不同流俗的见解，恐怕会让主流科学界如芒在背。他对科学的一些总体判断，诸如"科学不等于正确""科学是一把切菜刀""科学已经告别纯真年代"，都远远超出了普通大众的认知，对当下的流行观念发起了挑战。江晓原认为，纯真年代的科学不爱钱，而告别了纯真年代的科学爱钱。向科学要生产力，就无法不让科学家爱钱。一旦与资本结合，科学就告别了纯真年代。经济利益对科学自身的发展及其纯洁性都会带来很多消极的影响。尤其是在技术和资本紧密结合的今天，许多"科学问题"已经不再单纯，它的背后牵涉复杂的利益关系。科学和资本紧密结合在一起，时常成为资本的"帮凶"，或者说成为资本增殖的"帮凶"。正如马克思所言：资本来到世间，从头到脚，每个毛孔都滴着血和肮脏的东西。近 10 年来，已经揭露出来的科学造假事件，绝大部分都集中于生物医学领域。这是源于该领域和资本结合得最紧密，经济利益的诱惑最大。如今，医院里的过度检测、过度治疗、过度护理实际上都与科学的进步相关。用科学包装的医疗容易获取人们的信任，但实际上到底有多大效果难以验证，如长期坚持用钼靶检测，并不会增加乳腺癌的检出率，也不会减少乳腺癌的病死率。因此，若是从利益的角度去深究，很多科学问题就没有我们想的那么纯粹了。江晓原指出，全球变暖的议题就是西方人针对中国的崛起设置的。谈到气候变暖，我们都会联想到环保的重要性，这当然没有错，可问题就在于我们还无法确证气候变化就是由于人类行为造成的。但可以肯定的是，减少碳排放会压制工业化国家的发展。既然科学已不再纯真，为什么还有那么多人爱戴它？很多时候是因为人们对科学没有深入的认识。韩国的相关研究显示，科学知识与科学态度之间呈负相关，这种联系的差异程度还与一个国家的工业化水平密切相关。

## 人工智能与人类文明

江晓原认为，人类现在研究的很多高科技中最危险的是基因技术和人工智能。基因技术带来很多伦理问题，未来最严重的问题是基因歧视，但其对人类文明的危险性远不如人工智能。人工智能最大的危险在于：人类可能会毁于对技术的失控，一切等我们想要刹车之际为时已晚。有人曾言：未来世界将是一场智能机器与人脑极限之间进行的艰难战争。江晓原将人工智能的威胁分为近期、中期及远期威胁三种。近期威胁包括：它正让许多蓝领工人和部分白领失去工作岗位。那些没有工作的人，可以有无限的时间来积累不满，谋划革命，于是就会危及社会稳定。加入军事用途的人工智能更加可怕，研发军事用途的人工智能本质上和研发原子弹一样，就是一种更加有效的杀人手段。中期威胁包括：养虎为患，可能出现各种人工智能的反叛和失控；更加危险的事情是，人工智能有了学习能力之后，会变得比人类更聪明。人工智能与互联网结合以后，危险将成万倍增长，其可怕前景包括：互联网可以让个体人工智能彻底超越智能的物理极限；具有学习能力的人工智能完全有可能以难以想象的速度瞬间从弱人工智能自我进化到强人工智能乃至超级人工智能，人类将措手不及乃至社会完全失控。远期威胁包括：从终极意义来看，人工智能是极度致命的。从根本上来说，人工智能若能像我们现在所希望、所想象的那样听话、不学坏、至善全能，这样的人工智能将最终消除人类生存的意义，所以有赖于人工智能的文明都将灭亡。因此，当每个个体都变得没有生活意义的时候，整个群体就注定要灭亡。最终我们不得不面对的结论是：人工智能无论反叛也好，乖顺也好，都将毁灭人类。尽管有识之士已逐渐认识到科学所暴露的弊端，但只报喜不报忧的科普，对公众和国家都是不负责任的。为此江晓原呼吁，为了人类文明的存续，有良知的科学家应该义不容辞地承担起自己应承担的责任。

# 清晰可辨的理性思考　绝非危言的技术至死

## ——《技术至死：数字化生存的阴暗面》

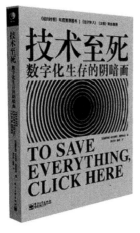

在互联网技术一路高歌猛进、被无数人顶礼膜拜、赢得无限赞誉的当下，笔者有幸读到白俄罗斯作者叶夫根尼·莫罗佐夫（Evgeny Morozov）所著的《技术至死：数字化生存的阴暗面》一书。该书似盛夏的一缕轻风，或许能为那些唯互联网马首是瞻的狂热大脑降温。作为享誉全球的科技互联网批评家，莫罗佐夫以渊博的学识、独到的视角，从技术、人文和社会等多个角度探讨了科技对当下世界的影响，以引导人们更理性、更全面地思考科学技术。该书的主要内容包括：贪得无厌的解决方案主义、互联网什么也没告诉我们、算法"守门人"的危险、智能的工具与愚蠢的人类等。莫罗佐夫指出：数字化生存的诱惑在于，人们企图使用技术手段（如最流行的量化跟踪或游戏化）去"解决"所有问题，包括犯罪、腐败、环境污染、肥胖症等。"智能"科技与"大数据"将以更大规模无孔不入地介入我们的政治、文化和日常生活。因此，只有当人们对"技术解决方案主义"进行仔细审视并承认其瑕疵时，技术才可以被称为一种进步的力量。

莫罗佐夫发出的清晰可辨的理性之声，无疑是对当下"嗜新狂"病症的批判性思考。该书为那些"臣服"于硅谷产品的人们敲响了警钟：如果我们不能正视数字化生存的阴暗面，就终将毁于我们所热爱的"技术"之手。阅读该书，读者可以从不同的角度去看待技术，学习作者的批判性眼光，同时保持独立思考的能力，坚信科学和技术并不是也不应该是另一种形式的宗教。

## 数字技术的利弊剖析

莫罗佐夫指出，技术是一把双刃剑，其拥有者决定了技术的社会属性。在高科技时代，如何利用科技促进人类社会的发展，避免科技发现的瓶颈并杜绝科技为反社会、反人类者所误用，是每个从事技术研发和创新的人必须深思的。硅谷及世界各地的诸多仿效者对人类面临的一些问题，拿出了令人炫目的技术解决方案，但并不意味着这些方法就是最好的。事实上，它们反而有可能是最糟糕的解决方案。所谓"互联网自由"是个非常模糊的项目，每一个追求它的社会运动都将无一例外地以惨败而告终。如果我们不从阐释每一种技术发展的数字心态里挣脱出来，逐一剖析它们对互联网的功过，就无法解决对大型中心化通信和网络服务的依赖问题。该书争议的核心是：作者坚信无数好心倡导者热情捍卫的"互联网"根本就不存在。书中确认的许多发展趋势眼下已愈演愈烈，包括将越来越多的社会和政治活动交托给算法，自我跟踪和量化自我的思想日益侵入各行各业的生活等。莫罗佐夫最担心的是：面对共同关心的问题，以前我们采用大众化公民审议的方式解决，而今却要以私有化的个人主义技术官僚方式取而代之。我们不加思考地使用技术解决方案，就是因为它让我们显得时髦，或是以最简洁的方式帮助我们解决了问题。但这种害怕并躲避麻烦的心态，迟早会令我们后悔不已。

该书英文版面世几个月之后，斯诺登就捅出了美国国家安全局暗中进行的网络间谍行为。此事引发的喧嚣，让莫罗佐夫进一步相信他在书中提出的两点主要批评基本上正确，并有先见之明：一是，仅用心良苦还不够，硅谷公司的所有拯救世界的人道主义努力，都有秘而不宣、不愿在公众面前承认的阴暗面；二是，来自民间社会的胆怯反应让作者相信，我们陷入了一种怪诞的数字形而上学（即互联网中心主义），妨碍了我们思考政治、自由和自主权的能力。数字技术未来将如何发展，不是互联网或计算机如何运作的因素，而是我们选择怎样让它们运作的因素。有些技术需要公开和透明的伦理，有些技术需要保密和藏匿的道德；有些技术会促进合作，有些技术会助长个性和独立。莫罗佐夫用哲学的观点批判了如今盛行的技术至上的思潮和倾向，指出虽然技术为我们带来了许多便利，但它同时也使我们形成了一种错觉，认为一切问题都应该有解决方案。可技术所关注的解决方案，失之于过分关注细节，忽视宏观背景。最重要的是，人要保持独立思考的能力，用批判性的眼光去接受、采用技术，而不是无条件地接受。

## 一针见血地针砭时弊

莫罗佐夫坦言：硅谷有诸多罪过，但缺乏雄心不在其列。他们认为，技术已不再仅涵盖硬件和软件，实际上它已深入庞大数据的挖掘和利用，从而让世界变得更加美好。时至今日，硅谷已将自己最喜欢的口号，从"不创新，毋宁死"悄悄换成了"不改良，毋宁死"。硅谷的美好愿景是：人类在强大的自追踪设备的帮助下，最终解决了肥胖症、失眠症和全球变暖问题，因为大家都吃得更少，睡得更好，二氧化碳排放也更合理。莫罗佐夫在书中批判了两种主流思想——"解决方案主义"和"互联网中心主义"，它们都支持硅谷宏大的改良实验。莫罗佐夫认为，解决方案主义是假设而非调查其试图解决的问题，对问题的曲解达到匪夷所思的程度，只是对"在手握锤子的人眼中，一切问题都是钉子"这句话的新奇提法而已。不是所有可修补的东西都应当被修补，即使最新技术让这种修补变得更容易、更便宜、更难以抗拒，有时残缺可能比完美更好。不完美、模糊、不透明，加上出错、犯错、做错事的可能，所有这一切都是人类自由的构成要素，一心铲除它们，也就铲除了自由。

我们通常称为"互联网"的物理基础结构与处于公众舆论中心的传说中的"互联网"几乎毫无相似之处。莫罗佐夫感兴趣的是，"互联网"为何如此躁动，又如此令人困惑。他要探索"互联网"为何既是许多当代解决方案主义倡议的推动力，同时又是阻止我们看清其缺点的晃眼的闪光烟幕弹。"互联网"为解决方案主义输送了充足的"弹药"，升级了他们对低效率、不确定性和无序性发起的战争，并为此给出了新的理由。毋庸讳言，该书就像砂纸，足以用来打磨那些"互联网权威人士"的作品。莫罗佐夫把矛头指向互联网权威人士、硅谷，甚至那些在 TED 大会上颁布的金科玉律。他的疑惑是：一旦道德、伦理和公共事务等问题被所谓的"技术"重构，变得简单可控，世界将变成什么样子？作者的批判思维无远弗届：从亚马逊（Amazon）首席执行官（CEO）杰夫·贝佐斯、领英（LinkedIn）创始人雷德·霍夫曼，到谷歌（Google）的埃里克·施密特、微软（Microsoft）工程师戈登·贝尔，再到网络理论家克莱·舍基，远至麦克卢汉，近至凯文·凯利，无一能逃过莫罗佐夫的质疑。莫罗佐夫在与你从未谋面的人激烈争辩，引用你从来没有读过的书，并援引海量信息源。阅读该书，就好像在无聊宴会上，你突然发现一位满腹经纶的客人正在引经据典地侃侃而谈。莫罗佐夫坦言：不能用互联网去解释其他事情，因为它本身就需要被解释。我们大多数的技术辩论都由对历史无知的浅薄阐述占主导地位，"后互联网"态度驳斥了它们，并带来了更多元、更丰富、更强调历史的经验。

## 网络知识的深刻见解

莫罗佐夫指出，互联网不是网络化知识的原因，而是其结果，只是我们生活的世界带来的结果。严格来说，计算机并不是"记忆"信息，而是

"存储"信息。保留并不意味着记忆，删除也并不意味着遗忘。随着保存的东西日渐增多，能记住的东西就越来越少。我们不要以为"记住"永远能带来比"遗忘"更有道德的结果，记忆不仅是单纯地保护一个人，也可能会伤害到另一个人。它不见得能团结受害者，更可能孕育了冷漠，强化了暴力的循环；它不见得是如实地承认错误，也可能助长受害者的虚假自我认知和不公正需求；它不见得能痊愈伤口，更可能往伤口上撒盐。增强现实（AR）技术可能在技术上是增强了，在智商上似乎倒是削弱了。互联网经常被用来阻挠批判性思维、排除极客以外的人参与讨论。因此，我们已经被互联网和它所谓的本性全然迷惑了，从而对其结局的判断大错特错，正是互联网的观念让我们对世界的思考陷入枯竭。莫罗佐夫尝试将我们的技术辩论，从关于互联网的许多不健康、不正确的假设里解放出来，其终极目标是打开构成解决方案主义思维定式的态度、倾向和冲动之上的盖子，阐明它们如何在具体项目中改善了人类的生存条件，揭示它们为什么能够而且应当被抵制、规避和摒弃，以及应该付诸行动的具体措施。

莫罗佐夫提醒人们：不亲身经历人类生存状况的纷乱复杂，不对传统习俗的大千世界进行诠释，即使实现技术的完美，也会物有所不值。技术不是敌人，我们的敌人是寄居在技术里的浪漫又革命的"解决问题兽"。虽然我们无法驯服它，但可以采取多种办法驾驭它最心爱的武器——互联网。在世事的宏大格局中，什么得到了改善并不太重要；最重要的是有能力做出改变，使人类的行为方式更加负责任和可持续，实现效率的最大化。硅谷最大的野心在于让人类所有的社会互动甚至人类自己，都戴上真实性这副枷锁。莫罗佐夫指出，真实性的关键不仅在于承诺的强度和表达承诺的热情度，更在于承诺内在的性质。我们需要控制自己对真实性的欲望，接受"不真实并不总意味着不好"这一观点，因为若没有些许的欺骗和虚假，根本无法建立社交关系。

## 俯拾皆是的智者箴言

该书中充满哲学思辨的智者箴言和有关创新的警世恒言俯拾皆是，如无知可能很危险，而无所不知同样如此。对既定真理的厌倦，乃是自由人的大敌。就算是既定的真理，最终也会被推翻。举棋不定可能有反作用，而深信不疑也可能会这样。效率可能有用，而无效率也可以如此，如果一切都很有效率，谁又愿意费心去创新。教育不是信息或想法的传递，而是利用信息和想法所需接受的训练。书籍只和那些知道自己想要什么、因而知道如何解读它的人说话。真正的宽恕不是要忘掉罪过，而是要无视它。我们不能打着追求效率的旗号，规避法律程序，颠覆民主规范。说真话可以是强者的武器，而撒谎则是弱者的战术。强劲的事实核查文化带来一个意外的结果：自相矛盾、模棱两可的政治表述将让位给更具体的、着迷于数字的解释。算法的客观性来自一种假设，极度缺乏透明性。算法偏见有利于那些能带来更明显参与度的故事。

莫罗佐夫提醒人们，系统化的知识不可能被包装在一段短视频和演讲里，这非但没有使我们获益，反而让我们产生了"知识就应该言简意赅"的误解，不利于深入学习。不良的信息带给我们新形式的无知，不是源于缺乏信息，而是来自过度消耗信息的无知。它不会影响信息不足的人，反而会影响接受过良好教育、热衷获取信息的人，使得我们确实患上了"信息肥胖症"。因此我们有责任审慎地消耗信息，思考它的营养价值。正如尼采所言：量化信息别无所长，只是一种最触手可及、便于采摘的果实，但它往往阻碍了更有远见、更持久的认知努力。做决定会消耗你的意志力，而一旦意志力耗尽，你就没有足够的能力做决定了。人们以为更好、更快速、更廉价的通信能够解决沟通的问题，这可能是个错误，因为误解或许是人类生存条件的一个永恒特点。过去几十年中，人们的最大误解是，认为技术不应该干扰道德问题。技术应该顺着精心划定的路线前进，跟人类与其他政治项目区别开来，道德在这里，技术在那里，两者应当绝不重合。

技术穿着它一贯狡黠和自制的外衣，只能拖道德的后腿。若是任其发展，技术就会发展成"技术垄断"，即文化寻求技术的准许，讨技术的欢心，听技术的吩咐。莫罗佐夫坦言：大部分互联网理论家崇拜的是一尊他们自己创造出来的伪神，他们在自欺欺人。迄今，技术知识分子面临的最重要任务，就是将技术辩论复归平凡，扫清互联网中心主义的流毒。

# 医学诺奖的条分缕析　学术巨擘的成功之路
## ——《诺贝尔生理学或医学奖获得者成功之路》

山西医科大学段志光教授在《诺贝尔生理学或医学奖获得者成功之路》一书中，将1901～2014年207位诺贝尔生理学或医学奖获得者的资料进行了系统分析。通过基于553位中外一流科学家的数千万条数据，从定性和定量相结合的角度深入研究了医学奖获得者的学术成长历程，总结出医学诺奖级科学家成长的一般规律。该书第2版共包括10章，探讨了诺贝尔生理学或医学奖的起源

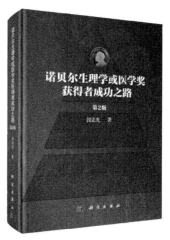

及其价值，获奖者成功的源头、科学产出及相关的科学合作，获奖成果与获得者的社会影响，并深入分析了获奖的成因。该书分别以中国科学院和中国工程院两院院士、国家杰出青年科学基金获得者和"长江学者"特聘教授为例，比较了我国一流生物医学科学家与诺贝尔生理学或医学奖获得者获奖前的科学论文发表和发明授权专利等情况，既反映了我国当今生物医学科学技术研究的现状，又对我国诺奖级生物医学科学研究的战略管理创新提出了自己的思考。该书第2版中还对屠呦呦获得诺贝尔生理学或医

学奖进行了简要分析。段志光坦言：当下我国科技界虽然"虚火"仍在，但理性逐渐增强。我们需要学会平和地看待诺贝尔生理学或医学奖，而不是每年诺贝尔奖公布之后的习惯性抱憾与季节性反思。需要提倡的是，即使有我国本土科学家获奖，我们也能拥有深刻反思的批判性思维，由此才能从感性的情节走向理性的思维。该书视角独特、数据翔实、方法科学，进行了广泛的中外比较，有助于读者科研思维的培训。全书内容非常契合我国新时代创新驱动发展和向全球高质量科研产出者迈进的需求。正如段志光所言：在科研的道路上，我们有时驻足沉思，并非为了欣赏路边的风景，而是为了更加坚定、悠然地踏上成功之路。

## 医学诺奖的条分缕析

回溯历史，诺贝尔生理学或医学奖已经成为逾百年来全球生物医学发展史的缩影，因为此间凡是对维护人体健康、拯救人类生命做出卓越贡献的重大科技成果，基本上都获此殊荣。该书深入系统地探讨其成因很有必要，其中又以获奖成果的积累过程和获得者的成长过程尤为重要。段志光指出，诺贝尔奖不是为终身成就而设置的，它是显示具有创造性价值的一个崇高标志。诺贝尔奖不但反映了现代科学发展史上的重大科学发现和理论创新，而且反映了重大技术创新，它所激励的是对人类思想观念和经济社会发展具有重大影响的原始性创新。无论是获奖成果还是获得者，都不是一蹴而就地产生或成功的，都有一个逐渐积累的过程，至少包括社会资源、科学传统、学术思想、知识遗传及个人经历的积累。屠呦呦1971年提取出青蒿素，40年之后捧得拉斯克奖，44年之后荣获诺贝尔生理学或医学奖，这就是发生在我们身边的一个鲜活例证。时至今日，我国的学科布局与发展逐步均衡，基金资助更加丰富和多样化，科研论文发表数量位居全球之首，高影响力的论文数量明显增加，论文质量与世界领先国家之间的差距正逐步缩小。但在被引最高的1%论文中，美国仍领先于我国。针对现状，段志光提出有助于我国生物医学科技更好更快地发展的对策和建议。

他认为，诺贝尔奖级科研成果的本质是原始性科技创新，创新的主体是科技精英。高质量的生物医学教育是我国诺奖级生物医学科学研究战略目标实现的根本。基础研究是科学之本、技术之源，是一个国家科技发展水平的标志，是具有突出战略意义的国家资源，是培养和造就创新人才的最有效途径。基础研究与国家科技战略目标之间的关系，是我国科技政策必须明确的一个重要问题。虽然我们不应将诺贝尔奖作为我国科技发展的最终目标，但它毕竟是衡量一个国家或地区国际科技竞争力和科研水平的重要且关键指标。有鉴于此，我国迫切需要改进的地方包括国家对科技长久、持续、稳定的重视，对人才的关注，对科研投入的持续增长，对科研环境的不断改善。

### 合作共赢的经典案例

段志光指出，科研合作关系是科研生产关系的基础和前提，决定着科研生产力，制约着科学事业的发展。随着科学问题的复杂化和学科的精细化，个人在科学研究中做出自己的独特贡献越来越难，因此科研合作已经成为科学研究的主流趋势。该书以 20 世纪最引人注目的 DNA 双螺旋结构的发现为例来阐释科学合作的重要性，总结出这一跨科学合作成功的秘籍，包括：第一，坚定不移、锲而不舍地实现既定目标的精神。这无疑是获得成功的必要条件，狂热地追求并持之以恒也是科学家的必备品质。第二，科学的发展与学科的交叉。克里克、沃森所学的专业分别是物理和生物，他们在生物学领域不仅没有深厚的资历，甚至缺乏必要的基础与设备。恰恰是他们性格迥异、刚柔相济、多角度全方位的思维方式，以及文韬武略的默契合作、优势互补所形成的如同 DNA 分子链条上碱基对般的完美结合，助力他们携手摘取了生物医学基础研究领域的桂冠。正如沃森在获奖感言中所言：科学不是个人的修为，而是许多人的创造。我们获得如此崇高的荣誉，非常重要的因素是有幸工作在一个博学宽容的圈子里。第三，批判性地继承前人的经验。身处成功在望的良好氛围中，沃森与克里克独辟蹊径，在方向相同且作用于同一直线上的合力叠加的作用下，所产生的巨大加速度是他们后来居上、战胜强大对手，并在激烈竞争中获得胜利的最直接原因。第四，依据优质平台且善于合作。沃森身居的卡文迪什实验室，自1871年由麦克斯韦创建以来，先后有近30人在此获得诺贝尔奖，因此也成为人才共生效应的绝佳范例。20世纪，开展研究的决定性因素已经从科学的追求变成了社会的需求，即战略管理规划要与经济和社会发展目标相一致。当时该实验室的掌门人布拉格作为团队之魂，其杰出的领导艺术和竞争与合作的谋略是高科技领域以竞争为发端、以合作共赢为结果的经典范式。如果没有布拉格的慧眼识珠，克里克与沃森将不知流落到何方；如果没有布拉格攻守兼备、奇兵异谋、竞合有道，又怎能有他们施展才华的空间？如果缺乏布拉格的用心良苦、激励鞭策和鼎力支持，他们的默契合作、优势互补又将归于何处？因此，DNA双螺旋结构的成功破译，和其他伟大的科学发现一样，都是人类集体智慧的结晶。

## 学术巨擘的成长规律

段志光认为，我国当前的科技总体水平与国际主要发达国家之间仍存在较大差距，主要原因之一是科学研究质量不高，尖端人才匮乏，难以在激烈的国际科技竞争中做出具有世界水平的重大贡献。诺贝尔奖特别强调研究成果对于人类知识的原创性贡献，但近几十年来，我国很少产生具有重大科学价值并得到国内外自然科学界公认的重大科学发现。通过对诺贝尔奖成因的定性与定量分析，段志光概括提炼出获得诺贝尔生理学或医学奖的科学家的十大成长规律：①具有科学创新原动力。对自然科学强烈的好奇心、旺盛的求知欲和浓厚的兴趣，是获奖者心理层面科学创新的动力源泉。在有助于他们产生奇妙思想的土壤里，他们的心灵绝对自由，想象空间无限，随着兴趣层次从起初的有趣到乐趣，再到志趣的逐步提高，促使他们孜孜不倦地探索，做出了创造性的贡献。②科学研究生涯起点早而高。97%的获奖者拥有顶尖研究型大学的博士学位，博士毕业时的平均年龄为 26 岁，且这一数据逾百年来变化不明显。③具有充足的时间与扎实的学术研究基础。绝大部分获奖者都就读过两所甚至更多所高校。④具有学术前沿的国际视野。⑤具有良好的研究条件与学术氛围和机会。⑥具有充足的科研经费与高水平科技产出。1981~2005 年 55 位诺贝尔生理学或医学奖获奖者中，获奖前平均发表 SCI 论文 200 篇，平均总被引次数为 22 286次。⑦具有高科学素质。⑧具有原创性创新成果且产生重大影响。获奖者的原始性创新成果大多来源于理论思维的突破、客观敏锐的观察和独具匠心的实验，随后及时在世界名刊上发表学术论文。⑨具有深厚的人文底蕴和优良性格。科学创新来源于其悟性，而人文精神深刻地影响着悟性，悟性、灵感和创造性都需要思想的碰撞，而思想的充实离不开人文知识，因此人文自觉地就成为诺贝尔奖获得者人文底蕴的彰显。在性格上，获奖者无不表现出自信、合作、正视困难和耐得住寂寞的意志力。⑩所在国家经济和教育、科技等社会发展状况良好。其主要特点包括适宜的宏观政策、充足的经费投入、成功的移民政策、基本的教育改革、创新的科技管理等。

# 充满睿智地与猫共舞　科研管理的智慧结晶

## ——《与猫共舞：科研管理的智慧》

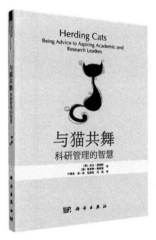

我国科研机构的管理者大多是科学家出身，具有较强的科学研究能力，但科研管理能力尚有所欠缺。在科研管理工作日益受到重视的当下，如何进行有效的管理，在科研机构中保持研究人员个人独立性的同时，能够携手为本机构的宏伟目标和项目执行共同服务，是管理者亟须提高的技能。由时任中国科学院院长白春礼亲自作序推荐、澳大利亚学者杰夫·嘉勒特（Geoff Garrett）和格雷姆·戴维斯（Graeme Davies）共同撰写的《与猫共舞：科研管理的智慧》一书，对提高管理者的科研管理水平具有很好的指导作用。嘉勒特曾长期担任澳大利亚联邦科学与工业研究组织首席执行官，和戴维斯一样拥有管理大型科研组织多年的丰富实践和深刻体会。他们将自己的经验与来自全球 50 位优秀同仁的智慧相结合，在《与猫共舞：科研管理的智慧》一书中向读者介绍了应该如何领导和管理科学家与科研机构，以便更好地履行科研机构的使命。他们着眼于很多人共同关注的领导和管理问题，如制定战略选择、有效领导变革、应对官僚主义、合理分配资源、管理预算和保证高效执行等，以帮助科研管理人员更深刻地理解科研机构的管理与变革。我们知道，大部分科研人员在其职业生涯中，都会像猫一样尽可能地追求独立自主。作者在该书中生动形象地描绘出科研机构中一幅典型的"猫"环境的文化图景，其中充满着卓越的智慧、热情、争论和偏见，在这里所有推动人们前进的企图都往往以失败而告终。因此，该书将引领那些胸怀远大抱负的科研机构领导者逐步学会接受和拥抱他们的"猫"，通过高超的管理智慧帮助他们变得机敏并最终获得成功。

## 充满睿智地与猫共舞

该书从多个方面介绍了如何领导和管理科学家与科研机构，强调了与科研人员沟通、加强服务意识的重要性，尤其是阐述了如何做好科学家的工作，以使他们围绕机构的使命和任务共同努力。在外行人眼中，学术高深莫测，科研机构是充满神秘感的地方；但对身处其中的科技工作者而言，这里可能属于比较"奇怪"的环境。学术机构十分"诡异"，它们可能是一个自己独立的世界，一点也不像"正常"的工作场所。它们是专业的质疑和争论团体，每个人都或多或少有权力对一切事物固执己见，本身就说明了其中存在各种强度的冲突，而且似乎问题的重要性与所引起讨论的激烈程度成反比，这就反映出工作人员的特点以及他们追求的本质。当问题令某些目光短浅而又存心刁难的聪明人士感到不舒服，或者当问题可能对他们的舒适范围产生各种不利影响时，他们的表现方式通常非同一般。很多情况下，无论个人或集体的决定是什么，都会令部分人感到烦恼。即便什么都不做，也会令某些人感到不安。一个人做出的所有决策都不会得到普遍的支持，过着"正常"职业生活的人们找证据、提质疑，通常自己得出明显的结论。他们变得多疑，开始进行完全失控的逻辑论证或者提出各种不该做某件事的理由，而这些理由通常大多都是子虚乌有。

该书作者将科学家比喻成猫，这是西方文化中对这一充满灵性群体常用的比喻，在一定程度上暗示了管理好这一群体需要极大的智慧。该书中为科研机构领导人提出的管理策略主要包括：要了解科研机构的历史和文化以及科研人员的特性；如何制定战略选择，处理官僚主义做派，合理分配资源以及管理预算并保证高效执行；如何运用策略化解冲突，有效地进行变革；如何招聘、培养、管理、留住人才，并激励每一位员工将个人的职业发展与机构的使命相结合。该书作者指出，21世纪将以合力为代表，需要量子革命、计算机革命和生物分子革命三个领域的合作发酵，这也是科学发展的鲜明转折点。它们之间的交流速度将大幅提高，丰富科学发展，为我们带来前所未有的对于物质、生命和智能的掌控能力。事实上，未来如果不具备以上三个领域的工作知识，将很难成为研究型科学家，对其不了解的科学家，就已经处于明显的竞争劣势。该书亦是不同领域杰出人才开展跨界精诚合作的结晶，作者的真知灼见无疑是一份宝贵的思想贡献，该书在写作手法上言简意赅，内容发人深省，非常值得品读。

## 科研管理的智慧结晶

该书作者指出，大多数科研人员都希望能够在自己的专业领域拥有最大的独立性。学术和科研机构在实现最佳的领导与管理时具有一个非常重要的共同特征：两种机构都充斥着高智商的员工，这些人以创新思考、特立独行为傲。机构中的分歧无处不在，不存在"统一性"文化，"命令和控制"的方法也难以奏效，不乏狡诈和敏锐的政治智慧生存的土壤。该书作者坦言："与猫共舞"是指你必须尝试着协调一种极为困难的情况，其中每个人想做的事情都大相径庭。进行较量的技巧在于将"猫"硬推向某一目标，要比引导他们到达某个目的地困难得多。变革必须进行领导和管理，领导就意味着变革，好的领导者往往能够找出工作停摆和运作不佳的因素并加以变更，从而使之运转更加顺畅。所有难做的选择与决策都要围绕目标进行，一切工作都要为实现目标而努力。领导者应以真实的态度诠释目前所处的环境，以积极的态度描述将要面临的世界。若无法促成资源的重新分配，战略将变得毫无意义。一个好的战略，其本质在于着眼将来，反推现在。实施中的有效策略包括：必须了解新任领导发挥多重作用的文化氛围；必须掌握对待新角色的优先顺序；随着技能和经验的增加，首要的是要熟练掌握人员管理问题；从长远来看，制定策略并执行变革将成为重中之重。

该书作者坦言：学术机构中无疑存在各种冲突，但是这些冲突却从来不像媒体所描述的那样根深蒂固和难以驾驭。针对某些媒体更乐于发表负面消息的倾向，领导者需要制定详尽、缜密的政策，以应对媒体。在试图解决冲突时，如果控制得当，适当的同行压力可能会产生积极作用，并有助于实现有效的变革管理。该书中介绍的反对的技巧和抗拒的理由包括：因为害怕你或那些和你一样胆小的继任者在未来没有勇气做正确的事，你现在也不做大家公认为正确的事。对当前的体制进行公正审判，在抗拒变革时尤其有效。替代建议为一种可接受的阻碍方法，只要有三个或三个以上的替代方案摆在面前，就一定会有大多数人对任何一个方案持反对意见，最终将一事无成。浪费时间是另一种阻碍方法，其中最简单的办法就是令人无趣。语速缓慢且含混不清，还有点跑题。当你故意令人讨厌时，你说什么并不重要；但可能的话，你应该谈谈如何做自己最不擅长的事情。

## 人才管理的核心秘籍

毋庸讳言，充满智慧且学识渊博之人的理念和经历有助于促进我们更积极地思考。该书作者将他们接触且推崇的全球多位高层领导者的经验与智慧融入其中，根据他们的回答，再结合自己的观点，整理出了一些值得记录和分享的"重要教训"，以飨读者。例如，驱动人类不断前进的因素是时间和自由。对人才的有效管理和人才梯队的建设是科研机构得以持续发展最重要的优势。一切工作都是做人的工作，在科研管理的环境中需要有协作精神，而不是统领意识，你的成功超过80%取决于你遴选人才的能力。

对创新人才的管理，始终都离不开对他们的鼓励、支持和激励。如何才能留住最好的人才，我们所面临的挑战如影随形，而机会也无处不在。仅仅让人才留在身边远远不够，还必须营造出一种可以使其不断发展的良好氛围。成功真正的秘诀是热情，如果你拥有热情，你将无所不能。而发掘并维持激情是作为一个领导者最需要履行的职责。

该书作者认为，事物总有两面性，正如生活中的冲突无处不在一样，但冲突往往提供了将消极思维转化成积极策略的好机会。变革绝非一蹴而就，它可能是消耗一切的漫长征程。很多科研人员实际上是官僚主义者，这里的官僚主义是指因过分遵守细小规则和程序而对事物构成阻碍的管理体制。有些学者极其不善于协作，所有绩效驱动因素都趋向于个人成就。总体来说，人们能达成合作，主要原因在于私人关系良好且利益休戚相关，而不是他们被要求这样做。从本质上来看，金钱是鼓励合作唯一真实的因素；但从长远来看，合作能带来活力和创造力，所以需要将界限透明化，使创意和影响能够相互渗透，最激动人心的创新总是出现在学科之间的奇怪交叉处。该书作者坚信，未来最具增值的创新将产生于学科交叉的领域，伟大的创造往往来自边缘，不管是地理、学科还是文化的。未来属于跨界者和有技能的协作者，协作者善于建立联系，无论是与人的联系还是知识联想。今后伴随人类出现的激动人心的创新不是个人思想的才华，而是驾驭众多人才华的能力。

## 俯拾皆是的智者名言

为了给自己的理论增强可信度，该书作者引用了大量关于科研管理的至理名言，在书中令人印象深刻且引人深思的智者见解俯拾皆是。例如，大多数搞学术的人，当他们从事研究时都一定会变得很古怪，无论是年轻时作为教育的一部分，还是日后作为人生的主要追求。因此要选择有智慧、有判断力的人，最重要的是，要选择放眼未来而又着眼于现实的人。领导人不是驱赶他人奔跑的管理者，而是为自己的人员提供服务、使他们能够安心工作的人。没有得到执行的愿景仅为幻觉，领导力就是面对压力时保持镇定并坚持原计划的能力。当你开始领导一项更重要的工作时，唯一需要担心的只有保持健康和管理好时间两件事。信任是关系到呼吸的空气，你永远没有第二次机会去展示第一印象。我们都是只有一只翅膀的天使，只有彼此拥抱才能飞翔。如果一起努力，我们可以很轻松地让事情变得比现在更好。无法记住过去的人注定要重蹈覆辙，回首看得越远，向前也将会目光远大。古人云：天才在于他们能使复杂的事情变得简单。关于评价标准绝对是简单的才是更高的，但同时也一定要确保这些标准有意义，表述清晰，广为人知。模棱两可或不恰当的评价标准，比没有标准更危险，会扭曲产出以迎合标准。对一般人而言，你告诉我如何评价我，我就告诉你我如何做。对大多数人来说，更大的危险不是制定了过高的目标最终无法实现，而是制定的目标过低，使我们总是很轻易地完成了自己的目标。一个人永远都不要劳神思考应该做什么，而应该通过规则解决这一问题，你能发明的规则越多，就会减少因为琢磨对错而无意浪费的时间。当一个人死去时，如果他没有敌人，那么这是一个什么都没有改变的人，很可能一生碌碌无为。

# 科学随笔的作文指南　医者必备的撰写技巧

## ——《科学随笔写作指南：如何写好科学故事》

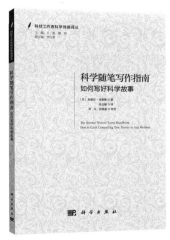

作为医务工作者，除了完成日常的医疗任务之外，经常遇到的事情就是申请科研基金、进行学术研究、撰写科研论文与科普作品，而这些都与科学写作息息相关。平心而论，我们在大学中接受的有关科学写作的教育非常有限，大多数人缺乏科学写作应如何选题、报道和撰写的基本技巧。尤其是在大力倡导医学人文的今天，科学随笔的写作就显得尤为重要，这应该成为几乎每位优秀的医务工作者必备的文章撰写技能。如何才能快捷高效地学习到有关知识并掌握其精髓，窃以为阅读美国作者米歇尔·奈豪斯（Michelle Nijhuis）的《科学随笔写作指南：如何写好科学故事》一书，不失为一种明智之选。奈豪斯是一位资深自由撰稿人，是科学写作理论和实践的双重践行者，经常为美国《国家地理杂志》等撰写科普文章，曾两度获得美国科学促进会颁发的卡弗里（Kavli）科学新闻奖。在该书中，她全面总结了自己和他人的创作经验与写作心得，通过举例子、摆事实、讲道理，循序渐进、毫无保留地分享了科学随笔写作与发表的经验和技巧。虽然作者没有直接给出科学随笔的明确定义，但通过排除非科学随笔和展示相关的经典佳作，为读者描绘出一幅相对完整且清晰的画像。那就是，科学随笔是用随笔形式写作关于科学的内容，尤其注重采用文学创作的艺术性与读者形成互动，这也是该书最终定名为《科学随笔写作指南：如何写好科学故事》的原因。奈豪斯坦言：科学随笔应该是带着好奇心，秉承科学的怀疑精神，同时怀着对读者的责任感去创作。笔者认为，对于科学写作的初学者、自由撰稿的起步者，该书都能起到很好的指导作用。潜心阅读、认真领会其实质，必将有助于我们事半功倍。

## 科学随笔的写作原则

随笔是散文的一个分支，笔法灵活，可议论，可抒情，可记叙，可描写，行文缜密而不失活泼，结构自由而不失严谨。奈豪斯在该书中分 7 章详细讨论了科学随笔的写作原则，毫无保留地传授了自己的写作秘籍。在第一章"科学随笔的艺术性和科学性"中，她介绍了科学随笔的艺术性和科学性，从她心目中的典范作品入手，带领读者初识科学随笔这种文体，并随之溯源散文与科学随笔，探讨科学随笔的边界和分类。她指出，科学随笔是探索科学故事的故事，凸显个性化表达风格，其中包含着一段或多段历程，并且它是关于我们的世界，与作者和读者都发生关联。在第二章"捕捉点子 形成想法"中，奈豪斯撷取身边同行的创作经历说明，并非生活中的每一个点子都能成为随笔创作的素材。随笔文章必须具备的三要素为个性化表达、历程以及作家和读者的相关性。写作时效性较强的随笔文章时，科学论文是获取触发性问题的可靠来源。第三章为"科学随笔的篇章结构"，实际上是讲如何在创作中找到方向并坚持原则。奈豪斯认为，科学随笔创作需遵循"发生、发展、结局"三段式结构，她通过经典名作对这一原则进行了标准又不失曲折剧情的示范。在第四章"科学随笔的报道与研究"中，奈豪斯探讨了如何通过调研丰富随笔写作，并传授行文技巧与研究策略。她认为，出类拔萃的随笔在研究深度上至少能与同类新闻和深度报道比肩，要写出具有重大意义的科学随笔，需要有严谨的研究作为支撑。第五章"科学随笔的写作"是相关经验分享和个案展示。该书作者强调，写作首先需要定位写作风格，风格有助于将自己的想法展示给读者。在第六章"科学随笔的修改润色"中，奈豪斯倾其所有地传授了自己实用性好、可操作性强的经验，涉及如何编辑自己的作品草稿，如何与编辑、事实核查员协作，从而使得文章思路更清晰，可读性更强，准确性更高，包括与作品保持一定距离、从整体到细节的审视、推敲字句、核查事实等。第七章"科学随笔作品的出版：时下与未来"中，奈豪斯详尽分析了时下各类媒体青睐的文章类型，传授找到合适的发表平台、恰当投稿的实战经验。奈豪斯坦言：尽管人类已经进入网络时代，我们感觉到自己已经被大众文化中的海量数据、随机信息和无价值之物的洪流所淹没，但大家都异常珍惜能够让一部分混乱产生意义的良知，导致科学随笔仍与当今的数字时代实现了完美的契合。毕竟科学随笔承载的是作者的思想和观点，只有它们被意向中的读者所接纳，才算得上是成功的作品。

## 医者必备的撰写技巧

科技工作者是科学研究与探索的实践者和亲历者，对本领域的科学知识有着清醒的认识和理解，对科学方法、科学精神有着直接的体验和感悟，对本领域的未来发展有着理性的认知和展望，具有从事科学传播与普及的天然优势，是联通科技创新与科学普及、将科技创新成果转化为科普作品的核心群体。随着生活水平的提高，广大人民对人体健康和医疗保健知识的需求日益提高，这就需要医务工作者具备更多的人文知识和更高的科普写作技巧，而该书中作者的许多心得体会值得我们借鉴。正如奈豪斯所指出的，优秀的随笔作品与优秀的科研成果有很多共同之处，它们都要通过筛选证据来寻求答案。科学随笔就是讲好一个故事的过程，创作需要遵循"发生、发展、结局"的三段式结构，内部历程和外部历程是一种既灵活又稳定的线框图，在科学随笔创作过程中可以进行改造，灵活运用。在调查研究过程中，要善于观察细节，善用比喻表达，要具有洞察事件背后深意的能力。奈豪斯还强调，调查研究要在伦理道德范围内，切莫捏造事实，对待消息人士要合理合德，要用道德规范约束自己。科学随笔的起笔、收尾皆无定法，但总有可借鉴且通用的技巧。开篇须留有余地，不可和盘托出，要吸引读者读下去；结尾要提炼出对作者和读者都具有启发意义的新观点，引导人们在科学探索的道路上继续前行。文章主体部分最难写，要注意展示和讲述两种方法运用之间的平衡，要保持起笔时的活力。奈豪斯建议人们要学会以质疑的方式生活，希望所有人都是从新闻角度，秉承科学的怀疑精神，同时怀着对读者的责任感去写作。她撰写该书的目的，就是希望能帮助广大读者写出经过深思熟虑、准确无误且引人注目的科学随笔。依笔者愚见，放在中国的科学传播语境下，该书中的科学随笔确实很难归类。与科学小品相比，它没有那么强的知识性；与科学新闻报道相比，它虽然有一定的报道性甚至时效性，但又更加强调个人风格与观点；与科学故事相比，它又是非虚构的。因此，认真学习和借鉴该书中总结的经验与写作技巧，必将有助于我国广大读者提高科学写作水平。

### 医学相关的经典佳作

从该书的书名来看，似乎作者主要阐述的是科学随笔的写作，但仔细阅读后可见，该书中涉及医学相关的精彩片段俯拾皆是，尤其是作者介绍的许多医学名作中的点睛之笔。针对 2009 年的大流感，短篇随笔集《免疫》一书揭示了人们所持有的"所谓现代疫苗存在危险"的观点是错误的，并有力地证明了免疫是对个人健康和公共利益的一种义务。奈豪斯指出，历史上有太多的理由让人们对公共健康措施产生不信任感。如果我们把是否应该接种疫苗的辩论描述成一种战斗，那么它或者是"无知"妈妈和"高知"医生之间的战斗，或者是有爱心的妈妈和"没良心"的医生之间的战斗。当我们这样做的时候很少会承认，所有参与者其实都被同样的恐惧和共同的希望所驱动着。或许我们能够接受自己所处其中的、人人都是非理性的理性人的世界，却无法想象一场到头来我们与自己为敌的战争。尽管时过境迁，但针对目前在全球肆虐的新型冠状病毒肺炎疫情，该书作者的观点仍具有针砭时弊之功效。有人曾言：将你知之甚少的东西简化很容易，而将你知之甚多的东西简化则需要不同流俗的天赋、不同寻常的洞察力，尤其是敏锐的感知力。奈豪斯指出，最喜怒无常的实验室设备将永远是人类的大脑。出自科学家和科学作家的随笔作品能让他们检验自己的思想与内心，并与之对话。随笔可以把影响世界和被世界影响的人类行为纳入其中，而不是简单地解读科学研究的发现和结果。随笔是以个性化表达的风格写就的，读起来让人感到满足和惬意，写起来也是一种愉悦。当前，我们正迎来新一轮科技革命与产业变革，科学技术的迅猛发展从来没有像今天这样深刻地影响着人们的工作和生活。随着人口老龄化的日趋严重，人们对健康相关知识的需求更加迫切，医学科学传播与普及也肩负着更加神圣的使命：让公众理解医学，让医学惠及人类，以科学素质的整体提升构筑理性、和谐、美好的未来，从而真正实现以大众健康助力全面建成小康社会的目标。

# 奉为圭臬的叙事工具　医者必备的沟通技巧

## ——《别做这样的科学家：走出科学传播的误区》

　　身为医务工作者，终身学习是我们职业生涯的必备。繁忙的临床工作和科研任务常常令人疲于奔命，尤其是在信息传播技术和手段高度发达的当下，为了及时掌握新知并更好地为患者服务，知识更新的需求尤为紧迫。相对于日趋精进的医学理论和临床操作技巧，在与患者的沟通中，科学传播知识匮乏所导致的沟通障碍日趋凸显，这无疑是导致医患矛盾的诱因之一。有鉴于此，学习基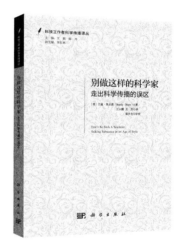本的科学传播知识、掌握必备的沟通技巧实属必要。美国兰迪·奥尔森（Randy Olson）所著的《别做这样的科学家：走出科学传播的误区》一书，有助于我们开阔眼界，尤其有助于医务工作者提高科学素养。作为一位从大学教授跨界进入好莱坞并拍摄电影的科学传播者，奥尔森的职业历经了学术研究与影视制作两个领域，勤奋好学的他在这两个领域都颇有建树。正是这样的职业体验，让他有感于科学界在做好科学传播方面尚存在一些需要迎接的挑战和逾越的障碍。他深谙科研人员开展科学传播面临的一系列窘境和困惑，力图通过自己的亲身经历来为科学家出谋划策，争取为科研人员开辟一条让科学更加人性化的传播之路。该书的主要内容包括：不要过于理智，不要太没有想象力，别做差劲的故事讲述者，不要如此不讨人喜欢，别做差劲的倾听者，要为科学发声。奥尔森通过一个个鲜活的案例和亲身体验后总结提炼出来的经验，竭尽全力为读者指点迷津。笔者认为，在知识爆炸和信息泛滥的当下，形式与内容势必同样重要。作为一部科学传播的"避坑指南"，阅读该书或许有助于我们更有效地开展科学传播工作。

## 奉为圭臬的叙事工具

奥尔森指出，科技工作者有充足的科学储备，但是对人性的认识却远远不够。依据学术和媒体两段职业生涯的对比，他深刻领悟到：科学容易，媒体难懂。如今要了解我们是谁，理解媒体不可或缺。我们可以寄予希望的是：媒体即叙事。因此，理解媒体不再是一件不务正业、无关紧要的事情，信息社会将由那些最善于操控媒体的人所主导。因此他对科学界的忠告是：首先应聚焦于生命中那些更加人性的因素，而实现这个目标的工具就是叙事。叙事基本上是所有事情的核心，显然它也是讲故事的核心。此外，它还是论证、逻辑、推理的核心，甚至是科学方法的核心。该书作者深信不疑的理念是：叙事就是一切。叙事不仅是传播的核心，而且是人类灵魂本身的精髓。奥尔森坦言：虽然听起来非常简单，但叙事是极其复杂且永远不能被完全掌握的事情。即便极其复杂，但它仍然有一个简单的内核，即可用"ABT"来概括，这三个字母总结出来的就是"并且（and）、但是（but）、因此（therefore）"结构。而令人厌倦乏味的叙事手法是"AAA"，即"and、and、and"结构，这种方法收效甚微。科学所面临的挑战非常明确，那就是接受反对意见，努力回击，并且推翻反科学的力量。从叙事原理来看，其不同阶段的三个基本推动力是共识、冲突和结果。要想把故事讲好，必须借助这三个推动力，并用更强的冲突进一步增强效果。

通过分析和处理叙事，确保发布的所有信息都具有很强的叙事结构，只有这样，才能使传播不再无聊乏味和令人困惑，从而成为趣味横生并能让大众产生共鸣的信息。尽管奥尔森认为对科学进行传播的核心不是讲故事而是涉及叙事，但该书中有关讲故事的章节，仍然有助于读者吸取一些重要的经验与教训。

## 忽视传播的惨痛教训

科学一直由两部分组成，第一部分显而易见，就是从事科学实践，开展常规程序研究，包括采集数据、验证假说、展开实验；第二部分不那么明显，就是对科学进行传播。尽管我们生活在一个完全依赖科技的社会中，但由于科技的博大精深和个人的术业有专攻，几乎无人能够完全了解众多的科技知识。毫无疑问，如今的科学更加人性化，它已经以润物细无声的方式渗透到大众生活的各个方面，科学传播也已然成为科研人员面向公众的一项必备技能。科研人员通常被称作科学传播的"第一发球员"，其科学传播活动可以最大化地增加知识的力量。回眸历史可知，"现代遗传学之父"孟德尔就是不善于传播的代表人物，他在离世前十分低调地将自己的研究成果发表在艰深晦涩的学术期刊上，35 年内这篇重量级论文几乎无人问津。直到几十年后，学术巨擘重新发现了孟德尔的实验，才催生了人们当今熟知的现代综合论，即把达尔文的演化思想与孟德尔的遗传学知识结合起来，创造了关于演化如何展开的稳健理论。同样的经历在弗莱明身上再现，他于 1928 年发现了青霉素，但没能勇敢地对外宣传，却把研究结果发表在一篇关注度极低的论文中。他的研究在 1940 年才被人重新发现，如果该研究当年就广为人知，青霉素的研发和应用可能会提早 10 年，也许就能挽救更多的生命，这就是缺乏传播所付出的惨痛代价。有鉴于此，科学传播关乎未来，要做好科学传播，科研人员就不能缺位，正如智者所言：科学缺席之处，就是伪科学泛滥的地方，科学战败的原因是科学家离开了科普阵地。

## 科学传播的"避坑指南"

奥尔森认为，科学自身并不能引起广大公众的兴趣，只讲科学对于公众来说远远不够，科学冰冷无趣、异常复杂、信息性太强，因此需要结合一种更加人性化的要素。科学家往往思维缜密，脑子里总是装着最直截了当的逻辑，习惯于用相当简单且直接的方式看问题。他们缺乏想象力的思维模式随处可见且永远不会改变，这也是不良传播的祸害之源。因此，最重要的是要认识到简单直接地抛出事实无济于事。要想进行有效的传播，简洁就是一切。做大众传播时，最简单的就是唤起和满足。首先要唤起公众，让他们对你所讲的内容感兴趣，然后你要满足他们的期望；即先激发兴趣，然后施以教育。大多数失败的传播都是因为没有做好其中一个方面。讲故事是科学与艺术的结合，能与想象力匮乏相抗衡。迄今，讲故事依然是最有力的大众传播方式。美国忧思科学家联盟就科学家如何同媒体打交道量身定制了 9 条"避坑指南"：①事先做好功课；②做好充足准备后再接受采访；③重复，重复，再重复，让采访者理解你的主要观点，这样可以在某种程度上对后期的编辑有所掌控；④如果你跑题了，要用过渡的方式回到主题上来；⑤按照自己的方式结束采访；⑥不要即兴脱稿发挥；⑦不要去猜测；⑧如果必须要谈到一个有局限性的观点，那就要强调限制条件；⑨永远不要生气。综上所述，其基本原则就是提醒科学家应该对采访进行控制、控制、再控制，对采访进行过多的准备反而会适得其反。尽管科学为人类造福良多，但也需要理性以阻止它不断向非人性的方向发展，接受科学训练就是有助于我们成为呈现事实而非阿谀奉承的科学家。

## 医者必备的传播技巧

奥尔森指出，生命本来就是一段不断学习的旅程，我们需要展示的美妙科学从根本上来说就是关于人类自身的，这是一项永无止境的艰难挑战。毫无疑问，科学一半是知识一半是传播，有效的传播对科学而言必不可少，知识与传播应该相得益彰。科研人员在开展科学传播时存在不愿、不屑、不擅长、不敢做科普的"四不"窘态，而如今科学传播已经绝非单纯依靠直觉就能够胜任，它需要理论与方法的指导。如果没有人听说过你的研究，就等于没做过该研究；不能有效地传播自己的研究，他人替你传播时就可能出现偏差。其实媒体就是叙事，叙事就是故事，故事就是生活指南。只有我们充分地理解和掌握了叙事，并把叙事作为职业的核心原则，才能真正理解媒体，并让科学变得更加人性化。科学研究表明，如果要引起共鸣，大脑、心脏、肠道（直觉）和性器官都非常重要。目标是从大脑开始让信息传达，能够触动心脏，让幽默到达肠道（直觉），更理想的是凭借性感的魅力触动性器官。大脑是高智商人群的主场，心脏是充满激情之人的主场，肠道是幽默和更深层次直觉的主场，受直觉驱使的人更容易冲动，也更具有自发性。"纸上得来终觉浅，绝知此事要躬行。"医务工作者的信条是：首先，不要伤害。因此医者应该具备超强的倾听能力，对带有怒气的患者，有效的方法并不是进行全力反击或者提供直截了当的事实，而是另辟蹊径。该书中提到的很多做法和理念都值得读者参考与借鉴，比如"ABT 结构""雪莉法则""唤起与满足"等。

# 学术评价的条分缕析　科学之路的进阶宝典

## ——《科学家修炼指南》

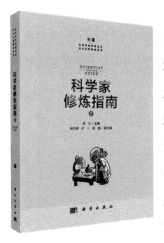

　　有幸读到一本立志"让科学家更懂自己"的书，这就是《科学家修炼指南》。其作者是一群从事科学计量学研究并热衷科普事业的青年才俊，他们以少年壮志不言愁的决心，立志通过自己的公众号向大众普及科学计量学知识，以便让更多人拥有计量智慧，恰当使用科学计量指标，更全面地了解科学家群体。编者从"林墨"公众号已发表的文章中精选出近百篇佳作结集成书，奉献给立志于献身科学者作为入门指南和进阶宝典。该书围绕科研、工作、生活中所面临的种种现实问题，借助科学研究的数据和大量生动具体的案例，再现了科学家在科研项目申请、论文发表、评职晋升、择校和家庭生活等方面面对的各种困境和艰难抉择。该书为读者展现出科学家鲜为人知的一面，从而让我们有机会从普通人的视角理解科学家的所作所为。阅读该书后，笔者不仅开阔了眼界、增长了见识，更加深了对科学家的理解。

## 科学计量的成果展示

科学计量学研究的是如何用定量的方法来刻画科学、科学家及其研究成果，它对于科学家来说最重要的贡献，是设计了科技管理和科技评价中所使用的大部分方法与指标，包括影响因子、被引频次等。虽然这些评价方法和指标存在多种缺陷，但它毕竟提供了一种可以在科学世界中通用的"货币尺度"，使得我们更容易对科学家及其科研成果进行"定价"。对科学家而言，获得科研项目资助和发表论文无疑是最重要的两个话题。科研项目是研究条件的保障和学术业绩的体现，而发表论文的数量和被引频次在很大程度上决定了科学家的职业前途。研究表明，出色的研究成果取决于科学家的科研天赋和运气，而学术积累似乎并非很重要。科学家申请专利并不会妨碍其从事基础研究工作。为了取得成功，科学家不仅需要高智商，而且需要高情商。科学家将自己视为最大的竞争对手，竞争会促进科学更快地发展。目前生物医学领域处于保守发展期，因此对科学家个人而言，偶尔尝试创新可能是最优的选择。

科学家真正追求的是科学发现的优先发表权，而不是优先引用权。2015 年的调查显示：40%的科学家没有听说过 $h$ 指数，10%的人甚至不知道什么是影响因子。在学术界，引用行为是大众行为。引用熟人的文章，几乎是每位学者的习惯。作者发表了一定数量的论文之后，论文被引用的概率就会更高。该书作者坦言：世界上没有一种规则可以保证绝对公平，可以满足所有人心中的公平感。理想的学术评价应该具备两个要素，即小同行、讲真话。然而实现这两个要素的成本极高，在现实情况中，成本较低的定量指标颇受欢迎。当前的学术评价主要依赖于同行评议与定量指标，但任何一个指标都只能衡量科学家的某一个或几个维度的特征，而不能全面揭示科学家的学术绩效。例如，$h$ 指数是一个被广泛采用的评价学者影响力的指标，但它只能评价科研人员过去的业绩而不能评价其未来的成就。我们必须强调，定量指标是同行评议不可行或有缺陷情况下的替代或补充方案。影响因子很容易被操纵，论文发表时滞和影响因子之间并非单纯的线性关系，在影响因子达到峰值之前，时滞越长，影响因子越高；在达到峰值之后，时滞越长，影响因子越低，因此引用要趁早。尽管广受诟病，但到目前为止，任何定量的评价指标都难以取代期刊的影响因子。

## 学术论文的深入研究

研究表明，科学守门人主要是学术期刊的编辑与审稿人，他们从法律上庇护、从专业上肯定科学发现，同时引领科学的发展方向。审稿专家可能是世界上最具有公益精神的一类人，当前的审稿制度，有利于他们从众多的科学发现中剔除差的，但很难识别出最好的。他们在多数情况下能做出正确决定，但却极易拒绝开创性贡献。他们常常有强烈的"领土意识"，也经常固执己见。总体而言，被顶级学术期刊编辑直接拒绝的论文，即便最终发表，被引次数也确实相对较低。近年来，研究人员数量的增长速度要比所需审稿人数量的增长速度还要快，生命科学领域尤其如此。审稿人数量充足并不意味着审稿很充分，20%的科学家承担了69%～94%的审稿任务，审稿数量排在前8%的人承担了25%的审稿任务。然而，如果一位审稿人的审稿任务太重，其评议质量往往会因为评审时间不足而大打折扣。因此，审稿数量和质量不能等同。

一般而言，发表论文的数量和发表高质量论文的数量往往成正比。大学的合并不一定会增加发文量，但规模差异大的学校、综合性大学与医科大学合并均有助于提升发文量。论文中作者的用词折射出其人生态度。科学论文需要传达客观、理性的知识，但如果采用积极正面的词汇，就能让研究内容看起来更具有吸引力和独特性，从而有利于提高投稿的命中率。对 PubMed 数据库的研究发现，过去40年中，科学家的人生态度越来越积极向上。论文中积极正面的词汇出现的频率上升了近9倍，消极负面的词汇仅增加了几个百分点。顶级科学家在使用词汇时保持中立和谨慎的态度，导致知名期刊中作者使用积极正面词汇的增长速度低于平均水平。如今网络语言对学术交流产生了巨大的冲击，科学的语言正变得越来越通俗化和生动化，导致科学术语的使用越来越随意。在生物学领域，非正式术语的使用量剧增了24%。这种"随意"有时候会更高效，而语言进化的方向就是"变得越来越随意"。该书作者提醒人们，为了证明自己是论文的作者，文章发表以后要记得引用自己的文章。

## 学术评价的条分缕析

论文的被引次数常常是科学家影响力的代名词，被引次数越高，科学家的影响力越大，期刊中1%的高被引论文可以斩获17%的被引次数。论文的高被引并不必然意味着高水准，84%的科学家自认为水准最高的成果通常会出现在高被引名单中。被引次数名列前茅的论文通常都是延续性研究，即知识贡献并不大，水准并不算最高。引用受论文的风格影响，如述评和通俗论文更容易被引用。只要研究主题好玩、有趣，无论是延续性研究还是突破性研究，都被科学家打了高分。大众在解读时，常常将高被引等同于高质量或高水平，这是缺乏科学依据的。被引次数高的论文通常只意味着这个论文的选题比较热门。创新程度高的研究，因为曲高和寡，反而未必会获得高被引和基金资助，诺贝尔奖获得者30%的关键性科研成果都没有受到直接的基金资助。在论文的平均被引次数上，生物学科远高于数学学科，如果单纯以提高成果的影响力为目标，与生物医学领域进行交叉，显然要比与数学领域进行交叉更有效。对生物医学领域的研究论文呈现出一种特殊的引文规律：学科交叉度越高、引文的影响越小。应该注意的是，被致谢也是影响力的体现。

中国高被引论文的内部引用率在微观上个体自引、中观上本单位引用、宏观看国内同仁引用三个层次上都远远高于美国同类成果。然而可喜的是，中国高质量论文在美国同行中的认可度正在提升。在文献中，负面引用并不少见，其中84%出现在论文的结果与讨论部分，而只有42%的正面引用出现于此。平心而论，被负面引用的论文往往质量不俗，一个创造性的错误，胜过一打"老生常谈"。应该注意的是，零被引的论文可能是"睡美人"，其概率在 Web of Science 数据库中低于 1%，而在诺贝尔奖获奖论文中约为 20%。回溯历史，孟德尔有关豌豆杂交实验的论文发表后几乎无人问津，出版 34 年之后才引起人们关注。屠呦呦获得诺贝尔生理学或医学奖后，在 Web of Science 数据库中仅能找到她的 4 篇论文，而且都未被广泛引用，这个现象揭示出科学影响并非总是立竿见影的。网络媒体普及之后，采用点赞代替引用的观点日益盛行。然而引用属于科学家投票，点赞实为大众投票。用点赞代替引用的最大问题在于点赞太容易作弊，因此关于科学问题，我们还是应该把投票权交给科学家。

## 合作共赢的成功秘籍

科学家是一个共同体，他们有着共同的属性和特征，这使得"让科学家更懂自己"的口号成为可能。美国心理学家伍德沃斯于 1962 年率先提出了学科交叉的概念，指出跨学科活动是打破已知学科边界并涉及两个或两个以上学科的研究活动。研究表明，跨学科合作是科学发展的趋势，学科交叉已经成为重要科学贡献的生长点。近百年来，在诺贝尔物理学奖、化学奖、生理学或医学奖中，41% 的获奖者的研究领域属于交叉学科。不同学科合作的优势在于：共享科学数据，节省科研成本，缩短数据收集时间，提供新的研究机会，验证现有的研究结果，提高研究的效率，促进知识的有效交流，为学术界和社会带来巨大的效益。尽管其好处显而易见，但在现实中共享科学数据绝非易事。学者认同跨学科研究的价值，但又不认可某个具体研究的价值。传统的科研评价体系并不适用于跨学科研究，项目涉及的学科越多，获得资助的概率越低。有关研究显示：科研团队的规模以适中最好，随着团队规模的扩大，研究成果的颠覆性逐渐降低。做出高创新性研究的科研团队通常为 2～8 人。创造出高创新性成果的概率在 1～5 人的小团队中为 72%，在 10 人的课题组中仅为 50%。

鉴于合作困难，因此多科学合作应讲究策略，合作伙伴之间越互补越好，合作强度越大的学者其学术成就越大。科学家选择合作对象的时候更倾向于选择没有合作过的新人，而且"喜好"越相近越好。科学家去世后，合作者发表论文的数量迅速减少 40%，而非合作者增加 6.7%。由此可见，领导者在团队中的贡献值接近一半，拥有好的领导尤为重要。对文科而言，文理科交叉是一把双刃剑。一方面，融入了自然科学领域知识的人文社会科学论文可能拥有更广泛的读者；另一方面，跨文理学科知识的融合在一定程度上更有新意，更能吸引读者。当今社会科学的科学化趋势非常明显，但文科论文中的自然科学知识占比太高以后，会在一定程度上损害文科论文的可读性，进而妨碍其传播。健康科学的跨学科程度很高，这与其整合了公共健康和药品的社会影响方面研究有关；临床医学则相反，这与其学科研究的精深性密不可分。总之，跨学科合作的出现，其实质就是学科壮大后的"红杏出墙"，就是学科成熟后的"招蜂引蝶"。

### 激励措施的水涨船高

在学术共同体中，作者的信誉如同学术通货，对研究人员的晋升、项目资助和业绩评估至关重要。古德哈特定律宣称：当一个指标被选作衡量经济走向的指标时，它势必会失败，因为人们开始把它玩弄于股掌之间。该定律也同样揭示了科技评价的尴尬处境：一方面，科技评价会激励科学进步和技术创新，引领科技发展，并对做出贡献的科学家和科研机构进行奖励；另一方面，科技评价又会不可避免地被投机者滥用和错用，从而影响科技评价的信度和效度。对美国国立卫生研究院 1980～2008 年 13 万个研究计划的评审分数进行的分析表明，同行评议的评价越好，受资助计划在其后 5 年内的研究产出就越高。有人对英国过去 30 年的科研项目进行的调查显示：科研经费的分布高度集中，前 8% 的项目负责人及其所属机构获得约一半的科研经费，这究竟是能者多劳还是赢者通吃，值得我们深思。

科学基金资助模式通常只注重项目的立项而不注重结题，只重视研究者的个人背景而不看重最终的科技产出，是一种"严进宽出"的前向资助模式。科技悬赏制度则以结果为导向，更看重项目完成的质量和水平、项目本身的价值和收益，是一种"宽进严出"的后向资助模式。近年来，国内对在国际顶级期刊发表高质量论文的激励措施令人瞠目结舌。2008～2016 年，国内高校对发表在《科学》《自然》上的文章平均每篇的奖金从 2.6 万美元上升到 4.4 万美元。

## 学术不端的动因剖析

有人曾言：科学发现世界的真相，经济学发现科学背后的真相。科学经济学就是用经济学方法解释科学家的行为和科学界的知识产出。科学发现的先发优势非常重要，学术界的奖励体系助长了学术不端的发生，经济学家的自利性使得他们比其他学科的科学家更倾向于选择学术不端行为。研究表明，科学家越看重经济利益，他们在高质量期刊上发表的论文就越少。科学家蓄意违背学术规范的主要原因包括：预期收益可能超过成本；不当的激励机制让科学家追求赢者通吃；生存压力让科学家铤而走险。如今科学计量指标的层出不穷，也在一定程度上催生了学术不端。从"Publish or Perish"（不出版，就出局）转向"Impact or Perish"（不出众，就出局）规则是学术不端行为的诱因，其压力促进了剽窃行为的产生。仅2012 年和 2013 年，PubMed 就撤稿超过 500 篇；与 20 世纪 90 年代相比，增长了约 20 倍。中国学者近年来被撤稿的数量持续增长，严重影响了我国科学家的声誉。中国学者被撤稿的主要原因是：学术不端，学术差错，其他原因；其中 3/4 为学术不端所致，剽窃最多，欺诈（编造、篡改结果）次之，第三为虚假同行评议。该书作者提醒人们：捍卫真实就是捍卫科学的生命。善于遗忘是人类的本性，但是科学不会，互联网更不会。一次撤稿后带来的行政处罚可能是短暂的，但后续的影响却是一场"无期徒刑"，撤稿对作者后续论文发表与被引均会产生严重的负面影响。

## 科技人才的多面研究

今日的中国科学界，最稀缺的不是资金，而是人才，大学的竞争实质上就是"大师"的竞争。有关研究显示，国际合作和科学家流动程度越高的国家，其科学影响力越大。科学交流的国界终将消失，跨国流动会给流出国带来更多的资源。为了追求科学影响力，国家可以通过增加经费投入提高论文产量，鼓励国际合作和科学家流动提高论文被引频次。纵观全球学术界，可以自由流动的科学家影响力更大，一位基因组学专家可能是当今世界上跳槽最频繁的科学家，他可能已经在 10 个国家或地区工作过。美国对 30 所拥有博士项目的信息学院的研究表明，20%的大学培养了本学科领域 60%的教员。改革开放 40 多年来，我国各类出国留学人员的回流比例约为 58%。对高端人才回流的研究显示：他们回国之后的国际合作意愿普遍降低，非校友比校友更倾向于寻找校内合作，校友比非校友发表论文期刊的影响因子更高。对科学家的家庭与工作的有关研究表明，在全球范围内，科研人员中女性不足 1/3，但我国的本科生和硕士研究生中的女性比例已经超过男性。女性的漂亮程度得分越高，被认为越不像科学家，而被认为是幼儿教师的可能性越高。已婚科学家的发文量更高，未婚科学家中女性明显多于男性；再婚女科学家的发文量几乎是初婚者的两倍，休产假的女科学家发文量更高；解决配偶工作能让男科学家的发文量更高；提供幼儿入托的大学，其科学家论文的产出更高。同辈相互的比较、家与办公室之间的距离、机构排名等因素影响着精英科学家是否跳槽以及跳槽的频率；如子女处于青春期，科学家则很少跳槽；越高产的科学家更换工作的可能性越大。

# 为人的智慧

在你最悲观最失望的时候，那正是你必须鼓起坚强信心之时。你要深信：天下没有白费的努力。成功不必在我，而功力必不唐捐。

# 明朗航行的智慧灯塔  文学大家的处世哲学

## ——《王蒙自述：我的人生哲学》

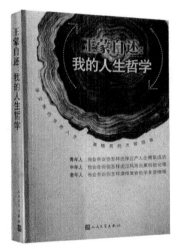

人生在世，得以始终与书为伴，无疑是一件幸事。然而，尽管自诩为好读书之人，回首近耳顺之年的人生来路，真正值得反复阅读的书籍并不多见，《王蒙自述：我的人生哲学》就位列其中。该书出版了近20年，自己从年届不惑读到如今，随着年龄的增长和人生阅历的丰富，笔者获得的阅读感受每有不同。该书是王蒙耗时四年精心打造的力作，迹近随笔。该书的内容涉及人生的多个方面，主要包括：我的人生主线，我的21条人际准则，陷入纠纷是一大悲剧，最好的人际关系是"忘却"，人比人气死人，人生最重要的是知道不做什么，太想赢的时候反而会输，不要以为自己就是尺度等。在该书中，王蒙结合自己几十年跌宕起伏的生活体验，以丰富的阅历深入剖析了人生的各个环节，就人行于世的种种道理，以妙笔生花的文笔向读者娓娓道来。他以自己多变焦的传奇人生与高情商的大智良言，引导读者怎样选择庄严人生以获得成功，指导人们如何走过风雨沧桑以创造化境，开导人们怎样演绎黄昏哲学以享受晚晴。掩卷遐思，该书不仅是这位文学巨擘真心袒露的处世哲学，而且是我们明朗人生航行中的智慧灯塔。王蒙以雄健的笔触、渊博的文化修养、深邃的哲学思想，去总结自己的人生经验与体悟，去探索并揭示人生的大道至理。严格来说，作者不是用笔，而是用生命、用思辨、用心血在撰写该书。笔者认为，有心开卷者，不仅能给自己带来阅读的享受，而且对我们不可重来的人生具有强烈的现实指导意义。

## 深思熟虑的人生见解

王蒙指出，人生好像一艘船，世界好像大海，人自身就是驾船的舵手；人生又像一条溪流，历史就像是融合了许多溪流的大江；人生又像一条长路，也许在它快要结束的时候，又会发现它其实是那么短。因此，希望有更多的人能够生活得明朗一些。明朗，就是说成就有大小，际遇有顺逆，但应该生活得更坦然、更清爽、更光明、更健康、更快乐。王蒙倡导的超越和飞跃的人生境界，是承担一切忧患和痛苦之后的晴朗，是历经一切坎坷和艰险的踏实，是能够拒绝和消化人生一切苦难的承受和面对困厄的自信，是把一切责任、使命及奋斗视为日常生活的平常、平淡及平凡，是九死而未悔、百折而不挠的视死如归。我们常说，只有浪迹天涯的人，才有资格谈人生的真谛；只有胸怀坦诚的成功者，才会给我们以真实的人生教益；只有亲历过人生苦难的人，才能更加理智地看待人生；只有用理性指导自己人生而又不惮躬耕实践的人，才能讲出人生的哲理。王蒙绝不放弃人生的睿智哲学与理想境界，但也绝不高谈阔论，无论小事还是大道，他的肺腑之言都是人生至理。他认为，学问从根本上是相通的，真理有自己统一的品格。提倡一切以生存为基点，以生活为背景，以哲学为武器，用科学与灵动的方法来剖析人生，用实事求是的态度来面对人生中的各种问题，且颇有新意地创造了许多深刻的人生概念和范畴。他认为，用工作的成绩说话，则兴、则立，则吉；用说话来取代工作成绩，则败、则危、则凶。人生最重要的是知道不做什么，他的无为观不是不做事，而是不做那些无意、无效、无趣、无聊之事，更不是去做蠢事。无为是一种效率原则、养生原则、成事原则、快乐原则，是一种境界和办事原则，也是一种豁达、聪明和风格。王蒙喜欢幽默，认为只有从容、平等待人、超脱、游刃有余、聪明透彻的人才具有幽默感。他衷心希望读者能驾驶自己的人生之船进行一次明朗的航行，让智慧和光明永远陪伴着自己的生活。

## 生存与学习如影随形

王蒙认为，生存是不能漠视的首要问题，而学习是自始至终贯穿人生的内容。人生最重要的事情是生存与学习，他结合自身的经历谈到学习对人生的重要性，以及如何在学习中通达并享受人生。他坦言：成为自己一生主线的就是学习，从来没有怀疑过其价值与意义。学习不受任何条件的限制，从不停歇，也不会被他人剥夺。人生之中，始终给人鼓励、力量、尊严、自信、满足和快乐，并带给我们无尽益处的行为就是学习。学习是王蒙的性命所系，是他能够战胜一切风浪而不被吞噬的救生圈。王蒙指出，一切语言都是得力的工具，但同时也是陷阱，一切无懈可击的语言都是有懈可击的。因此学习语言尤为重要，多学一门语言，不仅是打开一扇窗子，多一种获取知识的桥梁，而且是多了一个世界、一个头脑、一重生命。外语与母语不是相互排斥，而是相互促进，相得益彰。母语好比是家乡、家园，外语好比是世界，走向世界才能更好地了解并热爱家乡，建设更美好的家园。语言的功能在于生活，与生活密切相关，学习语言就是体验和深入生活。学习语言要多听、多讲、多重复、积极交流。王蒙毕生以"我是学生"自居，这是追求一种学也无涯、思也无涯的人生真谛，一种洞悉宇宙无止境的人生境界。他认为，最好的老师是生活，最好的课堂是实践，学习是人生的智慧之灯。越是处于逆境中，就越要争取生活的快乐和学习的长进，苦中作乐就是为了活下去，而只有活着才有未来。顺境时常常自我感觉良好，志得意满，容易浮躁，好为人师。身处逆境之时，学习的条件最好，心最专，效果最好，可以不受干扰地求学、深思及总结经验教训，可以严格清醒地审视、反省、解剖自身，是学大知识、获大本领、得大彻大悟的最好契机。王蒙指出，真正的胜利，是善于在一切逆境中学习，通过学习发展和壮大自己，憧憬并为未来做好准备，为最后全面的胜利打下基础。这样的学习，也是对于制造苦难和不义、嫉贤妒能的坏人的最好回答。

## 大道无术的睿智思辨

王蒙认为，"道"是自然、规律、必然、真理，"术"是技巧、手段、本事，两者都是人生不可或缺的。大道是不以人的意志为转移的规律，而"术"主要是指心术。他提出大道无术，是指合乎大道、接近掌握大道的人士不必整天动心眼，也有一种士先器识而后文艺，从心所欲不逾矩的味道。悟性是指一种学习、理解、明白的能力。提高悟性的方法包括好学、深思、琢磨、模仿、敢于实践、善于总结、勇于自省等。王蒙提出人生即燃烧的理念，但提醒我们人生中投入的热烈程度与获得的果实恰恰不一定成正比，世间的许多事情都是要热得发冷了再做才能做好。王蒙坦言：道不同不相为谋，我的起点、出发点、思考的角度就是有所不同，我不打算迎合，也不喜欢那些欺世盗名的大言。该书不仅阐述了道与术的关系，而且论述了"伪道""伪术"的贻害无穷，同时讲述了道与德、诚与诈、智与愚、真与伪、大道与小术、善与伪善的区别与效用，明确提出了"无术、无谋、无名、无功"的人生哲学思想。王蒙指出，人生会遇到逆境、顺境和无奈的俗境，从而产生各种不同的心态。但事物的变化是连续的，逆境是顺境的准备，顺境是逆境的铺垫，顺境中可能埋伏着逆境的因素，逆境中可能积累着顺境的因素。更重要的是，不同的人会在同类的境遇中秉持不同的人生态度，这正是许多人境遇相同而命运各异的根本原因所在。逆境是人生的考验与挑战，顺境也许会成为陷阱，而俗境是生命的简单重复。风度是全部内涵的外化，是装不出来的，因此在任何处境下都要保持一点风度。

时间是最伟大和公平的，善于等待的人是聪明的，也是真正有信心、能力、头脑和见解的智者。

## 人际关系的基本准则

王蒙指出，人最容易犯的错误是以己贬人与以己度人，前者过高地估计了自己，后者以为自己的好恶和标准必然与他人一致。人际关系最要命的首先是人际纠纷，人性恶的东西不一定只属于他人。单纯建立在利害之上的关系，盟友就是后补对手。人际关系永远是双向的、相互的、可变的、不羁的，因此，不要把自己轻易地绑到某个个人的战车上。应躲避同盟，最好避开那些自愿为你冲锋陷阵的人。成熟与幼稚的区别就在对于恶的认识和对付恶的本领。成熟之人，会坚定不移地从容应战，巧妙应对恶，化被动为主动。从恶的挑战中寻找善的契机，要战胜、转化恶，弘扬善，直到庖丁解牛，游刃有余，出淤泥而不染。有鉴于此，王蒙总结出 21 条人际关系的基本准则，如：不相信动辄汇报谁在骂你的人；不相信那些对你过分夸奖和歌颂的人；不讨厌那些曾经公开与你争论、批评你的人；不回答任何对于个人的人身攻击；一般不做自我辩护，但可以澄清观点或是非；背不起黑锅的人只能是弱者；不随便拒绝或答应人，不在无所谓的事情上炫耀实力；不急于表现自己或纠正旁人；不在背后议论张长李短；绝对不接受煽动或挑拨；永远不考虑从人际关系中捞取好处；永远不要自以为高人一等；对某人某事感到意外时，千万不要立即以敌意设想旁人；永远不与任何人纠缠；寻找结合或契合点，而不是只盯着矛盾分歧；永远不从个人利害的角度谈论与思考问题；把处理人际关系当作一个特殊的课程；最多只用三分力对付人际关系的摩擦和回应攻击，否则都是绝对地浪费精力、时间和生命。王蒙认为，大多数情况下，绝大多数人对待你的态度取决于你对待他们的态度。因此，我们要保持干净、稳定、操守及好心情，保持正义感、理性、有所不为有所不信，更要保持与人为善。即使道理如长江之水，气势如泰山之峰，言语如利剑如炸弹，权威如中天白日，但如果别人听不进去，也无异于对牛弹琴。所以最好的人际关系是从根本上忘记关系学，对待关系宁可失之糊涂或疏忽，也不要失之精明或盘算得太清太细。就关系求关系，只能走向穷途末路，贻笑大方。

## 享受老年的黄昏哲学

回首人生，王蒙的处世哲学是：不要相信简单化；不要相信极端主义与独断论；不要被大话吓唬住；不要排他，最好是党同喜异、党同学异；提倡理解，相信理解比爱更高；重视结论也不忽视方法；乐生，保持对各种事物的兴趣；每个人做好自己的事。充满人生乐观主义精神的王蒙认为，"夕阳无限好，只是近黄昏"之中既没有伤悴，也没有无奈。黄昏至少是一种壮美，所以要享受老年。人生最缺少的是实践、经验、学问，更加缺少的是一种比较纯净的心情，老年以后，这方面的本钱便多了起来。人生最多余的是恶性竞争、私利计较、鼠目寸光、浪费时光、强人所难与蛮不讲理，老了以后惹不起也躲得起了。老年是人生最美好的时候，成熟、沧桑、见识、自由、超脱，已经有权谈论人生，可以更客观地审视一切，特别是自己。可以插上回忆和遐想的翅膀，让思想自由地飞翔。进入老年最重要的有三点：要有自己的专业，要有朋友，要有自己的爱好。朋友之间没有永远与绝对地相互保持一致的义务，这即使是在夫妻、父子之间也难以做到。友谊永远是双向且自然而然的，不需要表白也无须证明，不需要培养也无须经营，友谊只不过是我们不会忘记。因此，老年是享受的季节，也是和解的年纪。如果说哲学向来关注人生，倒不如说人生本来就是一门生活的哲学，只要用心去思考，便总有如喜悦与悲伤、宽容与嫉妒、欢乐与烦恼等两两相对的范畴出现。既然生活本身就是一种哲学，那么我们就应该用哲学的态度来对待生活。这种哲学的态度，至少应该是求实的、两点论的，而不应该是形而上的、偏激的，只有这样才会减少人生曲线的弯度。因此，人年老后应该成为一位哲学家，即使不习惯哲学的思辨，也可以具备一定的情怀，获得哲学的沉静。

## 妙笔生花的人生漫笔

王蒙认为，生于忧患，死于安乐，生存就有烦恼，烦恼是生存的敌人、生存的异化和霉锈。人类生命的健康有三个标准：第一是基本的善良，是对他人的善意，其中尤其需要强调的是克制嫉妒；第二是明朗，善良才能明朗，嫉妒、狭隘、阴谋、怨毒只能带来黑暗；第三是理性与自我控制，不论你有多么正当的理由，怒火攻心永远是一种失败的表现。善良和爱心是一个健全人格的重要表现，自省和自我批判乃是健康心理的重要标志，对于恶的了解和防范是成熟的重要乃至主要标志。人最大的庸俗是装腔作势，最大的媚俗是人云亦云，最大的卑俗是顾影自怜。为了明朗地生活，就要对万事万物采取一种光明磊落、敞开心扉、开放而不设防的态度。自己丰富才能感知世界的丰富，狭隘与偏执者的世界只是一个永远钻不出去的穴洞。要求自己单纯的人是严肃、天真或神圣的，要求别人单纯的人是幻想或暴烈可怕的，智慧、经验、成熟都并非完全单纯，就如最清洁的空气完全不是纯氧一样。不怕暴露自己的缺点乃至敢于自嘲的人，意味着清醒、自信、活泼和真诚。人生要永远有碰壁和失败的准备，侥幸心理、自我估计过高与以己为准是一般人最容易犯的三个错误。王蒙认为应该珍惜生命，活着是一切生命的强烈愿望和正常状态，只有珍惜自己的生命与身体，才能珍惜别人的生命与身体。只有活着才有幸福和希望，才能领略大千世界的奇妙和人间的风光。个人爱好是一种休闲，是对健康身心状态的努力追求，也是一种文化。热爱游戏是人类的天性，是人类最本真的活动，而且许多学术事业的发展与游戏的动机密切相关。为了使自己的人生更加丰富多彩，应该需要具备不止一方面的专长，通过增加人生的兴趣，为自己创造色彩斑斓的丰富人生。

# 经典名作的睿智诠释　匡正时弊的深刻见解
## ——《老子的帮助》

近期重读了著名作家王蒙的《老子的帮助》一书，收获颇丰。这本十几年前出版的王蒙对《老子》的解读，主要内容是这位文化巨擘对千古名作《老子》81 章的意译和证词。王蒙认为，老子是一位真正的智者，他不仅教人表现柔弱、愚鲁，更教人无为、无我、无欲、居下、退后、清虚、自然。他提出的胜人者有力，自胜者强；上善若水，水利万物而不争；多言数穷，不如守中；无为而治；治大国如烹小鲜；不争之德；见素抱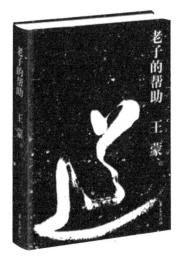朴，少私寡欲等主张，以大量朴素辩证法的观点，切实地诠释了人生与社会之间的微妙关系，倡导人们形成从容镇定、宽广耐心、宏远自信、静气与定力兼备的哲学思辨头脑，是帮助我们开阔心境、享受快乐生活的秘籍良方。王蒙坦言：老子提倡的是无为，我的经历是拼命为与无可为、无奈为的结合。我能做的是用自己的人生，用我的历史和社会体验、政治与文学经验、思考历程去为老子的学说"出庭作证"。王蒙的"意译"广泛吸收并综合了诸多名家的研究成果，最终用自己力透纸背的语言化出。"证词"部分是王蒙在古稀之年的所见所闻及所思所感，与老子的思想进行对证、查证，即作者用自己的生活体验去解读《老子》。此外，该书中还收录了王蒙曾经发表的一些谈论老子的单篇文章，从老子与宗教、数学、审美、方法论等方面阐释了他对老子的独到理解和深刻见解。该书在装帧设计上尤为值得称道：封面设计为虚空如浩瀚星空，契合老子之言；加上草体的"道"字，如大理石般朴素典雅；该书中附有黑白两条夹丝带作为书签，既有道教阴阳两极的象征意味，又显得别具一格，彰显名家佳作的品位。王蒙对老子的解读，可谓形上形下，挥洒淋漓；上天入地，洞烛幽微；深入浅出，能近取譬；鸢飞鱼跃，触处生春；真正做到处无为之事，行不言之教。

## 经典名作的睿智诠释

作为著名作家，王蒙长期潜心写作，成就斐然。该书是他结合自己丰富的人生经验对《老子》的理解，他结合自己的生活历程和中国社会的变迁，将一个个道理阐述得深入浅出，有着很强的感染力，为我们开启了一扇善待自己的思想之门，有助于我们遵循规律做事，按照自己的本性生活。王蒙指出，老子反复强调道法自然，无疑是和谐社会论和科学发展观精神资源的原典。他将这本流传千古的经典名作对今人的帮助主要概括为六个方面：①老子带来了大部分哲学思辨、小部分宗教情怀的对于大道的追求与皈依。他的道是概念之巅、之母及之神，是世界的共同性，是世界的本原、本源、本质、本体，是世界的归宿与主干。读之心旷神怡，胸有成竹。②老子提供了一种逆向、另类乃至颠覆性思维的方法。常人认为有为、教化、仁义、孝慈、美善、坚强、勇敢、智谋是好的，但他偏偏从中看出了值得探讨的东西。一般人认为无为、讷于言、不智、愚朴、柔弱、卑下是不好的，但他偏偏认为是可取的。他应属于振聋发聩、语出惊人之人。③老子带来了"无为"这样一个命题和法宝，他提倡的是无为而无不为、道法自然、不争故莫能与之争、后其身而身先、外其身而身存。他的辩证法出神入化，令人惊叹。他的透视性眼光入木三分，明察秋毫。④老子带来的逻辑思维与形象思维的结合，是感悟与思辨、认识与信仰、玄妙抽象与生活经验的结合；是大智慧的无所不在，不拘一格，浑然一体，模糊恍惚。⑤老子带来了真正的处世奇术，做人奇境，以退为进，以柔克刚，以无胜有，以亏胜盈，宠辱无惊，百折不挠。⑥老子带来的是汉字所特有的表述、修辞、辩论、取喻的方法，绕口令而又内容深刻含蓄的为文方法。他将汉字的灵活性、多义性、多信息性、弹性与概括性、简练性发挥到了极致，他贡献给读者与后人的可以说是字字珠玑、句句格言、段段警世、页页动心、自由驰骋、文如神龙巨鲸。这是汉字的真正经典，是汉字古文的天才名篇。他帮助我们变得智慧、从容、镇定、抗逆、深刻、宽广、耐心、宏远、自信、有大气量、有静气与定力。在《老子》中，王蒙读出智慧的痛苦、严峻与残酷，领悟到真理有时候亦是严峻和冷酷的，指出完全没有幽默感的人，表现为自身的心智和人格的不全，当然就无法很好地去接受、发现并解悟真理。

## 指点人生的大道至简

王蒙指出，读书的最大乐趣在于从中发现生活和生命的体验，生活的最大快乐在于领悟到迄今书本上尚无或语焉不详乃至错误的新道理、新说法、新见识。作为中国文坛和读者心中享有盛誉的文化名家，他尤其擅长以杂感和随笔的方式笑谈人生。从早年的进步青年到后来的文化部部长，王蒙这种独特的人生经历加上他机智幽默汪洋恣肆的文风，让该书与循规蹈矩的学院派路径和自说自话的江湖派做法迥然有别。他在书中以自己的亲见、亲闻、亲历与认真的推敲思忖为老子的"玄之又玄""众妙之门"的理论提供了一个当代中国的人证、见证、事证、论证，也许还有反证。他通过诠释中国传统文化的生存智慧，对老子无为的阐发给当代人的精神困顿提供了一剂解药。他尤其提醒人们知识可以从书本上习得，但智慧要靠历练来修为。王蒙指出，老子谈到的天地不仁、宠辱无惊、上善若水、无为、治大国如烹小鲜、生也柔弱死也坚强等，令自己印象深刻、叹为观止。其中，"夫唯不争，故天下莫能与之争"的命题尤为精彩，认识客观规律的问题，一个人的一切，都不是争出来的，而是看他的实际与实绩、品格、智慧与事业。锱铢必较之人，夫唯必争，故一无所得；夫唯皆争，故一事无成；夫唯乱争，故适成笑柄；争夺、计较还会引起恶性循环。因此，圣贤睿智的不争，其结果却是明朗的心态和可能最好的果实。

有鉴于此，他在阅读中追求全书的大意及整体含义，注重其前后文句中的内在联系与逻辑关系，在写作中更是独具匠心，独辟蹊径。正是源于他的"皓首穷经"，该书写得浅显通俗又广博深刻，抓住根本而又广泛联系社会与人生，既推崇老子的睿智之思又不乏个人的真知灼见，不咬文嚼字但求符合生活的真实，读之既能启发心智又能陶冶性情，更加有助于读者对全书的深刻理解。笔者认为，作为传世经典，古往今来对《老子》必定有见仁见智的多种诠释，每个人都有不同的解读，都可以读出属于自己的老子。王蒙以如行云流水般的语言，独到地全面解读了《老子》一书，给人以振聋发聩之感，启迪了心智，磨砺了人格，用中国传统文化的智慧滋养了读者，也向人们打开了一扇智慧之窗，为读者诠释了一个不一样的老子，尤为令人深思。相比较而言，与其说该书是对《老子》的解读，不如说是王蒙的读书笔记，是一本长者、智者，结合上古圣者，对处世态度的人生讲座与读书感悟的集萃，无疑是通过一位烈士暮年壮心不已的智者眼光来洞悉世界。除了立论的严谨、学识的渊博、解释的合理之外，笔者尤其佩服王蒙作为文学巨匠驾驭文字的恣意纵横，帮助笔者重拾了当年梦想成为文学青年时学过的许多成语和优美的文字。

## 匡正时弊的深刻见解

王蒙指出，有关老子哲学的作用，学习后探讨并思考一下大道，也许并不能使人获得立竿见影的助益，但有助于拓展思路、开阔视野，获得冥冥之中的永恒意识、至上意识、无限意识，帮助一个人超越生死、利害、宠辱、得失的斤斤计较，帮助一个人训练抽象而玄妙的辩证思维能力，益智慧、扩心胸、提境界、升格调，最终促进生命的和谐、熨帖、自信。老子的许多言论非常言简意赅，多具济世、救世、警世、骇世危言的性质。例如，一般人都认为智慧谋略和忠勇良臣是国家的宝贝、社会的栋梁、价值的核心，但老子的逻辑恰恰相反，他认为智慧谋略有必要掌握一点，但是太强调智慧的结果，却是忽视了天然的大道，是用尽心机为自身打算，一直会发展到损人利己，尔虞我诈。他提醒人们，越是讲得好调门高，越要警惕假冒、伪劣、争夺、虚夸、言行不一和适得其反，不要轻易上当，不要被各种动人的谎言所蒙骗，应恢复自身的良知良能，回归常识与本性，过更加本色、简单、真实的生活。

谈到为政之道，老子更是一针见血。他认为虽不可无作为，但执政不要唱高调、树立过高的标杆、提出过多的任务，一定要朴实本色，求真务实。执政理念不要太意识形态化、理论化、文学化、浪漫化，这样难以与现实接轨，会导致出现相互推诿的指责，针对"好话说尽"的反弹，很容易变成"坏事做绝"的怒骂。因此，高调只能是乱源、相互攻击的借口、煽情的动员，只能劳民伤财、争执不休、天花乱坠、高入云天，令为政者与百姓皆茫然无措。过分的高调还会败坏社会风气、政风及文风，让人养成口是心非、言行不一、乔装打扮、空口求荣、花言巧语、清谈误国、假大空比赛、互不信任、互打折扣、互相摸底、钩心斗角的一系列恶习。老子提出的解决之道是：用见素抱朴、少私寡欲取代圣智、仁义、巧利，以低调替代高调，以安之若素取代急迫紧张，以简单质朴替代繁文缛节，以清静无为取代励精图治，以相安无事取代发奋图强。笔者认为，尽管老子的主张有不现实、单向与片面之处，但是智者兼听则明，其深刻见解对今日的我们也具有一定的参考价值。

## 鉴古知今的精品力作

一般而言，今人对远古经典的解读，容易陷入盲目崇拜但不知所云、视而不见却彻底否定两种极端,能结合当下环境和现代人心境的解读鲜见。其中既能通达古文要义、深谙中华传统文化本质,又能洞悉当今人情世故、经历动荡岁月者,更为罕见。尽管确有其人,但这些人中又多为返璞归真而不愿多言者。王蒙愿意结合老子的思想,分享自身的经验和阅读感悟,实在是提携后学的大家之为,让人敬佩。王蒙坦言:自己年轻时已经迷上了《老子》,始终觉得老子深不见底。多年来一直对该书情有独钟,老而弥笃,以致皓首穷经后自成一家。王蒙认为,老子是从自然与社会的诸多现象中体悟出大道的存在与微妙玄通深远伟大的。他的大道,既是推测、想象、思辨的产物,也是直观、感受、体悟的产物,是自然与生活的产物,是形象思维与逻辑思维的统一,是推理判断与玄思妙想的统一,是理性清明与神秘启示的统一,是对外物与对内心发现的统一,是思维也是感想感性的飞跃。

在写作特点上,该书是一本典型的"我注六经"式的著作,其鲜明的特点与吸引人之处在于作者结合自己的人生体验对老子其人其书做出了个性化的理解,得出"好人就是有所不为的人,而坏人就是无所不为的人"的结论。该书的成功得益于两个方面:一是王蒙的身份,提倡过"作家学者化"的他无疑是当代作家中品读老子的不二人选;二是他独特的语言表达方式,老子的文章整体冷峻而个别句式激情的表达方法,与王蒙擅长的春秋笔法有相通且契合之处,它们的相映成趣为读者奉献出文笔流畅的经典美文。

该书不愧是学术巨擘的倾心之作,王蒙以文学家的思想感悟和切身体验,大胆抛弃各种无聊的争议,秉笔直书、坦陈己见,精到而深刻地阐释了老子哲学,既有哲学之古典唯美,又兼具现代生活之气息,读来犹如醍醐灌顶,令人豁然开朗。笔者认为,该书中提出的观点大胆新颖,内容丰富充实,更具有很强的借古喻今、针砭时弊之功效。

# 诺奖得主的雪泥鸿爪　千姿百态的精彩人生

## ——《费曼经典：一个好奇者的探险人生》

有幸读到理查德·P. 费曼（Richard P. Feynman）和拉尔夫·莱顿（Ralph Leighton）的《费曼经典：一个好奇者的探险人生》一书，在轻松愉快的阅读体验中获益匪浅。该书按照时间顺序编排，记录了一位举世瞩目的杰出物理学家的成长经历、成熟过程及其所取得的辉煌成就。这部近 600 页、46 万多字的鸿篇巨制，较完整地收录了诺贝尔物理学奖得主、科学顽童费曼的 61 篇经典自传

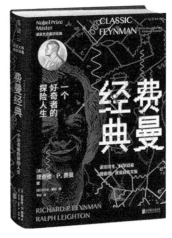

性文章。经过费曼的忘年挚友莱顿的精心编排，读者得以沿着费曼的生平轨迹重温其冒险人生之旅：在麻省理工学院捉弄同学，在普林斯顿大学与爱因斯坦对话，在研发原子弹的同时开遍保险柜，学敲邦戈鼓并加入桑巴乐队，在诺贝尔奖颁奖晚宴中的逸闻趣事，学画、卖画、办画展，靠冰水和夹子解密了航天飞机失事之谜。这些充满生活情趣的文章，不仅全面展现出费曼对科学、教育和人生的智者哲思和深刻见解，而且他以亲身经历向读者证实：做一个有趣的人比获得诺贝尔奖更难，也更重要。作为编者

的莱顿为该书增加了新的注释，书中着意补充的细节为费曼的叙述增添了别样的精彩。作为忠实原作、毫无删减的全新译本，该书收录了包括照片、绘画作品、手稿等在内的 30 多幅珍贵插图，生动地展现了费曼的言行和风采，为读者还原了一个最真实的学术巨擘形象。此外，该书还特别刊登了著名物理学家与数学家弗里曼·戴森所撰写的前言，并以知名演员和导演艾伦·艾尔达在加州理工学院毕业庆典上的演讲作为后记，从友人的独特视角对这本引人入胜的自述加以诠释，为读者呈现出一个完整且充满生活情趣的费曼。普通大众或许对费曼的科学成就望尘莫及，但在阅读该书后，可以学到更多应对学习和生活的方法，在榜样的带动下，更好地度过一生。

## 诺奖得主的雪泥鸿爪

费曼 1918 年出生于美国纽约，17 岁进入麻省理工学院，1939 年进入普林斯顿大学研究生院，随后他全程投入了原子弹研究计划。第二次世界大战后，费曼任教于康奈尔大学物理系，1951 年转入加州理工学院，在此执教至 1988 年去世。1965 年费曼获得诺贝尔物理学奖。2005 年美国专为他发行了纪念邮票。莱顿的父亲曾与费曼合著《费曼物理学讲义》，莱顿和费曼是忘年好友，两人都喜欢敲邦戈鼓，该书讲述的故事大多是莱顿和费曼在敲鼓的时光中共同记录下来的珍贵回忆。费曼是一个极不寻常之人，他的身份多种多样：受人尊重的老师、邦戈鼓表演者、艺术家、擅长讲笑话的人、开锁专家。他参与制造原子弹，协助探明了"挑战者号"航天飞机爆炸的原因。作为科学家，费曼的伟大之处并非仰赖于某个特定的发现，而是创造了正在被全世界物理学家所使用的语言。作为物理学家的费曼，一生中有两个极富创造力的时期，在普林斯顿大学和康奈尔大学时期，他用自己的方式重建了有关原子和辐射以及两者相互作用的理论；在加州理工学院时期，他重建了强相互作用粒子的理论。这两个时期，他都整合了许多令人困惑的实验结果，并利用它们构建起自然运作方式的连贯图景。

重返物理学领域之后，费曼取得了自认为最美的发现：描述一种名为中微子的粒子与物质如何相互作用的新的自然法则。他对物理学中最难解的问题有着深刻的理解，并因此赢得了诺贝尔物理学奖。他提出的对物理现实"历史求和"的理论既有哲学深度，又不乏实用价值；他给出一种计算会发生什么事的快速简单的方法，同时为我们提供了一种深刻的见解，让人们知道为什么我们对物质和运动的尝试观念具有误导性。费曼深知自然的运作方式不仅比我们想象的奇怪，而且比我们能够想象的更奇怪。对于自然的奇异之处，"历史求和"理论给了我们一种直观生动的体验。尽管其理论体系深奥，但费曼计算者的身份永远排在首位，其次才是哲学家。对于他而言，最重要的事情是保证所有细节都正确。正如比尔·盖茨所言：费曼无疑是此生难得一遇的最好的老师。他有一种神奇的本领，能让高深莫测的物理学变得既清晰又有趣。总之，费曼对于人性的洞察既有哲学深度，也有实际用处，而该书所聚焦的绝大部分都在介绍他人性的一面。

## 钟情科学的天才人士

作为钟情物理的"理工男"，费曼在人际交往上似乎总是"不开窍"，他从不考虑自己说话的对象，眼里只有物理。他毕生都习惯于直截了当，如果他觉得一个想法很糟糕，就会直接说它不好；如果认为其不错，也不会吝啬赞美之词。他以自己的实践提醒我们：如果你的一生能做到这一点，就会知道这样做的感觉有多畅快淋漓。费曼认为，思考就是在内心与自己对话。思维里不仅有语言，还有视觉。理论物理学教授经常需要他人启发，而他只是用自己的知识来解释他人的观察而已。该书真实记述了全美科学家制造原子弹的岁月。1986 年 1 月 28 日，美国"挑战者号"航天飞机发生了 7 位宇航员罹难的悲剧，费曼受命参与了耗时 4 个月的事故原因调查。在调查过程中，他发现公开听证效率极低：大部分时候，别人提的问题，要么你已经知道答案，要么你不想知道。你听得云里雾里，等重要信息出现时，已经听不进去。而唯一快速获得技术信息的方法就是：不能坐着听对方逐一陈述他们认为有趣的东西，而是通过多提问得到即时的答案，很快就会了解情况并且知道接下来才能获得进一步的信息。正是源于他的智者哲思，最终证实酿成悲剧的罪魁祸首是低温导致密封圈失去弹性。

费曼认为，计算机的危险之处在于：垃圾进，垃圾出；输入的信息无效，输出的信息必然也无效。而伟大的物理学家都用最直接的方式寻找答案，就像数"一、二、三"那样简单，其他人却费力地用复杂的方法解决问题。费曼对航天飞机的科普令笔者印象深刻，他指出：航天飞机本质上是由计算机操纵的，一旦点火发射，由于起飞带来的巨大加速度，机舱内的人就不能进行任何操作。航天飞行员是公众眼中的英雄，所有人都认为他们才是操纵航天飞机的人，但事实是在他们按下按钮、放下着陆设备之前，什么都不能做。他仗义执言地指出"挑战者号"航天飞机发生惨剧的真实原因：美国国家航空航天局的官员夸大了其航天产品的可靠性，甚至到了痴人说梦的地步。显而易见的事实是，以往的发射过程中允许使用已经发生侵蚀和漏气的密封圈。飞行论证时多次援引之前的经验，前几次发射的成功更成为安全的佐证。但是被侵蚀和漏气的密封圈不符合最低标准，它们是在警示一定有什么地方出了问题。设备的运行不符合预期，就说明存有危险。飞机以这种让人意想不到的、不能完全理解的方式运行，可能导致更大的偏差，"挑战者号"的悲剧就是最好的例证。

## 科学价值的智者哲思

费曼认为，科学家在考虑非自然科学问题的时候，比普通人高明不了多少。社会问题比科学问题棘手得多，而且即使做了深入思考，通常也没有什么结果。1955 年，他就在《科学的价值》演讲中指出：身为科学家，我们知道巨大进步得益于"承认自己无知"这一令人信服的哲学思想，这种进步也是自由思想结出的硕果。科学知识是一系列陈述的集合，它们有着不同程度的确定性，有的根本不确定，有的比较确定，但没有绝对确定的。作为继往开来者，我们有责任去弘扬这种自由的价值；有责任让人们不害怕疑惑，更要欢迎和讨论疑惑；有责任和义务去争取这种自由。他指出，科学的第一重价值人人皆知，那就是科学知识能帮助人们进行劳动的创造。科学知识是一种力量，其本身无法决定自己的用途，既可以行善，又可以作恶。科学的第二重价值是心智的享受。有人通过阅读、学习和思索获得这种享受，也有人投入科研工作并乐在其中。倘若社会发展的目标就是让人们能够享受一切，那么享受科学的乐趣就和其他事情一样重要。科学的第三重价值是科学家对于自己的无知、怀疑和不确定深有体会，这些经历极为重要。其中至关重要的是：要想进步，就必须承认自己的无知，还要心中存疑。当一位科学家不知道某个问题的答案时，他是无知的；凭直觉猜到了结果时，他并不确定；而对结果相当有把握时，他还是有一点点怀疑。如今科学家已经理所当然地认为存疑与科学并不矛盾，无知便是常态。但我们不能忘记今天质疑的自由是来自科学发展早期与权威势力惨烈斗争的结果，因为遗忘会让我们失去已经得到的东西，这就是科学家对社会的责任。

费曼认为，在改变人们的世界观方面，科学事业所做的贡献不容小觑。科学赋予人类天马行空的想象力，远比诗人和梦想家所描述的更加不可思议，因为大自然的想象力是人类难以望其项背的。当科学家深入研究每个问题时，激动、敬畏及神秘感会一次又一次袭来。了解得越多，研究得越深入，就会发现越是奇妙的秘密，而这又会吸引人们越发深入地去研究。不从事科学研究的人，几乎不会有这种体验。他始终认为，大学和科研机构是科学家真正应该留下来的地方：来自不同科学领域的人会告诉你各种各样的新消息，而所有消息都那么振奋人心。在科学研究中，启示并非天才般地灵光乍现，而是在经历了艰苦卓绝的漫漫长夜后，以一种艰难的方式在领悟的黎明中徐徐出现。他提醒我们不要轻信"专家"，而要把所有东西都自己计算一遍。只有这样，才能确定研究的结果确实可用并且是足够完善的理论。他认为人的生命只有一次：你犯了该犯的错，学到了什么不该做，而这就是你的终点。他针砭时弊地指出教育系统的弊端：没有人能够在自我陶醉式的系统中获得真正的教育，学生们的目标只是通过考试，而教师们的目标只是教别人考试，没有人拥有真才实学。他坚信教学相长，认为学生们的提问经常会成为新研究的源头。费曼年轻时认为科学可以造福所有的人，当他参与研发了原子弹后，这一成果很明显有着非常严肃的意义：科学之于人，可以是毁灭性的。所以他一直在思考且必须回答的问题就是：科学是否包含某种邪恶，他所热爱并为之奉献一生的科学事业究竟价值何在？

## 特立独行的科研秉性

费曼认为，科学知识并不直接区分好坏，恐惧来自意见分歧，而且恐惧会把人类巨大的潜能引向狭窄逼仄、充满谬误的死胡同里。以往的经验告诉我们，真相自己会说话。回眸历史，虚妄信仰导致过巨大恶意，哲学家正在以史为鉴，意识到人类拥有无穷且神奇的潜能。但令人遗憾的是，从来没有一门专门的课程教授绝对科研诚信，也就是教我们如何不去自我欺骗。而要做到科研诚信，第一条原则就是绝对不能自欺，因为人最容易欺骗的就是自己，所以要格外小心。如果能做到不自欺，那不欺骗他人就只是举手之劳，因为在此基础上，只要做到惯常程度的诚实就可以了。对科学家而言，还有一种特殊的诚实，即除了不撒谎，还要拼命去证明自己可能是错的。这是科学家应该具备的品质，也是对其他科学家的责任。尤其是在以科学家身份说话时，不应该欺骗外行人。费曼一览无余地展示出自己的坦诚，他从来不想欺骗任何人，尤其是他自己。他质疑自己的所有假设，坚信如果无法用日常语言来表达一件事，那可能就没有真正理解它。他从来不依仗伟大物理学家的权威与毫无物理学背景的普通人谈论物理，他能用普通人的语言描述最精妙的事情。他说话总是直言不讳又通俗易懂，不害怕审视平凡，反而深入平凡的底层，揭示出平凡事物的非凡根本。他坦言：我不能创造的，我就无法理解。他希望科学家坦诚地告诉人们自己的研究过程，不要隐瞒其中的百折千回、迷雾重重，因为人们喜欢侦探故事，希望与你共享科研道路上的惊奇探险。

费曼的科学研究在本质上是保守的，他获得见解的方式并非依靠才华横溢的创造，而是对旧理论和实验兢兢业业地筛选。当某些具有革命性的新理论被提出时，他坚信这些理论的正确性比其精彩性更为重要。他不喜欢过度简化，他感兴趣的是清晰化。他是一位极具创造性的科学家，拒绝把任何人的话当作事实和真理。无论是重构物理学的基础还是解读一项新实验的结果，他都会不遗余力地保证细节的正确性。他强调：科学家的任务是仔细聆听自然的声音，而非告诉自然该如何行事。为什么我们不能战胜自己，那是因为伟大的力量从来不解释自己。他强调人应该秉持一种态度，那就是"你为什么要在乎别人怎么想"。我们应该听取并考虑别人的意见，但是如果这些意见不正确，那就应不予理睬。对于科学，取得真正成功的唯一方法就是极其严谨地描述事实，不能受主观意识的丝毫影响。科学领域具有最正直和诚实的标准范本，必须客观平等地描述一种原理的优劣势。怀疑和讨论是探索未知的必经之路，如果想攻克前人的未解难题，就必须打开未知之门。身为科学家，我们有责任去倡导自由的价值，因为巨大的进步源自对无知的承认，也是思想自由结出的硕果。我们还有义务宣扬不惧怕质疑，要张开双臂迎接它，交流和讨论它。为了子孙后代，要不遗余力地争取并维护自由。展望未来，依旧任重而道远。因此，我们应该看到渺小的成就和宏伟蓝图之间的云泥之别，新的梦想就是要找到那条通往潜能的光明之路。

## 好奇智者的探险之旅

费曼认为，纯粹的科学就是纯粹的乐趣，科学很好玩。造假的人从来不敢创造真正不同的东西。如果你发现了全新的东西，那么它肯定有与众不同之处。他几乎对所有的事情都兴趣盎然，并且敢于投身陌生的领域。他对人生的一切都来者不拒，无论是喜剧还是悲剧，因此他有许多疯狂的冒险经历，并且度过了充满创造力的一生。他深刻体验了慢性疾病的痛苦和亲人早逝带来的悲伤，但与莎士比亚一样，他知道在每个悲剧中都有属于喜剧的时刻，悲剧英雄会在这种时刻站到一边，把自己的舞台位置让给小丑。回眸其一生，费曼始终在悲剧发生时保持清醒，认为做个小丑会对自己有所帮助。即使是在挖掘"挑战者号"航天飞机惨剧原因之时，甚至在陪伴他即将羽化西去的年轻妻子阿琳时，在这些最为严肃的时刻，他也绝非严肃之人。费曼指出，在现实世界中进行创新是非常艰难的事情，他所从事的一切探究都是由求知欲驱动的，无论研究任何与科学相关的事情，都可以找出一些生活实例来说明它的用处。为了证明尿液排出体外并非是靠地球重力，费曼亲自向人们展示倒立尿尿。在研制原子弹的闲暇，他对开锁情有独钟，经过苦心孤诣的研究，他对打开各种锁都能达到如探囊取物般轻而易举。

该书很容易令人产生这样的印象：费曼大多时候都在装傻充愣或经历有趣的冒险，只是偶尔中断这种无忧无虑的生活，高度专注于科学研究，并在这期间取得杰出的科学发现。得出这种印象或许有一定道理，但却遗漏了费曼性格中最重要的部分。他生活的核心主题正是悠长、缓慢、艰辛的工作，其全部精力都放在对科学难题的刻苦钻研上，直到问题得以解决。该书中的那些冒险和笑话都很真实，但它们绝非主旋律，因为费曼对科学的贡献在风格和实质之间存在一种矛盾的谐调。他的科学风格精彩绝伦，令人印象深刻。他用浅显易懂的示意图而非晦涩难懂的微积分方程去描述自然，他用戏剧性的手势和声音效果而非写满艰深符号的黑板来辅助讲座。他毕生的成功都是依靠坚持不懈的努力，但凡遇到了困难，在解决之前他都绝不会放弃。正是通过观察抛向空中的餐盘上升时候的运动轨迹，研究盘子上质点的运动规律，以及各种加速度如何相互平衡，他最终赢得了诺贝尔物理学奖。

## 千姿百态的精彩人生

费曼坚信，人们能够达到的最高理解就是欢笑和爱心，一个富有娱乐性的故事往往比一场有说服力的演讲更容易被人接受。他在麻省理工学院上学时，唯一感兴趣的只有科学，对于科学以外的其他事情几乎一窍不通。但学校的确有一项制度：你必须学习一些人文类课程，目的是让你变得更有"文化"。他英语学得不好，且无法忍受这门课程，因为在他看来，英文拼写只是一种人为的约定，与真正本质的东西无关。在对待宗教的态度上，费曼指出所有神迹基本都是编造的，为的是让人"更生动"地理解教义，哪怕有悖于自然现象。但他认为自然本身就充满乐趣，不想让它被如此歪曲，于是他逐渐对宗教产生了怀疑。他猜想任何人读完一本医学书之后，都会认为自己得了绝症。正因为对医生能力的过度信任和某些质量不高的旁证，他错过了疾病早期最明显的特征，导致其妻子阿琳所患的霍奇金淋巴瘤被误诊为淋巴结核。

费曼认为，艺术家和科学家之间相距甚远，艺术家不理解事物的内在普遍性和自然之美及其法则，所以无法在自己的艺术作品中加以描绘。因此艺术家应该对科技有更多的了解，应该更加熟悉机器以及科学的其他应用。艺术会让某个人获得自己专属的乐趣，你可以创造出一个别人十分喜爱的东西，他们会因为你的作品而难过或开心。但在科学里，所有东西都是普遍而宏大的，你不会直接认识对此加以欣赏的那些人。费曼指出，科学知识可以引出各种各样有趣的问题，但这只会增加一朵花带给我们的兴奋、神秘和敬畏。他一直努力想探究的是，所有读到的东西到底是什么意思，说的究竟是什么。作为一位享誉全球的科学家，费曼的生活极其丰富多彩，他能够在同一餐厅中看姑娘们跳舞的间隙，从事物理学研究，准备一下教学讲义，或是画上一幅素描。他曾经在桑巴乐队里敲过鼓，又因为获得过诺贝尔物理学奖，也时常在新闻媒体中露面，所以能为读者展示出其千姿百态的精彩人生。

# 应对混乱的人生法则　与睿智之人共同进化

## ——《人生十二法则》

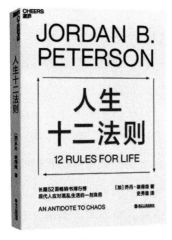

老子曾言：知人者智，自知者明。胜人者有力，自胜者强。在知识大爆炸的时代，现代人欠缺的不是知识，而是实现理想人生的能力。但如何掌握其秘籍，许多人百思不得其解。在《人生十二法则》一书中，美国著名心理学家乔丹·彼得森（Jordan Peterson）将人类数千年来的哲学思考及神话故事中的精神财富与心理学、生物学、神经科学等学科的前沿研究相结合，归纳总结出 12 条人生法则，为我们提供了一种摆脱人生困境的制胜良策。彼得森是多伦多大学心理学教授，是当今世界重要的思想家。在学生眼中，他是"能改变你人生之人"。彼得森坦言：成为更好自己的最重要法则就是对自己的人生负责。在这一总体原则下，他还提出了更为细化的法则，并在该书中通过翔实的案例进行了精准的诠释。平心而论，这些法则其实是我们本来就知道的一些道理，作者的良苦用心就是要把你知道但又不那么重视的大道理重新告诉你一遍。人生难免遇到困境，总会有感到困惑或者迷惘的时候，每当这时，智者的提醒或许真的有用。就算你暂时不需要这些提醒，该书也能带给你一些其他的启发，比如给别人讲道理的秘籍：一是扩大前提的维度，二是把道理当定理。彼得森用最朴素的方式讲述了 12 个最基本的道理，充满逻辑的论证无疑增强了说服力。作者对于内容的呈现出色到令人惊艳，他既像爵士乐手一样懂得即兴发挥，又像演说家一样饱含激情。不可否认，很多人的确从该书中找到了指点迷津之道，获得了帮助整理自己人生的良方。人类繁衍到今天，这些有益人生的睿智法则能得以流传，是因为它们依然有助于我们反躬自省。该书引人入胜之处并非只是这些听起来有点好笑的法则本身，而是他努力说服你的潜移默化之过程。

## 应对混乱的人生法则

彼得森提出的 12 条细化的法则包括：①获胜的龙虾从不低头：笔直站立，昂首挺胸。谨慎对待你的体态，别再低头徘徊，说你所想，追你所求，这是你和他人同样拥有的权利。②像照顾生病的宠物一样关心自己：待己如助人。如果我们想好好照顾自己，就必须先拥有自尊。这意味着你需要选择对自己真正有好处的事物，即使这些事物不一定是你想要或能令你快乐的。③放弃损友：与真心希望你好的人做朋友。与善良上进的人为友绝非易事，因为他们代表了一种理想，与其同行需要力量和勇气。④战胜内心的批评家：与昨天的自己而非今天的自己比。你需要认清楚自己是谁、想要什么、愿意做什么，然后就会发现，解决自己特有问题的方案需要量身定制。⑤管教你家的小怪物：别让孩子做出令你讨厌他的事。管教孩子是一种责任，管教不是对不良行为的愤怒或报复，而是仁慈和长远判断的谨慎结合。⑥当痛苦到想诅咒一切时，批判世界之前先清理你的房间。停止用谎言填充头脑，头脑就会变得更清晰；停止用不坦诚的行为扭曲生活，生活就会得到改善，随后你就能发现和纠正那些更微妙的错误。⑦苏格拉底的选择：追求意义，拒绝苟且。意义的出现表明你在正确的时间和地点恰当地平衡了秩序和混乱，让一切都实现了最好的可能性。⑧不买醉鬼卖的东西：说真话，或者至少别撒谎。如果你的生活不尽如人意，拼命地坚持某种意识或沉迷于虚无主义，感到脆弱、无用、绝望或困惑，试着说真话。⑨别偷走来访者的问题：假设你聆听的人知道你不知道的事。聆听自己和与你对话的人，不局限于已经拥有的知识，不断寻求新知才是最大的智慧。⑩不要无视地毯下的龙：直面问题，言辞精确。直面存在的混乱，瞄准麻烦的海洋，明确目的然后绘制航线。承认你想要的东西，让周围的人知道你是谁。精准注视，径直前行。⑪不要打扰玩滑板的孩子们：承认现实，反对偏见。真正想要改变世界的人，通常不会去试图改变别人，至少他们会先从改变自己开始。⑫摸摸在街上遇到的猫：关注存在的善。当你内外一致时，就能够专注于当下。谨慎地对待一切，整理你能掌控的事物，修复失序混乱的部分，做到精益求精。综上所述，该书并非简单的说教，作者将潜藏于生活中人很少意识到的事情用 12 个法则揭示出来，有助于我们整理好思绪，重新审视社会中存在的各种关系。

## 生物知识的全面科普

马克·吐温说过：让我们陷入困境的不是无知，而是看似正确的谬误论断。彼得森指出，有关自然我们存在三个错误假设：第一，自然是静止不变的；第二，自然是单纯动态的；第三，自然界与其孕育的文化建构是完全分离的。支配等级虽然看上去是社会和文化的产物，但它已经存在了5 亿年。它和政治体制、宗教信仰毫无关系，也并不是模糊和武断的文化产物。从最深刻的层面来说，它甚至不是人造的，而是大自然的永久属性。社会地位决定了领土权，而领土的好坏往往关乎生死。在所有被复杂生物适应的环境中，支配等级都是一个永久存在的特征。动物是不懂得放弃部分来保全整体的，数千年来，群居动物学会了许多以最小代价建立权势的策略，监测自己在支配等级中的地位也是大脑极为古老的基础功能。人类在进化过程中演变出了对人格的感知能力，这些永续存在的人格形式可以预测，也有分类与等级。回溯历史，任何古老的故事都不会包含多余信息，对故事情节没有价值的事件早在口口相传中被遗忘。人格的性别之分，其实在 10 亿年前就有了。在多细胞动物开始进化前，生命就已经分裂成了双性。8 亿年后，精心照顾幼崽的哺乳动物出现，所以父母与孩子的分类已经有了两亿年历史。能长期称霸的黑猩猩往往懂得与"子民"互惠互利，精心照料群体中的雌性和幼崽。龙虾已经存在了至少 3.5 亿年，6500 万年前还存在的恐龙，相对于龙虾而言只不过是历史长河中的匆匆过客。进化早就奠定了生物的生理学基础，蝙蝠的翅膀、人类的手掌和鲸的鳍在骨骼结构上都惊人地相似，甚至连骨头数量都一样。女性说"不"的癖好是人类进化当中最具决定性的力量，这赋予了人类创造性、智慧和直立行走的能力。持续的警惕和过度的反应会消耗宝贵的生理资源，高血清素、低章鱼胺是典型的胜者状态。对下一代的保护远比不上培养和赋能，将所有危险事物拒之门外会造成另一种危险局面：让人接受不到任何有趣和有挑战性的事物，最终变成一无是处的"巨婴"。只有当你熟悉了邪恶，尤其是内心的邪恶之后，才能选择不去靠近它或战胜它。彼得森提醒我们：当下的已知并非绝对的真理，谎言会扭曲存在的结构。骄傲使人爱上自己创造的思想，并且还试图使之绝对化。理性面对的最大诱惑就是美化自己和自己的创造，并且宣称自己的理论能够诠释一切，任何超越或超出其理论范畴的事物都是无须存在的。你和世界互动，它会合作或者反抗。但如果你的目标是与它共舞，尤其是当你的德行兼备时，你甚至可以领舞。真正想要改善世界的人，应该是追求目标，专注当下。他们通常不会去试图改变别人，至少会先从改变自己开始。

## 人类固有的特征剖析

尼采认为一个人的价值是由他可以承受多少真相来决定的。随着时间的推移，社会将逐渐僵化并偏向选择性失明。看见是很难的，所以你必须选择看见什么，忽略什么。人们的视线总是指向那些他们有兴趣靠近、试探、寻找或者拥有的东西，人们看见什么决定于他们相信什么。眼睛是帮助你达成愿望的工具，而你为聚焦能力付出的代价是对其他一切失明。你永远不应该为了当下的自己而牺牲未来你可能成为的样子。准确地讲，人们并不是为了信仰而战，而是在努力协调信仰、期待和愿望之间的关系，使自己的期待与他人的行动保持一致。正因为有这种协调一致，人们才能和平稳定而又有建设性地相处，不确定性和随之而来的痛苦才能被有效地控制。生活的不顺，或许不是因为生活本身，而是源自你的无知。人永远都在渴望着真实存在的英雄主义，而主动承担责任无异于决定过有意义的人生。在所有事情上都成为赢家，或许意味着你并没有开展任何新的挑战。你也许是在赢，却没有成长，而成长是获胜最重要的前提。价值判断是行为的前提条件，说服自己对什么都不在乎并不是在对存在进行深刻评判，而是在用理性思维玩一些低劣伎俩。傲慢、欺骗和怨恨是邪恶三合体，也是最具伤害性的存在。染上恶习和失败都不难做到，你只要带着无作为和不在乎的态度，逃避责任和思考就行了。恶习会传染，自律和稳定却不会，因为堕落比奋进容易太多。在绝大多数情况下，人会因为上进之路很难走而选择放弃。救赎并不是徒劳的尝试，但是将人拉出沟壑容易，救出深渊却很难。处于深渊底部的人可能已经没有什么救赎的价值了，在帮助一个人之前，需要确认的是他是否真的想要被帮助。恶人并不会由于不去作恶就变成英雄，英雄是积极正面的，而不仅仅是没有邪恶。通过提升和发展个体，让每个人都主动地承担存在的重负，世界才能摆脱冲突与心理和社会解体之间可怕的两难境地。每个人都应该为自己、社会和世界承担尽可能多的责任，坚持真理，修补缺憾，这样才可能减少毒害世界的苦难。如果每个人都能以正确的方式生活，那么整个社会必将实现共同繁荣。

## 旁征博引地诠释人生

富兰克林曾言：相比那些被你帮助过的人，那些曾经帮助过你的人会更愿意再帮你一次。彼得森指出，无论人与人在遗传基因、生活经验或生理构造上有多少差异，人们都需要面对未知，并且都需要将其转化为己知。

两岁的孩子拥有暴力倾向，但在四岁以后主要是依靠朋辈来展开社会化进程。培养区分善恶的能力是获取智慧的第一步，这是永不过时的道理。人类一旦适应幸福的状态，就又会开始觉得不幸福。我们所处的时代，明明是人类有史以来最繁盛和平的时期，但伴随而来的却是有史以来困扰最多人的各种心理问题。彼得森认为，快乐很脆弱，人生充满苦难。"正向思考"主张人要只专注于快乐的结果，无须考虑潜藏的危机，这其实是违反本能的。在他看来，人对世界的基本感受就是秩序和混乱。秩序是社会结构，是已知的世界和你熟悉的环境，秩序会让你觉得世界安全且生活稳定。而混乱来自意外，突然失业，伴侣出轨，甚至你在聚会上讲了个笑话结果是一片尴尬的沉默，都会让你感到混乱。彼得森指出，未来和过去很相似，唯一的区别是过去是固定的，但未来有可能变得更好。当下永远是有缺陷的，但是你前行的方向比你的起点更重要。要想应对混乱的人生，平时要自信，择友要慎重。对人不要心存偏见，对世界要保持善意。说要自信，不是维持虚无的心理状态，而是让自己的大脑处在血清素分泌带来的客观的正反馈里。你的自信感可能会因为只相信成功和快乐变得脆弱，但却无法抵抗分泌血清素所带来的效果，这种自信带来的成功是很坚强的自然法则。这就是他倡导必须要自信的原因，这是在告诉你的大脑，你需要血清素，需要生理机制的帮助。只有这样，才有可能走出失败的死循环，而这是不容置疑的自然界定理。他总结出的这些法则，是运用当代脑神经科学、融合荣格的集体潜意识、尼采的上帝之死、文学中的反乌托邦及边缘人格，与几千年前的神话、宗教及哲学思想相结合后梳理出来的结果。他希望用人类几千年来的集体智慧与崭新的科学发现来解决当代的冲突。阅读该书宛如在聆听一位直言不讳的饱学之士讲话，能让人感到无比自由。那些古老的故事得以流传，是因为它们现在依然能在面对未知的不确定性时为人们提供指导。

## 睿智人生的科学之策

尼采曾言：一个人知道自己为什么而活，就可以忍受任何一种生活。人究竟应该如何在当今世界里生存？彼得森认为，思考是一件情感上痛苦、生理上辛苦的事情。而记忆是一种工具，让我们可以用过去来指导未来。记忆的目的不是要记住过去，而是要避免重蹈覆辙。人类一直都努力在混乱中建立意义，塑造秩序。古人用各种神话、故事描述世界，就是想在脑海里从混乱的世界中建立合理的秩序，建立自己的意义系统。人们并不喜欢规则，所以规则要有，但不能太多。如果没有规则，我们很快就会成为自己情绪的奴隶，而这种情况中毫无自由可言。当不受约束地用未经训练的本能做判断时，我们不仅会缺乏追求，还会崇拜那些不值得我们崇拜的品质。彼得森通过整合多个领域的资源，以讲故事的形式向人们说明为什么好的规则并不会限制我们，反而会推动社会前进，让我们生活得更加充实和自由。他给出的 12 条人生法则，也是为了帮助人们应对混乱的世界，在混乱中寻找秩序。这些道理就像是药，对健康人或许无用，但是对那些正身陷痛苦与彷徨中的人，确实能够带来一些帮助。即使我们现在不需要这种药，或许也能从彼得森讲道理的方式中获得启发，那就是如何给别人讲道理。彼得森总结出两种讲道理的方法：第一是扩大前提的维度；第二是把道理当作定理。其最著名的法则就是第一条：获胜的龙虾从不低头，所以我们要笔直站立，昂首挺胸。其实质就是人要有自信，是把要自信的前提从个体人生扩大到了生物本能的维度，指出自信是自然界生存的现实需求。人和龙虾的共同点比我们想象的要多得多。于是，彼得森提出了第一个论断：分配不平等不是人类社会特有的现象，而是生物本能。尽管生物都要竞争有限的生存资源，但这种竞争不会带来无法挽回的损失。因为除了竞争，生物的另一种本能是以最小的代价建立优势地位。只要是群居动物，大多都有这种本能。在复杂的自然环境中，等级制度是一个永久存在的特征。赢家通吃不只是人类社会的法则，也是一种自然属性。彼得森讲道理的第二种方法是把道理当定理。给别人讲道理的时候，严密的逻辑尤为重要。因此，他努力把自己说的每一个道理都当作一个数学定理，通过逻辑推理证明一遍。你可以不相信自己觉得主观的道理，但是逻辑严密、可证明、能推导的客观定理使人信服。

# 旁征博引地探讨宽容　解放思想的经典名作

## ——《宽容》

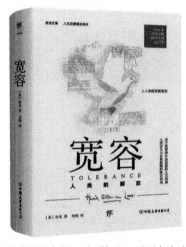

1925 年，美国著名作家房龙出版了《宽容》一书，这是一本畅销百年的通俗历史读本，是一部关于自由和思想解放的人文精品力作。作者以独特的视角审视了自东罗马帝国开始到法国大革命结束长达千余年的西方文明发展历程，讲述了其中一系列饱受迫害的人士的悲惨境遇。房龙以深厚的人文造诣及倡导思想自由的精神，解析了人类为寻求思想的权利所经历的筚路蓝缕过程，勾勒出一部波澜壮阔的人类思想解放史，最终得出"只有宽容不同的思想，人类才可能获得进步与解放"的箴言。房龙指出，宗教史上的对立与融合、迫害与反迫害，历来是个复杂且敏感的问题。他以犀利的眼光，从不同宗教派别的冲突中去寻找背后的深层根源，最终发现：历史上的宗教改革者假以"宗教改革"的名义，对一切不利于自己发展的思想创新进行残酷迫害，这种精神上的不宽容导致的恰是他们的"敌人"犯下的那些错误。该书讨论的是房龙擅长的主题，也是他最杰出的贡献。全书充满理性光辉，借助作者极其著名的"宽容"之眼，让我们重新发现和更深入地认识几千年来政治、宗教、文化、社会的曲折发展历史和人类寻求自身解放的漫长历程，从而不难对宗教史乃至几乎一切精神文化现象的发展获得一个清晰的轮廓。郁达夫曾言：房龙的笔有一种魅力，枯燥乏味的科学常识经他那么一写，无论大人还是小孩，读他书的人都觉得娓娓不倦。该书深受全球读者喜爱，曾被翻译为数十种文字，畅销全球百年，值得有识之士开卷一阅。

## 宽容内涵的条分缕析

房龙认为，语言是人类最具欺骗性的发明，所有的定义都必定带有主观臆断性。因此，才疏学浅者应该求助于一本被大多数人认可的具有权威性的书。《大英百科全书》中对"宽容"给出的定义为：宽容是容许别人有行动和判断的自由，能对不同于自己或传统的见解有耐心、公正与容忍。总体来看，房龙将不宽容大致分为三类：第一类是因为人们固执地坚持陈旧的世界观而无法接受不同的事物。作者开宗明义，通过一个寓言生动地描述了新旧势力之间的斗争，具有超前思想的人往往会受到守旧势力的极力反对，继而成为旧世界的敌人。第二类是因为无知。无知的人面对未知的恐惧时会建造城堡来保护自己，在城堡之中，这类无知的人因为恐惧而变得嗜血，同时又喜欢以上帝的子民自居。在宗教势力的控制下，大部分人从不怀疑这种思想的正确性。第三类是因为专制者只维护自己的利益。当他们的利益受到侵犯时，自然就产生了失去利益的恐惧，从而导致了不宽容。房龙认为，宽容就像自由，它不会因为乞求就能够得到，只有持之以恒地关注它，珍惜它，守护它，才能把它留住。有时候我们误以为的宽容，实际上是无知而造成的冷漠而已。有两种人不断地在是否宽容的问题上开战：一种认为宽容是人类最大的美德，另一种谴责宽容是道德软弱的体现。房龙提醒我们：一个国家的宽容程度与大多数国民享有的个性自由程度成正比。在一个秩序井然的国度里，每个正直的公民都应该有权表白、思考和陈述自己认为正确的东西，只要他不妨碍他人的幸福、不破坏文明社会的礼仪和不违背当地的规章制度就行。不可否认，进步之路经常被阻断，但是我们如果将所有情感上的偏见置于一旁，对人类历史做一个理智的评价，就会注意到一个毋庸置疑的事实：发展过程虽然缓慢，但事情却总是从几乎无法形容的残忍和粗野的状态向更高尚更完善的无限广阔的前景发展，即使是世界大战的可怕错误也不能动摇这一点，这是千真万确的。幸运的是，当其他动物永远只停留于遵守丛林原则时，充满智慧的人类却慢慢悟出了宽容的道理，提出以理解、关爱和宽容来取代偏执、仇恨和迫害。总有一天，宽容将成为法则。无论历时多久，那一天必将会到来，它将紧随人类有史以来获得的第一个真正的胜利，即战胜自身恐惧的胜利而到来。

## 旁征博引地探讨宽容

房龙指出，基督教能从遥远的彼岸传入欧洲大陆，并以星火燎原之势一发不可收，正是因为它秉承了耶稣"爱人如己、驱除狭隘、四海之内皆兄弟"的教条。然而，基督教得势之后就建立了一整套专制制度，独揽大权，建立宗教法庭，迫害异己，以"异教徒"之名将众多人送上火刑柱，排斥并毁灭所有与基督教相悖的文化，令人们失去了选择信仰的机会。如果一个组织基于的原则是：只有一种正确的思想和生活方式，其他的都是臭名昭著、人所不齿的，那么当它的权威受到质疑时，它就必然会采取极端措施。正是由于缺乏宽容，整个西方世界陷入泥沼，古希腊和古罗马古典文化就此衰落，欧洲中世纪沦为"黑暗的世纪"长达千年，直至文艺复兴。房龙坦言：没有宽容，便没有成长；宽容了别人，也便宽容了自己。不宽容的根源在于自诩正确的思维，在自以为唯一正确和永远正确的人看来，宽容就是宽容错误和邪恶，就是道德的沦丧。当人不受恐惧影响的时候，是强烈倾向于公平和正义的。只要这个世界还被恐惧所统治，只要不宽容是我们自我保护法则中不可或缺的一部分，那么要求宽容简直就是犯罪。大凡为宽容而战的人，不论彼此有何不同，其共同点都是：他们的信仰总是伴随着怀疑；他们可以诚实地相信自己正确，却又从不能使自己的怀疑转化为坚固绝对的信念。在情感狂热的时代，我们总是热情地叫嚷要百分之百地相信各种东西，但是我们不妨看看大自然给人类的启示，它似乎一直对标准化的理想很反感。针对不宽容问题，房龙给出的解决方案是怀疑，对任何的观念、理论、思维方式都要用怀疑来冲淡它繁殖、复制、专横的本性，就连自己都要怀疑。怀疑一切，用怀疑给一切以改善发展的余地。房龙认为，大部分信念与信仰的开端都是朴素的，甚至可以说是浪漫的，但一旦稳定发展起来，就会落入功利主义的魔爪而万劫不复。他最反对的是世俗权力和精神信仰结合后施加给普通大众精神与躯体上的暴政。在他看来，任何绝对的信念，都包含着潜在的暴力，一旦信念找到了通往世俗权力的门径，它的暴虐本性就会显露出来。政治上的浪漫主义会演变成流血的暴政，带有浪漫情怀的君主往往都堕落为暴君。痛恨功利的房龙却用功利观来叙述和解释历史，因为那最初的纯洁高尚很可能在本质上是虚假的，违反了人类的天性。

## 社会法则的博古通今

房龙研究的主题都是人类生存发展中最本质的问题，贯穿其中的精神是理性、宽容和进步。他指出，只有能够为绝大多数人提供最大幸福和最小痛苦的社会，才是有价值的。人类一直忙于积累事实，却没有时间对其加以反复提炼，从中萃取出最为精华的智慧结晶。对于人类来说，智慧结晶可能才是真正具有价值的东西。在原始社会，人们只有一个信念，即至高无上的求生欲望。在远古时代，这些手无寸铁的哺乳动物居然抵御了细菌、野兽、冰雪和灼热的侵袭，最后成为万物的主宰，这绝不能归功于一个人的单打独斗。当时个性是一个不存在的概念，只有集体才能生存。个人为了获取成功，不得不把自己的个性融化于复杂的部落生活中。在危机四伏的生存环境里，人们只有融入集体抱团取暖才能保证最基本的生存。被集体抛弃只意味着一点，那就是死亡。数千年来，无论民族还是个人，都只想以暴力来达到自己的目的，禁止虽可以挡得住罪恶，却不会使人崇尚美德。世界上谁也无权命令别人信仰什么，或剥夺别人随心所欲思考的权利。人只要具有自己的道德和信念，即使没有朋友的赞同，没有金钱、妻室和家庭，也会成功。但是如果不彻底研究问题的来龙去脉，任何人都不可能得出正确结论，因此必须拥有讨论所有问题的充分自由，必须完全不受官方的干涉。自人类社会形成之日起，就衍生出一条不可避免的法则：少数的精英统治着大部分的平民。精英一方代表着力量和管理，平民一方则代表着软弱和屈从。这条操纵人类发展的神秘法则无论在哪个国度，实行起来都异曲同工，丝毫不受时间和地点的限制。历史发展中另一条奇妙的法则是：表面差异越大，本质越一致。只要双方都足够聪明，就不难发现对方的优点，从而能够各取所需，和睦相处。人类具有难以置信的旺盛生命力，人类经历了霍乱和瘟疫等，可以亲手创造东西，也可以将它毁灭。人类所做的任何事情，几乎都不会只有一种动机。我们有一种迎合大众的本能，善于根据大众的价值观精心选出一个普遍看好的理由，然后修饰一番，公之于众，似乎这就是自己做这件事的真正动机。房龙谨慎地揭示了历史的秘密，并给我们上了重要的一课。

## 捍卫信仰的仗义执言

房龙用一系列的历史事实证明，整个西方中世纪的历史无疑是在宽容与不宽容的博弈中前行的。究其缘由，不宽容的产生及其一直作为当权者的重要行为准则，是因为"恐惧"。无论采取什么形式的迫害，都是恐惧造成的，他们以"不宽容"来铲除一切危及其安定地位的宗教团体。教会如果做不到这一点，也就无法生存，这终于迫使罗马教廷采取果断行动，制定了一整套惩罚条例，使以后的持异见者都心怀恐惧。在许多国家，人们可以匿名告发别人思想不端，这种制度使人们笼罩在恐怖的氛围中。最后，就连最亲密无间的朋友都无法相信，一家人都要互怀着戒心，留神言辞。房龙旁征博引地想证明不宽容是集体防御本能的体现。一群狼不能容忍族群不同的狼，肯定要想法摆脱掉这个不受欢迎的同伴。房龙提醒我们，生命意味着进步，进步意味着受难。勇敢有很多种，但有一种勇者尤其值得赞扬。他们是一些少见的灵魂，敢于独自对抗整个现存社会的秩序。敢于对共同体兴旺发达的基础提出质疑的人，希腊共和国在它的神圣城墙内不容其存在。随着不宽容情绪的突然爆发，冒犯众怒的哲学家无疑就会被仁慈地判处饮鸩而死。无论信仰什么宗教，在这个横跨世界的大帝国中混居的各式各样的臣民必须记住："罗马帝国的和平"有赖于成功地运用"自己活，也让别人活"的原则。时至今日，古代世界连同它的思想与理想都已经随风逝去，所有想把历史时钟调回去的努力，都注定要失败。事实告诉我们，历史是一门科学，也是一门艺术，它只受自然法则支配。自然法则不以人的意志为转移，它不懂文明礼貌，不遵守通行的行为准则，所以常常被神圣的文明社会拒于门外。我们只能尊重它，不能改变它，因为它是客观事实。房龙坦言：甘愿为坚持的原则献出生命的人毕竟有限，自己写下这一切只是想告诉后世子孙先哲们不惜付出生命为之奋斗的知识和自由的理想，告诫他们不要再有傲慢的教条主义的专横和独断专行的态度，因为这种态度在过去两千年里带来的灾难已经够多了。这个世界上最有用的东西都是杂糅而成的，信仰也不例外。如果我们的信念中不含一定的"怀疑"的杂质，那么我们的信仰听起来就会像是用纯银做的钟一样声音轻浮，或者是像用黄铜做的长号一样声音刺耳。只有自由，包括贸易、人身及思想自由，才能促进国家经济和文化的共同发展。

### 鲜为人知的名人轶事

房龙在该书中介绍了许多鲜为人知的名人轶事。在苏格拉底看来，追求纯粹真理和研究没用的科学现象简直是浪费时间与精力。一个人要善于培植自己的信念，没有几何学的知识也无关紧要，了解彗星和行星的自然现象对于拯救灵魂毫无用处。他一生都在试图告诉人们，他们正在虚度年华，生活得毫无意义，把过多的时间花在了空洞的欢乐和虚无的胜利上，一味挥霍，力求使自己的虚荣心和野心得到哪怕是几个小时的满足。他声称：人的无形意识是世间万物的最后尺度；塑造命运的不是上帝，而是我们自己。德谟克利特是具有创见的"微笑哲学家"，他认为人是衡量世界万物的尺度，生命犹如昙花一现，因此不要把宝贵的时间花在本来就令人怀疑的神的存在上，而是应将全部精力用来使生活更美好和愉快。谈及伏尔泰，房龙认为他是鹅的天敌，因为他使用的鹅毛笔比20多位一般作家用的还要多。他属于踽踽独行的文学巨人，在最可怕的逆境中写出的文章也和作家协会所有的作家总数写得一样多。他在环境肮脏的乡下客栈里伏案疾书，在冰冷孤独的客房里创作出无数的诗歌，在他所寄宿的格林尼治的房间的破地板上散满了他的稿纸。他长期同逆境做斗争的方法常常令人怀疑，他乞求、谄媚、充当小丑的角色，但这是在他没有版税和成为文学巨擘之前的作为。在漫长而繁忙的一生中，他始终与愚蠢斗争，经历了无数次挫败。但他是一个不屈不挠、充满了希望的乐天派。他尽情地领略人间的快乐，年复一年、日复一日地过着奇怪且丰富多彩的生活。他写了一系列讽刺摄政王的文章，以致招来了流放和入狱。当时的监狱规定，因犯不允许擅自离开房间，在位于法国巴黎中心的牢房里，伏尔泰有了认真创作的机会，在狱中完成了多个非常成功的剧本。斯宾诺莎取得的成就绝不是靠发挥聪明才智或用巧言善辩正确地阐述自己的理论。他之所以伟大，主要靠勇气。他属于只知道一种法则之人，就是在早已被忘却的遥远的黑暗年代里定下的不可更改的一套规矩，这些规矩是为那些自命可以解释圣理的职业教士创立的精神专制体系。在他生活的世界中，知识自由的思想与政治上的无政府几乎是同义词。他知道自己的逻辑体系会得罪很多人，但他痴心不改。拉伯雷是位训练有素的神学家，他巧妙地避开了会招惹麻烦的直接评论。他奉行的原则是：监狱外一个活泼的幽默家，胜过铁窗里一打脸色阴沉的宗教改革者，因而他总是避免过分表露自己极不正统的观点。正是书中记录下的这些有识之士在人生之旅中的雪泥鸿爪，增加了读者阅读的趣味性。

# 人类智慧的博古通今　展望未来的深刻见解

## ——《人类的智慧和生活》

　　《人类的智慧和生活》一书是山东大学历史文化学院刘长允教授的新作，是作者呕心沥血十载撰写而成的。全书立足于人类命运共同体的文化视野，通过论述人类文化的根本性命题，将中国智慧与西方哲学融会贯通，为我们描述了追求人类美好未来的中国智慧。该书中始终贯穿了中国智慧和中国方案这一脉络，对人类的智慧和生活进行了多维度的探讨和总结，既有旁征博引的历史、哲 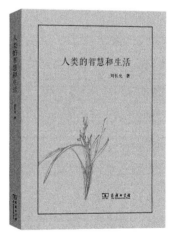学、宗教、文学等学问，也有极其丰富的数学、物理、化学等知识。刘长允在谋篇布局上独具匠心，各个篇章既可以独立成文，又是一个紧密联系的整体，充满内在的逻辑性和系统性。刘长允指出，知识和科技只有在智慧的引领下才能为人类的生活服务。该书是一部"不一样的哲学书"。顾名思义，刘长允试图阐述的是一个宏大的命题，却又和每个人的生活紧密相连，这种难以言表却又奥妙无穷的学问或许就是"人生"。刘长允认为，哲学应该充满人性的温情，每一种理论的建立与成熟，都是建立在减少人类痛苦与迷惑、增益人类幸福的基础之上。他将艰涩的哲学命题进行系统化归类，并采用生活化表达，这无疑是一部能够让普通人看得懂用得上的人生指南。刘长允提醒人们：人类文明在进入空前繁荣的同时，也陷入了前所未有的危机和困境。如何使人类的前途更加美好，如何使每个家庭与个人生活更加幸福和快乐是人类永恒的话题。刘长允通过努力总结，运用人类已有的知识和智慧，对这些问题进行了悉心探索并给出了自己的见解。尽管该书信息量大、知识面广，但妙笔生花的文学描述使得人读起来毫无艰涩枯燥之感，并能在若有所思的"悦读"中获得共鸣和憬悟。

## 人类智慧的博古通今

该书是作者阅读 400 多部经典名作后通过旁征博引、融会贯通撰写而成的一本精品著作，融汇了古今人类多方面的知识，通过多维度地展开论述，极大地拓宽了人们的视野。刘长允开宗明义地介绍了撰写该书的初衷："20 世纪 80 年代，我主要忧虑的是人类的信仰缺失、道德淡薄；90 年代，我主要忧虑的是生态恶化、全球变暖；进入 21 世纪，我主要忧虑的是科技颠覆、科学技术的滥用。人类要成功应对危机和挑战，就应该从历史中汲取经验教训，就应该向古圣先贤寻求智慧。"全书共分八章，涉及如何处理人与自然的关系、人与人的关系、人与自身的关系，对人类前途和命运的探讨，以及如何使人类生活得更加幸福和快乐等问题。刘长允对宇宙的起源及发展、两性关系的实质和家庭、信仰和理想的意义、真善美的价值等都进行了深刻揭示，在向历史和历代先哲寻求智慧的同时，孜孜以求地面向未来。通过阅读可知，刘长允学识渊博、学贯中西，论述中不仅大量援引《易经》《道德经》《诗经》《黄帝内经》《论语》等中国古代典籍中的论述和观点，还广泛引用《圣经》以及柏拉图、毕达哥拉斯、亚里士多德、奥古斯丁、休谟、康德、黑格尔等西方先贤的名言和见解，极大地拓宽了读者的知识面。该书并非史料典籍的简单堆砌，而是综合古今中外各家所言，在融会贯通的基础上独出己见，具有很强的说服力，彰显了作者涉猎智慧的宽度和厚度，体现了作者对人类社会发展前景的深刻担忧。刘长允指出，全部人类的知识都是不确定、不精确及不全面的，正如苏格拉底所言：我唯一知道的就是我一无所知。生物技术会让人类失去人性，但我们丝毫没有意识到人类失去了多么有价值的东西。也许我们将站在人类与后人类历史这一巨大分水岭的另一边，但我们却没有意识到分水岭业已形成，因为我们再也看不见人性中最根本的部分。掩卷遐思，刘长允对传统文化的执着和热情令笔者由衷钦佩，该书中彰显出他向世界介绍中国传统文化的专注与努力。他强调，读书和获取知识本是件幸福快乐的事情，但现在很多人不仅读书学习的快乐感荡然无存，获取的知识也变得支离破碎，对提高人的整体素质更显欠缺。知识的积累固然重要，但知识只有用智慧来统领才能造福人类。如今人类获取的知识、信息与技术越来越多，但有关如何使人类生存得更健康、快乐、安全的智慧却越来越少。在人类今后的理想和信仰中，孔子和儒家文化的"天人合一"思想将发挥重要作用。

## 生活问题的智者哲思

人类生活在一条思想的河流中，不断地回忆着过去，又怀着希望和恐惧的心情展望着未来。该书中引人深思的主要问题包括：①如何守住农耕文明？中华农耕文化博大精深，"天时、地利、人和"家喻户晓，"顺天时、量地利、应人和"早已成为行为准则。为了守住传统农耕文明的精魂，我们要勇于探索创新，善于对传统农耕文化进行创造性转化、创新性发展，既要重表象和形式，也要重本质及内涵，遵循自然规律、社会需求规律和市场规律，把农耕文明的优秀遗产和现代文明要素结合起来，让有形的乡村文化留得住，让活态的乡土文化传下去，让历史悠久的农耕文明在新时代展现出新风采。②如何与大自然和谐共生？刘长允认为，人和大自然是密不可分的一体关系，"取之有度，用之有节"是生态文明的真谛。要处理好人与自然的关系，第一，应向中国传统文化寻求智慧；第二，要尽量少地改造自然，更不要征服自然；第三，应始终保持对大自然的敬畏和神往。应让诗意和简朴成为人类生活的主流形式，倡导绿色和低碳生活，善于发现生活中的美，始终把生活过得健康和快乐。③如何处理好城乡关系？村庄是中国社会的基本细胞，在广袤的华夏大地上，历经几千年物质文化的沉淀，形成了多姿多彩、形态各异的村庄群体。城市是在村庄的根基上逐渐成长起来的，相对于乡村而言，城市人口、物资及相处均密集，有很强的商品和信息流通及传播功能、文化创造和贮存及传承功能。农业文明为城市的兴起和繁荣提供了条件，城市的发展极大地丰富了人类发展的内容和空间。城乡和谐变奏是人类的福祉，要实现城乡和谐，必须控制好城市和乡村所占的比例。中华文明成为有生命力、可持续的文明形态，主要得益于乡村和城市的相得益彰。④如何看待乡村的价值？古人云，务农重本，国之大纲。农业关系到国计民生，农村是战略后院，农民是重要力量。⑤如何理解我们的乡愁？刘长允指出，村庄是人类生存的图腾，是人生的原点，是乡愁的源头。尽管我们的祖先浪迹天涯，但与家乡的根脉紧密相连。村庄在，家就在，幸福和希望就在。没有村庄的国家，是不完整、不尊重历史、不可持续发展的国家。只有望得见山、看得见水、记得住乡愁，才能把根留住。刘长允从人类历史中汲取智慧，同时辅以个人丰富的人生阅历和渊博的学识，使得该书主题宏大而不失精妙，深刻而不失简洁，严肃而不失活泼。品读和领悟全书，读者仿佛置身于人类智慧的宏观视野下，学会处理人与自然、人与人、人与自身之间的矛盾，使自己的生活更加美好和幸福。

## 强基固本的真知灼见

康德曾言：世界的永恒秘密就在于它的可理解性。先天和先验是人类认识并理解世界的基础与前提。古往今来，汗牛充栋的典籍记录了很多言之成理、持之有故的金玉良言，这已如沧海之水不可斗量，如恒河之沙难以尽取。刘长允指出，评价一个社会和时代是否稳定与和谐的重要标准，就是看如何处理人与自然、人与人之间、人与自身这三大矛盾。20世纪最重要的两项石破天惊的重大科学发现是相对论和量子力学，量子力学最重要的观点就是它的不确定性原理，即认为宇宙从总体上来说是不可知的，人类的认知能力有限；客观世界并不是独立的，它的存在状态依赖于观察者。人类判别万事万物是非曲直有两个根本标准：一看是否顺其自然，二看是否超过度。判断是非曲直的标准为是否承认差异，不强求相同。宇宙说到底是万物毕同毕异，但差异是生命、生机及过程，彻底的相同则是事物的终点和消亡。人类获取知识和理解世界有多种途径与方法，但内省和感觉是主要途径，归纳和推理为重要手段。刘长允坦言，趋利避害、兴良除莠的科技政策确实不好制定，因为科学家大多是凭着兴趣和好奇心去探索自然的奥秘，企业家大多围绕着利润去研发与转化科研成果，科技广泛应用的后果是局部利益与整体利益、短期利益与长期利益常常充满矛盾。在知识爆炸、科技创新日新月异的今天，在知识和科技的负面作用越来越凸显的当下，人类必须高度警觉，重新打量、判断知识和科技，要用更高的智慧和文明来引领、消融知识与技术。我们要清醒地认识到：科技始终都应该是人类文明的一个组成部分，任何时候都不能凌驾于人类的终极价值之上，知识和技术永远都应该为维护人类的尊严服务。文明之间不怕相互借鉴和促进，无惧差异和相斥，就怕消融、趋同、模仿及随从。世界只有万紫千红，人类才能永葆勃勃生机。我们要共同建设一个和而不同、绚丽多彩的美好世界，遇事共同协商，利益共同分享，文化相互尊重。无论碰上什么样的命运，我们都应该欣然接受，安之若素，不怨天尤人，不自暴自弃。人类应该永远感恩，敬畏大自然，共同精心呵护我们的地球家园。

### 面向未来的深刻见解

刘长允认为，面对浩渺无际和无比神奇的大自然，人类的认识能力是有限的，人类有永远不能抵达的地方。所谓求真求实并不是最高的信条，科技与创新创造也不都具有神圣光环，任何知识和科技及其应用都是人类实现幸福的工具与手段，它本身不具有特别的意义和地位。人类获取知识和各种追求的最终目的，都是维护人类的尊严、促进人类的幸福和快乐、保障人类可持续地健康生存和发展。尽管老子指出"祸莫大于不知足"，但是人类的好奇心和刨根问底的习性、根深蒂固的厌求心态，在宇宙起源这样最具诱惑力的问题上，根本停不住上下求索的脚步。正是先哲的努力，拓宽了人类的视野，激发了无限的遐想，开启了继续探索之门。该书是一部让人懂得敬畏的书，刘长允用大量的事实告诉人们，重视历史、研究历史、借鉴历史，可以给人类带来很多了解昨天、把握今天、开创明天的智慧。我们至今对于宇宙的起源和性质并不真正清楚，人类对大自然应该永远抱有敬畏心和神秘感。该书也是一部让人分辨善恶的书，作者鲜明地指出人性是向善的，但人性中还有阴暗面和弱点。他不仅严肃地指出现实生活中真善美的缺失，还仗义执言地提出一些针砭时弊的匡扶之策。如今，人类社会面临着科技颠覆、生态崩溃和核战争三大挑战。生态恶化和资源枯竭是人类困境的最大问题，人类一方面在创造高度文明，另一方面又在毁灭自己的文明，环境问题如不解决，人类将生活在幸福的坟墓之中。科技在人类的整个知识体系中虽然占比有限，但其在人类整个文明中却是最核心、最本质的东西。科技给人类带来的心腹之患，乃是人工智能的盲目发展和生物技术的滥用。人工智能和机器人的快速发展，完全可能全面超越人类，使人类失去自信，变得百无聊赖和无所事事。古人云：水能载舟，亦能覆舟。科技仅为手段而已，不应将其发展当成追求的最终目标。一旦智慧对知识失去引领功能，科技之水就只会毫无规范地四处满溢，昔日引领和灌溉人类文明的碧波清流，最终必将成为给人类带来灭顶之灾的惊涛骇浪。刘长允坦言：我们并不需要日新月异的生活，诗意和俭朴应该成为我们生活的主流形式。人类在飞速行驶的列车之上只会感到眩晕和恐慌，并不会带来幸福的欣慰。人与人、国家与国家则应上善若水、和睦相处、为而不害、利而不争；对待自己则应乐天知命、尽其所能、清静自守、知足常乐。我们只有和衷共济，利用已有的全部知识和智慧，方能成功迎接挑战和走出困境，创造人类更加美好的明天。

# 深奥理论的谈古论今　医者必备的统计知识

## ——《统计与真理：怎样运用偶然性》

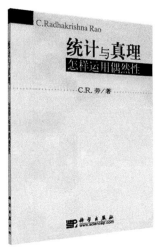

闲暇之余，笔者重温了当代国际著名统计学家 C. R. 劳（C. R. Rao）撰写的《统计与真理：怎样运用偶然性》一书，这是一本仅有 16 万字的大家小书，面世逾二十载，已名副其实地成为统计学科普的经典名作。该书不仅是作者毕生统计学术思想的总结，也是关于统计学原理的普及教科书。身为举世闻名的学界巨擘，劳从哲学与思辨的角度论述了统计学原理，通过丰富的实例和通俗易懂的非专业语言，借助数学公式和名人名言，深入浅出地阐述了统计学的基本概念、思路和研究方法。他不仅证明了统计学是一种最严格、最合理的认识论和方法学，还深刻地揭示了现代统计学发展的过程，特别是回顾了源于一些非常简单的实际问题的深刻理论的来龙去脉。该书前 5 章讲述了统计学从最初收集、汇编数据为行政管理服务，发展成为有一整套原理和研究方法的独立学科的历史，第 6 章以饶有趣味的案例加深了普通大众对统计学的理解，令人读后有醍醐灌顶之感。全书的独特之处在于，作者通过一系列实例证实了书中提到的所有科学的学科调查与决策均与统计学密不可分。劳才华横溢，幽默风趣，让统计学从深奥的数学落地到普通读者可以理解，他不仅分享了令人折服的解决方案，也不乏逸闻趣事，尤其是关于随机性是否是创造性的探讨，强调从数字中学习对于每位现代社会公民都将获益匪浅。该书有历史、有深度、有趣味、有温度，相信读者必将开卷获益。

## 深奥理论的谈古论今

劳指出，统计思想远古即存，其起源可以追溯到人类的原始时期。统计学的英文词根来自拉丁语，意为国家。统计学是一种从众多丰富的数据中去伪存真、发掘宝藏的炼金术。最初的统计学为国家治理而搜集整理信息与数据，描述统计对象的状态与分布，这种最早运用于行政管理的学问，发展进化成日臻成熟的统计学。统计学与其他学科的密切结合，为解决其他领域的难题而存在并发展。从本质上来说，统计学与不确定性下的决策紧密相关。对世间万物的描述，即使采用最精细的测量工具也无法避免误差，这是因为信息或利用信息手段的边界所致，从而决定了在解释现象时，我们只能用概率论而非决定论的观点来描述随机行为。21 世纪初，人们开始认识到，尽管由特殊到一般化的规律所建立起来的知识并不确定，但如果能度量其所含的不确定性，则获得的知识就是可用的，其原理被简化为逻辑方程：不确定的知识+所含不确定性量度的知识=可用的知识。如果我们不得不在不确定性的前提下做出抉择，则错误难免。如果错误确实难免，在一定规律下做出抉择时，最好能通过对不确定性量度的知识以知道犯错误的频率。这样的知识能够发现制定决策的某种规律，从而使我们减少盲目性，使做出错误决策的频率最小，使由错误决策产生的损失最小。该书还介绍了许多统计学应用的实例，如用统计来计算谁是书籍的作者，分析书籍写作的年代，检验数据的真伪，银行利用基于随机数的密码来保证现金取款机进行交易的秘密，以及血液检查中蕴含的经济学等。

## 统计原理的本质揭示

劳认为，世界充满了不确定和随机性，所谓的决定论是无稽之谈。在充满不确定性的世界中，知识是我们已知的，也是我们未知的；基于已有知识，我们去发掘未知以扩充已有的知识；我们获得的知识越多，未知的知识就会更多，因而知识的扩充永无止境。在终极的分析中，一切知识都是历史；在抽象的意义下，一切科学都是数学；在理性的基础上，所有的判断都是统计学。只要样本够大，任何情况都有可能出现，而且无需缘由。想要获得知识，做出更好的决策，就必须使用统计学这种能衡量不确定性的工具。统计是不确定性中的确定性，混沌是确定性中的不确定性。统计学是一套整理数据引出答案的规则，更是一种思维方式、思考或推理的方法。统计学的核心内容是：真值=观测值+误差，而误差在可控范围之内，这样统计学就可以当作演绎推理使用。统计之美在于偶然性和模糊性，但即使偶然也存在必然的规律。统计学就是要普及特殊的经验，确定不确定性，帮助人们揭穿谎言，认清真相。当不具备决定什么是真理的力量时，我们应遵从什么是最可能的，这是千真万确的真理。劳认为，非常重要的发现绝不是由逻辑推断和强化观测基础得到的。显而易见，创造性的一个必要条件是让思维不受已有知识或成型规则的束缚，让其能自由地思考。随机思考是创造性的重要成分，辅以其他因素，如细致的心理准备、对有显著意义问题的判断能力，只有这样才能迅速领悟什么样的思想能够产生丰硕的结果。劳从哲学的高度看待随机的过程，认为随机的方法不同于逻辑推理，属于归纳法，揭示了人类对宇宙规律认识的巨大进步，不仅肯定了统计学的科学地位，而且高屋建瓴地对统计的思想、方法和应用进行了诠释。毋庸讳言，随机思想的出现，极大地推动了自然科学、社会科学等领域的飞速发展。

## 医者必备的基本知识

科学是一种生活方式,它只在人们具有信仰自由的时候才能繁荣起来。知识的发展依赖于三个逻辑过程:归纳是基于观察的数据信息产生新知识,诱导是由直观而不是数据信息产生新知识,演绎能证明所提出的理论。对统计学的一知半解常常导致不必要的上当受骗,对统计学的一律排斥往往造成不必要的愚昧无知。该书涉及的问题都是医者必备的统计学知识,如怎样设计随机化的科学实验以提供所要求的信息,怎样从实验结果中获得一切有效信息,以及在工作中如何应用这些信息。劳通过大量与医疗相关的事例,讨论了统计学运用中的哲理、逻辑和实验问题,指导读者尽量避免统计方法的误用和对统计学的误解。劳认为,统计是哲学,是科学的世界观,随机性是统计学的本质,无论你的假设有多么苛刻,你的论证有多么严密,对于寄生在数据上的统计学来说,就像宇宙一样,仍然是一切皆有可能。因此,统计的不确定性与医务工作者临床诊疗中千变万化的情形殊途同归。统计学在医学中的应用尤其广泛,它作为一个具有魔力的词汇,为医学提供了许多真知灼见:时至今日,医学已经具有将不确定性用于临床的经验,即使某种药品的疗效不是很理想或带有一定的副作用,甚至其有效性还没有完全被临床验证,但为了挽救生命,医生仍然会放手一搏。实验设计的原理被用于药效的鉴定与临床检验,大量生物化学和其他检验所提供的数据信息,经过统计的评估可用于疾病的诊断和预测。统计方法的应用,将专家的集体智慧与检验出的疾病之间的差异结合起来,使得医疗诊断更加客观。如今在新型冠状病毒阳性标本筛查中所采取的分组混检,就是基于统计学定量思考的最经济的创造性检测。

## 俯拾皆是的智者箴言

有人曾言:除非验明清白,否则每一个数字都罪不可赦。如今我们生活在信息时代,大多数信息都以量化的形式在传播,劳尤为强调公众对统计学的正确理解，希望从数字中的学习有助于人们成为有效率的公民。正如韦尔斯所言：统计思维总有一天会像读与写一样，成为一位有效率公民的必备能力。作为一本介绍统计学知识的精品力作，该书旁征博引了无数先贤的至理名言，引人深思的智者箴言和深刻见解俯拾皆是。例如，人生，是从不充分的证据开始引出完美结论的一种艺术。就像房屋是由石头砌成的一样，科学是由事实构成的；但如同一堆石头并不是一栋房子，仅仅是事实的收集，也并不能成为一门科学。随机性是人类思维中内在的特征，它是创造性不可或缺的因素，如果认为随机性等同于随心所欲，则是对人类创造性的侮辱。所有实际的知识是从经验开始并以经验结束的，由纯粹逻辑性所得到的那些命题事实上完全不存在。统计学需要收集干净、相关且诚实的数据，在获取信息时要利用合适的模型。数据分析=回答待定问题+提供新研究方向的信息，数据拟合知识中可接受的部分和扩大知识范围的知识就构成智慧。统计学基本上是寄生的：统计犹如比基尼泳衣，它暴露的是明显的地方，而遮盖住最重要的部分。数字本身不会说谎，但说谎者却需要算计。劳坦言：人类一切努力的最终目的是寻求真理，而在严格意义下的真理是不可得到的，替代之路是要寻求可接受的知识。严格地讲，知识不是真理，但它应最恰当地运用真理。

# 至爱品牌的常胜秘籍　言简意赅的行动指南
## ——《至爱品牌》

闲暇之余，笔者重温了盛世长城国际广告有限公司全球首席执行官凯文·罗伯茨（Kevin Roberts）的《至爱品牌》，感触良多。作为剑桥大学法官管理学院的常务首席执行官、爱尔兰利默里克大学和新西兰怀卡托大学管理学院的终身教授，罗伯茨擅长优质品牌的创建与管理，使得成千上万人从他开阔的视野、清晰的思路、成功的实践以及坦率的忠告中获得了源源不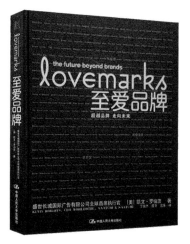断的启发。该书中的主要观点包括：时间能改变一切，爱无处不在，人所需的全部就是爱，给人以尊重，人所需要做的就是有梦想并实现之。罗伯茨认为，至爱品牌是那些能创造与社会和客户之间真正的情感纽带的品牌和企业，这意味着产品与服务要独具个性化、更加深入人心和贴近客户。尊重是至爱品牌的基本原则之一，没有尊重，就没有爱。普通调研的弊端是告诉你的不一定就是他们所想的，通常是你想要的答案。营销的真谛就是听见市场和顾客的呼声，其精要是顾客决定一切，鼓舞人心的消费者是无价之宝。企业的职责是使这个世界成为一个更有利于每一个人的地方：成为至爱品牌应该是每一个企业的奋斗目标。伟大的品牌若想经久不衰，就必须使消费者对其产生超越理性的忠诚，这是它们使自己有别于千百万不知所终品牌的唯一途径。成为至爱品牌的秘籍就在于对神秘感、感官享受和亲密度这三大威力无比元素的掌控，只有对它们进行矢志不渝的追求，才能创造出优质品牌的未来，成为名副其实的至爱品牌。笔者认为，在这本充满美好创意和智者哲思的著作中，作者不仅讲述了如何创造一个品牌，更是在宣扬一种爱的理念。

## 至爱品牌的常胜秘籍

该书将为读者提供打造品牌的创新思考途径，引导读者将神秘感、感官享受和亲密度当作品牌建设的工具，针对如何运用情感、尊重与爱提供切实可行的建议，并为读者提供了至爱品牌如何从概念变成现实的经典案例。罗伯茨指出，总令人放心的东西一定非常宝贵，人们对其应该有着超越理性的忠诚。最好的品牌总能在商店的货架上和温馨的家中恰到好处地脱颖而出。这些胜出的品牌在消费者心中赢得了特殊地位，最终便与消费者终身不离不弃。罗伯茨强调，品牌、形象以及至爱品牌是由顾客而非企业决定的。至爱品牌＝尊重＋信任＋神秘感＋感官享受＋亲密度＋梦想，它通过自身的魅力使人产生超越理性的忠诚，借助人体的五种感觉使得至爱品牌得以成为现实。不可否认，思考本身没错，不过它必须与行动结合起来才有意义。坐而论道毫无意义，必须创造和行动，并且热爱这些创意。应甩掉收集信息的癖好，牢记推理和信息只能得出结论而不是行为。必须乐于面对并拥抱情感，尤其是自己去感受，不要只是分析消费者的情感，这样才能与消费者长期休戚与共。品牌是靠每一次用心的销售建立起来的，抓住每一个订单是最重要的战略。与消费者接触的背后有着严谨的科学机制，每一家企业都在着手接触消费者，从超市的货架、优惠券到电视广告，邮寄传单以及介乎两者之间的各个环节，其中关键点是能否与人接触。要做到亲密，就必须深入了解什么东西对人们有意义，这种了解意味着你必须准备袒露自己的真实情感。罗伯茨认为，绝妙的事件总是从边缘开始。处在边缘，意味着刺激、冒险和极致，一切都没有定论，无论做什么都要冒险，因此那里的人最容易摆脱陈规陋习的束缚，并孕育出新的理念。好的创意会冷不丁地冒出来，它们能获得并保持自己的精华，就是因为它们知道自己代表着什么。所以，无论你在哪里，都要把热爱当地的重要东西当作己任。罗伯茨提醒我们，要选择那些能够启发人心、相信梦想和行动同样重要、坚信胜利的力量源于激情之人携手同行。走出困境的唯一出路，就是毫不动摇、坚持不懈地走下去，从而积跬步以至千里。因此，只要世上有注重情感、注重与消费者之间的关系和消费者忠诚度的品牌，就一定会有至爱品牌。

## 人类之爱的六条真理

罗伯茨坦言：人受情感而非理智支配，世界上任何一个地方的人都渴望拥有情感。感觉使我们警醒、激动，心中充满快乐，它们在我们的整个进化过程中一直保护着我们，使我们的人生更加丰富多彩。情感和理智之间的基本区别就在于情感导致行动，而理智导致推论。情感与理智平时总是交织在一起，但它们之间一旦发生冲突，每次获胜的总是情感。如果没有情感一闪而过的强烈刺激，理性思维便会处于松弛状态，容易被瓦解。人们一般将情感分为主要情感与次级情感，但毋庸讳言，人类绝大多数情感都是消极的。主要情感短暂而强烈，不受控制，包括快乐、忧伤、愤怒、恐惧、惊讶及厌恶。次级情感中令人吃惊的是它们的社会性和重要性，当你独处之时能感受到主要情感，但要想得到次级情感，身边必须另有他人。这些所谓的次级情感，实际上并非次级，它们构成了变化无常的组合。那些让大脑与心脏联系起来的更加复杂的次级情感，包括爱、内疚、羞耻、骄傲、羡慕及嫉妒。与人合作，用信任取代不屑，用慷慨取代自私的小小而勇敢的行为，会让我们不知不觉快乐起来。罗伯茨坦言：爱就是积极并无私地帮助他人成长，爱的神奇力量可以让人勇敢、伟大并创造奇迹，人类所需要的全部就是爱。用爱去维系人与人之间的关系，就能打造出自己的品牌。他总结出关于爱的 6 条真理：①人类需要爱，没有爱，人类便会消亡；缺少爱的孤独人士，早死的可能性是正常人的 3～5 倍。②爱意味着超越喜欢的情感，是一种深深的投入。③爱意味着回应，意味着细微、本能地去感受；爱从来都是双向的，否则就配不上爱这个字。④每个人都知道爱情的浪漫甜蜜，但请不要忘记那些多年来相濡以沫的夫妻之爱、家人之爱、亲密朋友之爱，这些全然不同的关系共同组成了我们对爱的体验。⑤爱要花费时间，对爱做出回应需要技巧，而这种技巧需要耗时多年才能养成。⑥其中最深刻的一条就是，爱既不能靠命令，也不能靠请求，只能靠付出。爱不是两个人彼此对视，而是并肩朝着一个方向眺望。罗伯茨坦言：至爱品牌是由那些热爱这些品牌的人创造并拥有的。哪里有深爱你的客户，哪里就有至爱品牌。

### 制造神秘的五大绝招

罗伯茨指出，最好的品牌是信任的标志，伟大的品牌则是爱的标志。他不仅总结出动人的故事，过去、现在和未来的结合，触动梦想，出色的神话与象征物，注入灵感等是制造神秘感的五大绝招，还对其中每一项给出了自己的精心诠释。①故事培育了至爱品牌，人们用故事解释了世界并赋予我们所热爱的事物以价值。信息世界无疑是一个难以引起情感和行为变化的地方，至爱品牌利用故事情节来表明信息的至关重要。故事具有巨大的商业价值，这是因为其关注的是人。感人的故事是一种触动心灵、使人感到更有活力的关注。伟大的品牌背后总有精彩的故事，而且精彩的故事不怕重复。要想成为至爱品牌，就必须培养出本能的倾听技巧和从消费者的经验中收获故事的手段。一幅画可以抵千言万语，但动人的故事不言自明。时长 30 秒的电视广告能产生强烈的情感联系，它们是有史以来最打动人心的销售工具。②至爱品牌的创造要靠积累，它在奔向未来的同时与过去的认知紧密相连。这就像最好的家庭,将成功的经验与现在的动态结合起来,以创造伟大的未来。这绝非是廉价的怀旧,而是坚定不移地相信是过去塑造了现在,它们的情感遗产可以激发人们对流行物品的迷恋,产生超越理性的忠诚。③梦想引发行动,行动激发梦想。至爱品牌深知,热爱他们的人是热情、感性,而且往往毫无理性的。触发梦想能向人们鲜明地表白,我们了解他们的欲望,并能将其欲望转变成快乐,从而改变品牌与消费者之间的关系。④没有什么能像神话和象征物般超越日常繁杂的事物,因为它们便于记忆,而记忆是心的源泉。许多伟大的至爱品牌同时也是象征物,如悉尼歌剧院,其迅猛的风帆造型标志着澳大利亚的信心和悉尼与大海的联系。红十字象征着真正的避难所和帮助,凡有红十字出现的地方,人类的痛苦就可以减轻。与至爱品牌一样,象征物也需要爱,因为熟悉会导致冷漠,因此必须对新一代人的希望、恐惧和需求直接做出反应。⑤灵感就是突然出现的一个机智或恰逢其时的主意,它具有改变人们生活的威力,可以引领人们从容地从疯狂、奇妙和颠倒的时刻中走出。成年人能为孩子、领导者能为部下、产品能为自己的用户所做的最重要的事情,就是激发和启迪他们,只有启迪人心的品牌才能成为至爱品牌。

### 言简意赅的行动指南

该书尤为独特之处在于,作者在多个章节的最后,以"明天要做的5件事"为题给出了自己总结出的言简意赅的行动指南。作者提醒人们的要点包括:①对一切事物要永远充满好奇心。②从感觉开始,借助五大感官敏感地感受自己正在做的事情;如果它无法至少让你的两三种感官感到舒服,就应探究其原因。③想想每一种感觉应该怎样与自己的品牌形成关联,并用你的同事和你遇到的前10位消费者来测试它们。④给自己的品牌建立一个感觉顺序,并给自己的计划设计出一种直观的视觉表示方式。⑤优先考虑音乐,用出人意料的声音给下一次小组会一次惊喜。⑥推崇伟大的设计,与人分享你最得意的样品。⑦让每位与你共事的人描述你的品牌独有的特性；他们的描述差异越大、花样越多，说明品牌的内涵越丰富。⑧收集关于自己品牌身上那些人们"一直想知道但害怕问的问题"，将其列入你最近的工作安排。⑨你愿意如何向消费者介绍自己挚爱的品牌，如果你认为他们不会在乎，请仔细检查自己说话的内容和方式。⑩请3位非本行业的朋友描述你的某一个品牌，如果他们说不出来，你就得努力了。⑪将人们对竞争对手的赞誉编成自己努力的清单。⑫每天至少给3位消费者打电话，与他们聊聊各自的近况，对他们的想法和观点做出反应。⑬对世界敞开胸怀，广为散发自己的电子邮箱地址。⑭刷新自己的词汇量，向同事请教自己用的单词和短语是否有神秘色彩，是否有感官享受和味道，是否在表示某种亲密。⑮针对自己所做的每一项决策，确认消费者是否为受益者；如果不是，那就再用10分钟集中精力改变这种局面。⑯如果你没有受邀参加客户的生日聚会，那就把这个邀请当作自己的任务，或者在自己的住所举办一场聚会。⑰走出办公室，你的铁杆消费者不会主动来找你。⑱学会提问，把最能让消费者开口说话的6个问题写在纸上并随身携带。⑲做一名铁杆消费者，与你自己喜欢的品牌或产品培养感情，试着从另一个角度看问题。⑳请几位铁杆消费者聚会，以了解他们的动力。

# 数据知识的博古通今　算法时代的个体危机
## ——《数据失控：算法时代的个体危机》

在海量信息扑面而来的当下，任何人不可避免地置身其中。互联网科技如何影响当代人的隐私和身份定位？各类互联网公司如何利用用户的数据来获利？大数据如何影响并重新塑造我们的生活？针对这些人们普遍关心的热点问题，美国作者约翰·切尼-利波尔德（John Cheney-Lippold）在其著作《数据失控：算法时代的个体危机》中为我们答疑解惑。该书作者长期从事文化尤其是数码文化研究，该书的核心论点是，世界不再以我们能够理解的方式来表达，它已经被数据化，任由算法阐释，按照控制论方法重新配置。该书作者主要探讨了在算法时代"身份"的意义何在：算法如何运作，它在哪些层面控制了我们的生活，我们又该如何抵抗？时至今日，算法无处不在，组织起全世界的海量数据。该书作者坦言：我们就是数据。我们每一次使用电脑搜索、点击或购买都会形成一个数据。无论是否在线，这些复杂的系统规则，不仅塑造人们在网络与现实生活中的知识和人际关系，而且决

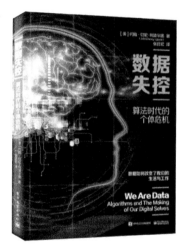

定了我们现在与未来的样貌。该书主要讨论了互联网科技对个人用户隐私等方面的影响，涉及的主要问题包括：分类使得数据变得有用，算法开始捕捉并控制你，算法的主观性，有关隐私的生死抉择，并从社会、政治、文化视角探讨了个人的数据信息安全，阐述了数字时代在互联网上公开的身份信息如何影响人们当下的生活和未来的趋势。该书作者思路清晰，研究缜密，思维睿智，该书也无疑是一本引人入胜、不可多得的好书。

## 数据知识的博古通今

该书作者指出，网络用户数据化的日常行为本身并没有多少意义，只有当这样的数据汇总为一个整体并被加以运用的时候，作为数据的我们才变得有价值。在这个与互联网深度融合的世界里，早已被数据化的我们是一个不可分割的整体。人们现在已经普遍接受了这样的观点：这个世界越来越多地依赖"数据驱动"。数据化的世界并不是成品，就在那里等着我们去发现。相反，它是在认知层面被虚构出来的。概率总是不完满的，只有那些无可救药的"浪漫派"，才会期待实际生活中有100%的匹配结果。从数学角度而言，这绝无可能。名人是时代的精英，被众人奉为偶像，是生活的指向标。他们虽然看着光环加身，殷实富足，实则是身处一个令人无法忍受的金色牢笼之中。究其原因，恰恰是19世纪后期兴起的"隐私权"概念，将这些名人圈进了富丽堂皇的应对窥探和骚扰的"监狱"当中。有人认为，明星形象既不是随意而为，也并非精英指定。它是媒体文本的创造：众多媒体文本可以组合起来达到提升、推广、放映、评论或批评的效果。因此，明星不是天生的，其形象是依照好莱坞的方式进行创造和再造的。

如今监控无处不在，我们是谁不仅是我们对自己的看法问题，而且是我们的数据被拿来如何言说的问题。数据本身并不说话，而是被人拿来言说。数据并非自然而然地出现在无人的荒野，它由人收集，受研究人员操控，最后被理论家拿来揣摩，以揭示某种现象。因此，谁能操纵数据，谁就掌握了非同寻常的权力，从而规定我们如何理解自身以及在世界上所处的位置。该书作者通过对模型归类、数据控制、主体性和隐私的讨论，揭示出数据的强大威力，阐述了数字时代"数据造人"的含义，即拥有算法赋予我们的全新身份，以及数据如何影响我们真实和潜在的身份，从某种意义上说数据就是我们生活的一部分。同时，向读者揭示了算法逻辑支撑起互联网的架构、监管、定价及其用途，正是这些算法逻辑改变了人们的经验和身份的实质。"现代管理学之父"彼得·德鲁克曾言：预测未来最好的方法，就是去创造未来。该书作者通过睿智且通俗的事例，阐述了当今世界中将经验身份转码成种种可度量类型所产生的各种社会和政治后果。显然，大数据战略对于互联网乃至整个新经济的未来发展至关重要。谁要是忽略大数据，谁就会被时代所抛弃。如何在合理使用数据和保护隐私之间进行博弈，终将取决于人类的智慧。

## 算法时代的个体危机

总体而言，该书作者讨论了算法如何组织和控制人们的数据身份，以及我们的未来。该书涉及的关键词主要是数据、算法、类属及隐私，即算法是如何通过模型将用户的数据进行归类，算法牢笼怎样以数据控制人们的生活，数据统治权如何造就了人的网络身份，大数据时代个体隐私将何去何从。介绍了算法如何生产知识，如何通过数据模型为我们打上各种标签，形成算法身份，并通过这些新的身份潜移默化地对我们的生活进行调控，该书作者最关注的是算法如何让我们的数据开口说话。同时，还讨论了这些算法归类如何取代有关种族、性别和阶级的政治化语言，并借助一套专属词汇替我们发声。不管我们是否知晓，好恶如何，这些话语都说给了市场营销人员、政治竞选人员、政府监控人员和其他人士去听。这样的知识不仅塑造了世界，而且塑造了人们的网络身份。算法、数据及其背后的逻辑正在不断地建构越来越多这样的知识。这种算法规训是一种软性生命政治，能将人们异化。在交互的过程中，人们逐渐变成了一种数据产品，便于大的数字和智能平台的优化配置管理。

该书作者指出，算法时代的个体危机是人们在不知不觉中被贴上了数据身份，这种身份和我们现实的身份不同，进行分类的目的就是将我们的网络身份信息告诉需要使用这些信息的人。此外，算法以个性化推荐的名义不断为我们推送自己感兴趣的东西，虽然看似节省时间并提高了效率，但明显侵犯了人们的隐私权。算法通过捕捉关键词，源源不断地将垃圾邮件投递到我们的邮箱。真正的隐私已经逐渐消亡，我们不断在"裸奔"，在一个透明玻璃房内被窥视，却找不到免于刺探的权利。同时，算法会产生"信息茧房"，通过个性化推荐，不仅可能造成更大的偏见，而且会不断强化我们自身的偏见。此外，我们在不知不觉中会进入"算法黑箱"中，人工智能技术在社会层面的不透明性，让平台和用户的权利极度不对等。同时，算法中隐藏的"幽灵"不断削弱人们的个性，从而发挥对我们的控制作用。该书是一本富有启发性、令人深思的作品，尤其适合那些从社会、政治和文化视角对数据怀有强烈兴趣的读者阅读，其不仅旁征博引了互联网和算法研究领域翔实的文献资料，而且从哲学层面深入探讨了所涉及的话题。

## 数据控制的手段集萃

该书作者认为，人们是由数据建构的，但是只有这种数据被加以利用的时候，我们才真正得以建构。技术不仅再现我们，而且在功能上决定"我们可能成为什么样的人"。在现实世界里，网络化交流无处不在，造就网络的技术已经深入日常生活的各个方面。在我们尚未感受到的情况下，算法决定了我们所处世界的轮廓。通过各种类型的算法加工，在我们没有直接参与、不知情也没有默许的情况下，我们的数据被赋予了某种类属意义。与此同时，无处不在的监控构成了我们的网络化社会，可以拿来度量的东西与日俱增。这些相同的技术催生了由政府机构、商业机构和独立机构形成的规模庞大的监控设施网。我们所做的大部分事情，至少可以被监控、记录和分析，并被保存到数据库中。由此积聚起来的有关我们生活的数据，便建构起我们所处的数字环境中的话语场。在网络时代，真正稳定而单一的身份实际上已经是历史遗产，人们的在线身份呈现出精神分裂状态，仅一天之内，我们的身份可能就被认定了上千次。

该书作者指出，机器学习就是计算机学会从庞大的数据集合中提取特定事物，并搞清楚它是什么，从而产生出新的、抽象的、可度量类型的意义。大数据重新界定出物体的新态势、认知方法和社会生活的概念。大数据代表算法生产知识的转向，而这种知识被认为比其他形式的知识更真实、更有效。大数据产生的知识，是算法通过人们通常所说的数据挖掘来定义的，大数据赋予我们的算法身份，是通过数据统计的相关性而认定的。利用大规模可用数据产生知识，大数据就能生成深刻的见解。算法和数据组织起我们形形色色的世界，而且身兼双重功能：一方面提供服务，另一方面为我们的生活预设条件。然而，数据按照自己的逻辑而非我们的逻辑在运行。对数据挖掘和机器学习的研究仍在如火如荼地进行，从我们的网络化社会监控设备中提炼出的数据，被称为"21 世纪的石油"，而算法分析被称为"内燃机"。正如谷歌这样的公司，不仅守卫着全世界信息的大门，而且控制着我们描述这个世界的方式。它们将私有化空间变成了商业空间，在这些私有空间收集的数据，成为产生利润的源源不断的资本。

## 隐私利弊的条分缕析

传统形式的隐私，保护个体免受外来的刺探或干扰。而该书作者在此要评估的，是超越传统意义之隐私的真相。让信息变得有用，是算法加工存在的理由；而让信息变得不知所云，是加密存在的理由，这是互联网隐私保护的基石。运用数学计算不是为了隐藏人们的数字足迹，而是让它无法被解读。该书作者认为，能够保证自我统一性的隐私是：它让我们知道自己是谁，会受到何种对待，这种对待意味着什么。让世界上几乎每个人都乐见其成的是，隐私也为享乐、懈怠和总体上对社会规范的藐视创造了空间。当我们真正感受到隐私提供的呼吸空间时，因为不会遭受他人评判，就可以从事异于平常的事情，也能以不同的方式存在。该书作者主张隐私不仅应该保护自我，还应该保护将这个自我与他人联系起来的数据总集。如今我们数据化的生活，处于毫不留情的数据监控和算法调控之下。决定这种陌生环境的是我们生活其中的、陌生的算法世界。无论监控者还是被监控者，都不会真正感到自在，根本不可能实现彻底而完美的隐私。营销公司和政府组织怀揣各自秘而不宣的目的，使用我们的数据对我们进行识别。

正是在这种框架之下，智者建议我们寻求不被识别的权利，以便从主体方面脱离数据监控潜在的调控权力。不被识别，既意味着作为个体的人不能被识别，也意味着作为云个体无法被算法识别。"数据迷障"是实现这种无法识别隐私模式的最佳途径，即故意添加模糊混乱和误导性的信息，以干扰监控和数据搜集。当用户用大量毫无意义的噪声抑制自己的数据中潜在的信号时，隐私便得以保护。宣布隐私消亡或终结，这种令人毛骨悚然的说法可能是夸张的，但确实表明自由主义个人隐私在云个体生活的世界中显得捉襟见肘。该书作者坦言：永远不会有完美无缺的隐私工具，对我们的云个体而言不存在安全空间。无处不在的监控和隐私保护这两种力量的博弈，最终是对数字生活进行有组织的争夺。数据将我们组织成什么样子，便是他人期待我们成为的样子。该书超越了对在线隐私这种耳熟能详的话题的讨论，探究的是数据隐私缺乏保护的状况如何影响我们的种种身份。

## "谷歌流感"的喜忧参半

该书作者在书中给出最经典的案例就是"谷歌流感趋势"，这是谷歌于2009年推出的流感预测软件，是一个非常著名的大数据项目，它能利用谷歌汇总的搜索数据来预测流感活动。凭借每小时数百万条搜索查询的信息流，谷歌能在人们浑然不知的情况下接触到全球的健康数据。有了对搜索查询近乎即时的大规模数据监控，谷歌终于发现它能够在美国疾病控制与预防中心发布流感疫情 6 周之前对此进行预测。从前，疾控中心是依赖人们的自愿选择和就医行为对流行病做出判断，"谷歌流感趋势"显然继承了美国疾病控制与预防基于数据的方法，只不过它依赖于"词汇包"，将搜索词汇与过去的流感数据联系起来。这个词汇包是从 2003～2008 年数以千亿计保留下来的搜索词汇中提炼和精选出来的，结果就有了 5000 万个最常见的搜索字眼。随后，这些资源又被归类到 1152 个不同的流感数据的数据点之下。即在流行感冒疫情暴发期间，谷歌用户常用的搜索字眼成为流行感冒症状的新指标。由此，谷歌数据化的流感模型，包括了约 160 个在统计学上与流感数据中的数字数据点最匹配的字眼。

2012 年，"谷歌流感趋势"做过了头，它所预测的流行感冒疫情只有一半确实发生。分析原因后发现，通过大数据对流感进行数据化处理走得太快，忽略了许多复杂因素，比如就医次数和实际流感发病数量，这些小数据也很重要。显而易见，"谷歌流感趋势"并非"只见树木，不见森林"，它是不见"病树"，只见所有其他的树，即那些心急火燎地使用谷歌搜索寻求能够医治"病树"方法的人。误报疫情发生之后，许多人争先恐后地批评该公司。从某种意义上来看，"谷歌流感趋势"是失败的，因为其预测结果在 108 周内有 100 周与美国疾病控制与预防中心掌握的实际发病数字不符；但是换个角度来看，谷歌流感预测并没有失败，只是在首次大考中表现欠佳。从方法论角度而言，谷歌所使用的大约 160 个搜索词汇脱离了各自语境，将数据分析与身份混为一谈，这可能是该软件崩塌的原因之一。2015 年 8 月，谷歌公司停止了该软件的运营。英国著名统计学家乔治·伯克斯曾言：所有模型都是错误的，但一些模型很有用。一旦我们接受了这个观点，即所有模型都有功能性缺陷，我们就会意识到他的评论实际上意义深远。模型中有用的东西，正是被赋予权力的东西。

# 如影随形的认知陷阱　健康决策的睿智之思
## ——《认知陷阱：无论如何都想告诉你的科学真相》

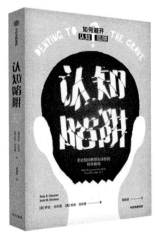

马克·吐温说过：世界的问题不在于人们所知甚少，而是人们知道太多似是而非的东西。如今为什么有些父母不给孩子接种疫苗？为何有人还在滥用抗生素？很多人至今为何还不能理性地看待艾滋病？美国公共卫生专家萨拉·戈尔曼（Sara Gorman）与神经精神病学教授杰克·戈尔曼（Jack Gorman）所著的《认知陷阱：无论如何都想告诉你的科学真相》一书，通过探究这种拒绝健康科学背后的心理机制为我们答疑解惑。该书主要涉及两大核心主题：导致人们否认科学事实的可能原因；人们为何情愿把对科学的错误认知带进坟墓，纵然面对大量证明他们错了的证据并因此令自己置身险境也在所不惜。萨拉·戈尔曼与杰克·戈尔曼指出，人类的心智天生就带有喜欢高估小风险、低估大风险的倾向，我们显然无力分辨真正的风险。但面对顽固的错误观念，我们既不能视而不见，也不能束手无策。该书作者用翔实的科学数据、毋庸置疑的案例，分析指出了我们对风险的认知存在哪些误区；以疫苗、抗生素、艾滋病等典型社会事件为例，诠释了大众常忽略科学真相的原因。该书作者试图探究人们在为自己或所爱的人做有关健康的决定时，进行了怎样的思考和风险评估，并提出一种重要的观念：我们要将科学的知识和技术传播给公众，让公众摒弃那些固有的错误思维，更好地了解自己的健康状况，并做出明智的决定。此外，我们还需要大力提高科学素质教育、科普和新闻传播的水平，帮助普通公众理解科学证据的本质，对利益冲突难题中的方方面面有清醒的认知，提高在健康决策中对科学信息的鉴别能力，从而对健康问题提供更有效的指导，最终战胜反科学情绪，有效地避开认知陷阱。该书为一本资料翔实、可读性强的科普读物，作者不仅用令人信服的严谨科学研究、贯穿全书的生动叙述支持自己的论点，而且通过引人入胜的逸闻趣事使全书内容通俗易懂，希望能帮助每一个正在或曾经因为科学争论感到困惑的人。

### 认知陷阱的心理探秘

该书是发人深省、饶有趣味的对否认科学的审查，重点分析了一些人提出不受科学支持的观点，然后在相反的证据面前坚持其谬误的原因。该书作者认为，人们的固有信念会自然抵抗新的观念，而健康科学在这种抵抗面前尤为脆弱。科学研究表明，在面对新信息时，人类对于改变我们的想法有本能的、根深蒂固的不适感。在风险无处不在的时代，当一件事关乎健康时，人们往往会坚称：科学是错的，因为没有充足的证据，而且危机四伏。为探究许多人坚持与证据背道而驰信仰的根源，该书作者调查了导致这种适得其反的否认科学事实的心理因素，通过自己的实践和翔实的数据得出结论：正常的、进化的适应性倾向对我们不利。人们常常会被随机性愚弄，认为某件纯粹偶然发生的事件其实事出有因。由于每个人都会犯这种错误，因此在这方面的一知半解尤为危险。当科学与真相遭到忽视时，作者挺身为它辩护，用无可辩驳的数据告诉我们：摔倒致死的风险是 1/152，而死于坠机的风险是 1/8321，显而易见，淋浴时摔倒其实比空难有更大的风险。在分析了诸多否认案例的基础上，作者提出了导致人们拒绝接受有关健康科学知识的 6 个主要因素：对阴谋的恐慌、对复杂的恐惧、受到魅力型领导的影响、认知偏见与互联网、因果关系与填补认知鸿沟，以及风险预测的本质。然而，作者的目的并非通过巨细靡遗地分析科学数据和研究结果来反驳不科学的观点，而是试图理解为什么有理性、有头脑也有善意的人会相信这些观点。从科学角度出发，我们永远不能给出 100% 肯定的结论，只能非常接近绝对肯定，这一点与人类的惯有思维背道而驰。该书作者提醒人们：科学是通过反复否定和证伪取得进展的，而我们天生就不想轻易转变自己的观念，其结果就是多个纯粹的健康问题和常见的心理问题结合在一起，会令我们更容易在思考科学和医学问题时犯错，做出对自己健康有害的决定。因此，必须有系统地从头脑中根除"谷歌搜索排名第一的肯定是最好的信息"这种想法。

## 人类固有的思维误区

该书作者指出，科学取得进展的方式，就是不断证伪原有信念。科学要求对不断改变想法保持开放心态，人类的生理与心理要求对自己的想法越坚定越好。人类天生就喜欢故事、逸闻以及能够使用想象力处理的信息，即我们在处理能够以某种形式的心理意向产生关联的信息时最自在。多数人都构建了一个强大的经验法则外加其他策略的武器库，用它来判断可能性。大量研究显示，我们依靠故事与传闻而非统计数据去判断代表性和可能性。人类随时准备寻找相关性，建立因果关系的渴望，强烈地凌驾于我们的自觉理性之上。关联谬误可能导致代价高昂、误入歧途的判断。我们为自己和家人做健康决定并非基于对科学数据的分析，而是由情绪化因素所决定。在美国，导致高度恐慌的埃博拉病毒感染极为罕见，因车祸丧生的概率是感染埃博拉病毒的 1500 倍，而心脏病、癌症等则是常态。美国人的行为缺乏理性，大大高估了埃博拉病毒的风险，对那些真正威胁健康的事物如缺乏锻炼、吸烟、食物糖分过高、酒精摄入过多等不太关注，低估了自己采取行动就能改变的致命风险。对比而言，人们往往未能使用科学依据来为呵护健康和提高生活质量做决定。该书作者通过对充满睿智的学者、医疗领域专家的调研，指出当下公然违背科学依据的主要医疗保健观点包括：疫苗会导致孤独症等多种不良后果；转基因食品对人类健康有害；人类免疫缺陷病毒不是艾滋病的病因；抗生素对治疗病毒感染有效；未经巴氏消毒法消毒的牛奶安全并富含优质营养物；电休克疗法会造成脑损伤并且无效。该书作者坦言：从反对接种疫苗到否认艾滋病元凶可见，科学文盲、对医学不信任和阴谋论思想严重威胁着公众健康。即使人们知晓并理解了全部相关事实，不理智行为仍然有可能出现，意味着简单的教育不足以转变人们对科学结论的否定态度。这是源于人类固有禀赋的效应，即对损失感到害怕的程度要远超对收益感到喜悦的程度。因此，讨论以极小的风险提高健康水平的行为时，获益导向的信息最有效；讨论风险更大或具有不确定性的医疗健康行为时，损失导向的信息最有效。

## 科学证伪的艰辛历程

该书作者指出，政府用纳税人的钱开展了大量所费不赀的研究，试图证明科学是对的，可是人们总有越来越多的理由认为那些研究不充分、有偏见或是完全错误。心理学研究证实，人们的信念改变得很慢，而且在面对相反证据时异常顽固。最初的印象一旦形成，就会构建起后续证据的解读方式。如果新的证据与某人的既有信念一致，就会显得既可靠又有用；不一致的证据，则会被当作不可靠、错误或者不具代表性的信息被忽略掉。尽管科学的发展已经把我们从黑暗时代带入启蒙时代，但不幸的是，近年来美国一股强烈的反科学情绪正在威胁着人类，他们通过"谣言+误传+阴谋论+病毒营销"等一系列手段，拒绝接种疫苗，否认气候变化，谴责已经并将继续拯救人类生命的基因工程技术，通过种种反科学的行径将人们拉回到一个更黑暗的时代。在这本精彩纷呈的书中，作者不仅解释了人们如何沉迷于政客们的错误主张，还诠释了为什么聪明人最终会加入邪教的根源；不但驳斥了机会均等说法的"揭穿者"，还反驳了恐惧转基因者及反疫苗者的种种谬论。作者条分缕析地揭示了人们能从相信虚假的阴谋论中所获得的收益，揭露了一群志同道合的阴谋论者如何结党营私的伎俩，指出单靠科学教育无法解决不信任科学的问题。通过一系列饶有兴趣的实例，诠释了为什么很难说服人们相信真正的风险所在。该书作者认为，在为健康问题做决定的时候，不能处理科学细节的特质让我们更容易接受精心包装过的错误言论和口号。科学家和医务工作者经常拒绝把问题解释得清晰有趣，不是拿出只有他们才能理解的过于复杂的解释，就是以居高临下的姿态给出过于简单、包含极少信息的解释。人们坚信不科学观念的每个理由都会遇到类似的情况：如果看不起相信虚假的阴谋论的人们，认为他们既无知又恶毒，也许有可能巩固他们的反科学立场。作者借助神经科学前沿领域的研究成果，深入浅出地探讨了支撑我们做决策的心理学、神经生物学和进化根源，诠释了为什么即使面对强有力的证据，许多人还是否认科学的确凿事实。作者深刻揭露了否定主义的心理学基础，让那些宣扬破坏性的否定主义运动的人暴露在聚光灯下，指出认清其本质是我们对付其恶劣影响的最好武器。如果没有能力把科学当作决策依据，我们就将落入浪费时间和宝贵资源并且让自己和孩子们置于重大危险之中的境地。

## 健康决策的睿智之思

该书作者指出，在拒绝接受科学证据的行为背后有着复杂的心理学、社会学与神经生物学基础，因此为我们总结出一些核心原则以指点迷津，从而有助于我们与不相信科学的人沟通和打交道。具体原则如下：①不是只有未接受过教育的人才会做出不理性的医学健康决策；②人们很容易将拒绝相信科学证据的思维归咎于无知和信息匮乏，事实并非如此；③同情心和进化优势有时与理性思维相冲突，同情心会导致我们喜爱故事胜于数据，并误判科学事实；④假设检验无助于发表绝对肯定的主张，统计学上没有100%这回事；⑤人们对情感的回应比对数据的回应热烈，魅力型领导利用情感，科学家利用数据；⑥人们的想法顽固不化，对改变原有想法极端抗拒；⑦人们很难理解概率与风险，情感对我们如何判定一个赤裸裸的统计结果影响巨大。此外，作者也给出了面对困境行之有效的解决办法：①科学必须应对互联网上日益增多的各类信息，科学家不仅要能流畅地发布我们在互联网上经常看到的那类信息，而且要更加活跃地加入对话中去；②媒体从业者需要接受更好的训练，以便理解什么样的科学争论能够成立；③科学家必须对沟通因果问题的困难、人们对不确定性的不安与科学家本身的弱点更加敏感；④需要提高以下方面的教育：统计学与概率、深入理解科学的方法、批判性思维的发展、理解什么是"好证据"的技巧；⑤需要培养能与持有错误医学信念的人做动机式访谈的医疗专业人员，动机式访谈首先关注的是发现某人知道什么、关心什么，而不是试图说服对方相信某种观点；⑥我们必须审视自己思考时不具批判性并将情感置于理性之上的固有倾向。该书作者强调：没有人可以对偏见、经验法则和感情用事彻底免疫，应该始终理解、同情我们努力打动人们的做法。如果我们不把心理学、情感和社会动力纳入对话中，就永远不能在反对危险且不科学的理念斗争中取得任何进展。

# 疑窦丛生的现有知识　提升认知的智者哲思

## ——《暗知识：你的认知正在阻碍你》

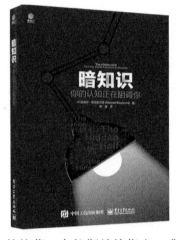

英国作者迈克尔·布拉斯兰德（Michael Blastland）所撰写的《暗知识：你的认知正在阻碍你》是一本通过翔实数据使人"脑洞"大开的好书。作者在书中围绕所谓的"暗知识"，为读者讲述了横跨社会科学、商业、医学等众多领域令人印象深刻的故事，并在这些引人入胜的故事中潜移默化地向读者传播了自己有关预测的真知灼见：永远不要预测，尤其是不要预测未来，未来无疑是预言的坟墓。布拉斯兰德指出，我们经常没有意识到自己缺乏哪些知识，对潜在的现实进行先知性的描述，不是一种成就，而是一种幻想。暗知识的概念源于一种感觉，即认为这种未知的因素似乎并不能完全用偶然性来解释。人类是可以独立思考的生物，我们不仅有主观能动性，甚至还有些刚愎自用。尤为重要的是，面对不断变化的外界压力和逐日更新的零碎信息，我们还需要用各式各样及可变通的理论和价值观，来应对往往是相互矛盾的多重目标。布拉斯兰德将世间一些神秘的变量具化为生动且客观的物质存在，通过不少鲜活的案例诠释自己的理论。他指出，在真实的世界里，这些被物化的因素会受到各种纷繁细节的影响，发生微妙的变化，进而导致每个故事都极易产生另一个完全不同的结局。意料之中的就是，不同的情景需要各异的策略，没有一定之规。该书所探讨的正是不规律性，所以读者不能期盼通过阅读从书中得出有规律的结论。掩卷遐思，阅读有关暗知识的故事，能建设性地激励我们更加谦卑，不要用寻找规律或试图控制的想法来填补自己的想象力，而应该去发掘每个颠覆性的细微经历，从而时刻提醒我们要注意那些隐藏在细微因素中的偶然性。

### 疑窦丛生的现有知识

布拉斯兰德指出，历史是一连串断裂的事件，这些事件共同导致了我们对现实的误解。面对不同的时间、地点、人物或动物，人类现有的知识极其脆弱，即我们看待世界或处理数据时，所选择的不同方法也会影响到知识的普适性。就人类已有的知识而言，一致性远非衡量合理性的必要标准，甚至可能根本无法衡量合理性。我们用来指引人生的那些警句常常自相矛盾，如"久别情深"与"久违情疏"，"三思而后行"和"当断不断，必受其乱"。我们原本以为，拥有拍照功能的智能手机的问世意味着生产性经济的到来，GDP 应该上升，但事实却是 GDP 出现了下降。究其缘由，因为照片的价值不再包含冲印胶卷的成本，大多数照片不再通过售卖流通，而是通过数字方式被分享，因此它们自身的价值就所剩无几。在全球定位系统（GPS）被植入智能手机后，因为人们对各种其他形式地图的需求均减少，也导致 GDP 的下降。在现行的医疗行为中，大约 40%无效或因产生副作用而造成伤害，这在很大程度上是因为它们背后的科学知识不够准确，技术的变革是认知落后于现实的原因之一。"医疗逆转"现象是指药品的疗效发生了转变，即某些时刻我们意识到自己以前的行为是错误的。我们倡导一种公认的惯例做法，但其对病症最好的效果就是无效。医疗领域曾被标准化后又被推翻的诊疗数量惊人，有人总结了 2001～2010 年发表在

《新英格兰医学杂志》上的 146 项研究,这些研究都找到了反面证据来推翻公认的常规做法。大部分研究以确凿的事实证实常规做法导致了副作用,有些则表明并无实效。无法预知未来,通常意味着我们根本不了解现在,因为现在是未来之源。那些无法从历史中吸取经验的人注定将重蹈覆辙,那些的确从历史经验中吸取了经验的人或者自以为如此的人,注定要与现实博弈。前车之鉴、后事之师,失败的经历或许是可靠的向导,或许是一声警报,有时两者兼而有之。《自然》杂志对 1500 名科研人员的调查发现,近 90%的被调查者认为存在研究危机,人们在推进知识方面的许多工作其实极具不确定性。我们首先得承认我们太过频繁地宣称自己掌握的知识,但事实并非如此。无论这些准则有多么深奥,熟识细微之处比掌握抽象准则更能让我们变得睿智博学。

## 阻碍进步的心理认知

马克·吐温曾言:让我们陷入困境的不是无知,而是看似正确的谬误论断。布拉斯兰德指出,人生之旅中确实存在许多我们没有亲眼见证过的潜在影响,新墨西哥的一只蝴蝶扇一扇翅膀,就可能在其他国家引发一场飓风事件。人生的"蝴蝶效应"每天都在发生,细微的琐事也可能在未来引发一场人生风暴。我们不可避免地要与外界互动,而互动就会让我们融入神秘而多变的世界。宏观与微观存在很大的不同,概率具有潜在的局限性。在所有威胁知识传播的因素中,宏观和微观之间的差异最为顽固。即使我们准确无误地掌握了某种知识,而且这一知识经过了严苛验证,可以在不同群体间传播,还有坚实的理论基础,但换个层面,它依然可能只是一个无根无据的猜想。一切并非显而易见,要关注隐藏在简单事件中的复杂性。如果我们把所有的复杂因素都罗列出来,假设我们对每一个因素都了如指掌,那还怎么解决争议呢?当每个答案与它的对立面都看似很有道理时,这种显而易见的论证就是错误的。该书的重点不是要辩称人们的表现绝无规律可循,而是强调一些很容易产生的错误观念就是:想当然地把一些看上去明显可以推导出的结论当作事实。布拉斯兰德认为，有时即使掌握了方法，也不一定能解决问题，研究"发现"发现不了什么。常识听起来像是所有事物最直观的规律，但事实证明，常识只是一条盖在一团乱麻之上舒适的毯子。来历不明的差异，颠覆了人们的认知。对知识的渴望可能会带来错误的知识，并可能对最终结果造成伤害，我们对此应多一份敬畏之心。有时经验丰富并非好事，丰富的经验有助于一个人更加熟练地处理一起事故，但也会让人囿于传统而无法创新。人们无从确认过去的经验和已知的概率是警告还是向导，直至具体事件在特定的时间、以各自的方式揭示出事物的规律，而这些规律巧妙地打破了那些最聪明、思维最缜密的人们所想象出的规律，或许直到那时我们才能有所省悟。布拉斯兰德坦言：真实的物质世界对抽象理论来说就是暗知识，原则其实不实用，在宏大思考中依然要注意微小细节。千头万绪的生活，绝不会让我们轻易看清它的面貌，我们应当保持警觉、拭目以待。

## 看似正确的谬误论断

赫胥黎于 1932 年就指出：人类如此聪明，以至于我们认为有必要发明理论来解释世界上发生的事情。不幸的是，人们在大多数情况下还不够聪明，无法找到正确的解释。所以，当人们依据自己的理论来行事时，往往就会像傻子一样。布拉斯兰德认为，人类太过于高估自己发现模式、找到规律和探寻深层知识的能力，对于研究人员取得的那些华而不实的错误成果背后的反常动机，却又太过于疏忽。虽然错误无法避免，但有一个错误出现的频率格外地高，那就是声称我们已经发现了世界运行方式的某个真相。然而事实并非如此，这仅为一个误判。我们可以厘清外部世界的所有因素，创造出无限相似的程度，但是依然无法用任何理性定义、既有法则、其他力量或发现来解释人与人之间那毫无规律可循的差异。我们竭尽所能地追求绝对的一致性，但隐藏的那一半依旧难觅其踪影。已有研究证实，用不同方法处理数据，就能得出多种不同的结论，即存在"研究人员的自由度",它表明研究人员所做的每一个选择都能左右最终的结论。不仅如此,世界向我们展示的证据,会随着我们看待它们的方式而发生变化。在过去相当长的一段时间里,人类把自己的每个新发现都视为珍宝,认为它们坚不可摧,像坚硬的砖头,并在这些砖头的基础上,建成我们居住的科学大厦。但有一天,人类发现了一个出乎意料的新现象,透过这类现象才意识到,我们原来的某一块砖却是一根脆弱的稻草。随着新现象层出不穷,以至于我们盖楼用的砖头甚至地基都变成了稻草。我们住在用稻草堆成的大厦中,它如此脆弱,在大自然面前不堪一击。回眸历史,无数的证据表明,未来的事实会粉碎所有的预言。生活的混乱无序挫败了我们的计划和目标,限制了我们的能力,直逼人类的自我意识。它警告人类:谦虚一点吧,因为我远比你们强大。诚然,人生需要回顾和反思,奇特的意外事件可以成为每个人的座右铭:如果没有它,我们谁也不会走到今天。目睹系统研究无法解释其影响的多样性,我们只能从故事中获益。故事的作用是启迪读者,而非昭示结论;要想过得更好,我们更要积极地向前看。

## 刚愎自用的人类秉性

有人曾言:如果你想找到能证明人类自负最直接的证据,就研究一下他们做出的那些预测吧!影响我们对知识树立信心的更多是不规律性而非规律性。有证据表明,人们无法理解事物运行规律且拒绝承认这一事实的现象普遍存在,过度自信对于政策制定者来说似乎更司空见惯。我们不是错在无法坚持己见,而是错在我们误认为自己理应会坚持己见。布拉斯兰德指出,人类的大多数行为都受到环境的提示,而且我们往往并未意识到,环境的这种影响远比我们人类所愿意相信的要大得多。因受到的影响瞬息万变,所以我们的想法多变,我们对它们的关注必然是零碎的。现有研究显示:少量信息就能彻底改变人们的既有观念,我们并不如自己所想的那样善于深思熟虑,人们的行为也并非沉思之后的产物。虽然我们坚信自己的信仰和偏好根深蒂固,但实验表明,它们常常很容易被操控,选择和信仰随时都可以被不断重塑。人们在做决定时，真正的过程是：下定决心，虚构想法，即兴而为。如果我们一开始就认为某个事物不重要，那么我们就不会关注它，就永远也不会真正意识到它的重要性。身处艰苦的逆境似乎能迸发清晰的思路，清晰的思路又能带来坚定的信念，坚定的信念又伴随着坚强的决心：历史绝不会重演！但在这些来之不易的知识中，究竟有哪些下一次还能奏效呢？毫无疑问，知识难以普适的现象，常是由最微小、最神秘的因素，即某个薄弱环节造成的。我们对知识的有效性期望过高的原因，在于不同情景之间的重大差异太过于隐蔽，无法在证据中显示出来。实际上被我们滥用的概率，对你我的作用更可能是掩盖而非揭示真相。即使我们以为自己掌握了 99% 的重要因素，但对结果预测的可能性依然有 100% 的错误。基于大量规律而得出的知识经验，仍然可能由于使用地点的转换而失效。因此布拉斯兰德提醒我们：任何情况下的计量工作都极易产生误差，时间的推移还会增加计量的复杂性。所以我们通过修订的过程，永远在追赶真相；换言之，我们对眼前状况的判断总是错误的。即使我们尽职尽责地努力探明真相，但生活的另一半丝毫未向人类妥协。

### 证据确凿的医疗实践

布拉斯兰德认为，科学的迷人之处，就在于我们自以为已经了解事实的时候，实际上只瞥见"冰山一角"。我们身边遍布着人类还没有了解的暗知识，它们是隐藏的真相，想要梳理出事物的成因绝非易事，在医疗实践中尤其如此。任何样本都面临着无法代表整体的风险，影响我们对知识树立信心的因素更多的是不规律性而非规律性。一对连体双胞胎（拥有两个大脑和两条脊柱，但只有两只胳膊和两条腿）能非常默契地弹奏吉他，但是她们的衣着、喜好、睡眠习惯却各自不同。她们的基因和环境完全相同，因此一定存在操纵着这一行为的暗知识。我们经常想当然地把某些看上去明显可以推导出的结论当作事实，例如，如果医生的医术高超，在哪里手术效果都一样，然而事实并非如此。对擅长冠状动脉搭桥术的医生进行分析发现：医生从事该手术所导致的病死率在本院为 0.7%，在外院却高出逾五倍。由此表明，医院或术者的技艺对于最终差异并不起决定作用，最重要的似乎是医生和医院的组合影响。外科医生并非遗世独立，若没有配合默契的团队，就难以确保手术的安全。我们知道，医药学的本质是探索性研究，医生有时在没有确切证据的情况下，为治病救人的崇高理想，会尝试使用新的药物、程序或诊断工具；当发现这些措施对患者没有帮助甚至导致伤害时，就会停止使用。然而，有关疗效的报道并非都真实可信。据《自然》杂志报道，美国最畅销的抑酸药物，被证实起作用的概率竟然不足5%。在有关治疗抑郁症药物的报道中，几乎所有的负面证据都完全消失，令负面证据沉默却明显放大了药物的疗效。其实安慰剂对抑郁症患者的作用超乎我们的想象，只要我们觉得服药有效，作为一种仪式亦有用，这恰恰说明了意识的强大之处。因此布拉斯兰德指出，只要有相同的诱惑，无论在哪里，人们的行为都是一样，而类似的诱惑无处不在，人们会在各种利益的驱使下去呈现出肯定性的实验结果。随着时间的推移和技术的进步，去伪存真的过程变得越来越艰难和耗时，尤其是源于如此多的业界精英与行业翘楚都在浪费时间追逐真伪难辨的科学。有鉴于此，医生必须始终保守怀疑的态度，这是医疗行业的立业之本。

### 提升认知的智者哲思

庄子曰：吾生也有涯，而知也无涯。以有涯随无涯，殆已。布拉斯兰德指出，所谓无知者无畏，越是鄙视并且拒绝学习的人越觉得自己是全知，觉得只要努力就可以成功，但现实绝非如此。当我们无法用固有常识来解释这种变化源于何处时，一定有某种隐藏的原因和知识能够破解谜题，这就是暗知识。认识到这一点弥足珍贵，因为我们被迫重新进行知识校准。它让人类意识到，我们太过轻易地满足于既有观念，但隐藏的暗知识可能就在身边。布拉斯兰德的主要观点有三：第一，太多人对于自身才智的局限性缺乏认识，我们必须更加乐意去面对挫败了人类理解力的众多奥秘和意外。布拉斯兰德反复举例说明：要正视自己认知的局限性，不要狭隘片面地去对一个现象做判定。一件事情的成因很复杂，不要对自己的预判推测过于自信。他通过人类双胞胎长大后多方面的迥异和大理石纹螯虾后代个头的明显差异，说明超越基因和环境之外，决定生物性状的一定另有原因。第二，规律和普适性的真理是我们的理想，可现实常常是由那些意料之外的反常事物拼凑而成的。人类如此沉迷于探寻有序的线索，却似乎没能正视无序的力量。我们曾经认为知识最基本的属性是必须普适，即普遍适用于我们想要使用它的任何地方，否则那就不是知识。但事实提醒我们：无论何时，当自以为了解时，我们可能就错过了许多知识和隐藏的真相，可能成为置身危险而不自知的傻瓜。暂时搁置理性的问题，深入挖掘神秘变异背后的暗知识，对它颠覆我们自以为是的知识的奥秘试着多一些了解。第三，对进步的最大威胁不是无知，而是对已有或未知知识的错觉。在充满令人生畏的不确定性的世界中，我们迫切需要摒弃一些错觉，这样才能将前路看得更加清晰。布拉斯兰德尤其重点强调要关注事件的偶然性，注意未知的知识带来的影响和结果，提醒我们每个人都有自己的暗知识区域，只有在求知路上保持谦虚，努力学习才能不断突破自己的暗知识。总之，布拉斯兰德尤其用开创性的独特视角，聚焦人类智慧的局限，为勤于思考和睿智决策者提供了切实可行的解决方案。

# 思考的魅力

　　尽管人类处于危机之中，但只要我们保留螳臂当车的英雄气概，恪守初心地慎重选择，仍然可以抵御空洞的诱惑，保留宁静的空间，自由进入沉思默想的生活状态，努力成为自己生活的主人。

# 挑战极限的人类思维　亘古不变的科学追求

## ——《思维简史：从丛林到宇宙》

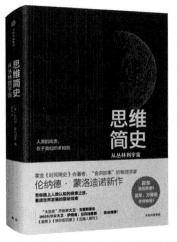

从直立行走到月球漫步，从使用石器的原始人到发展量子物理的现代思想者，是什么在推动人类不断进步？在人工智能时代，机器会不会产生意识，从而影响甚至取代人类的思想进程？思维作为人类的特质，未来会将我们带向何方？被霍金誉为"会讲故事的物理学家"伦纳德·蒙洛迪诺（Leonard Mlodinow），从求知欲的独特视角，通过《思维简史：从丛林到宇宙》一书为读者展示了一部跨越数百万年的人类进化史。国人对蒙洛迪诺可能并不熟悉，他是美国著名的理论物理学家，也是一位拥有深厚科学造诣的畅销书作家，霍金享誉世界的著作《时间简史》和《大设计》都是与他合著的。他还是一个多才多艺之人，曾加盟好莱坞，是《星际迷航》等的编剧；他进军游戏界，成为电脑游戏制作人和设计者，与迪士尼公司合作制作的游戏斩获了数项大奖。一般而言，科学史都是由记者通过采访科学家而撰写的，但蒙洛迪诺本身就是顶级科学家，也是认知升级推动力量的中坚，所以该书不仅视角独特，而且充满深刻的见解。掩卷遐思，该书不仅是一部群星璀璨的科技发展史，更是一部精彩绝伦的思想进化大片，对人类思想发展的未来，作者也给出了自己的高见。

## 人类进化的漫长历程

蒙洛迪诺从求知欲的独特视角，大时间跨度地为我们展示了一部人类进化史。全书分为直立的思想者、科学、超越人类感官及结语 4 部分，共涉及我们的求知欲、好奇心、文化、文明、推理、新推理方法、机械领域、东西是什么构成的、有生命的世界、人类体验的极限、看不见的王国、量子理论的发展 12 个方面，是一部不可多得的精彩纷呈的科学发展简史。全书按照时间发展的脉络，为我们展现了一部跨越数百万年时间的人类思想发展史：从古埃及文明到美索不达米亚的奇妙算法，从毕达哥拉斯、亚里士多德到伽利略、牛顿、爱因斯坦这些探索者，从推理文化的诞生到物理学、化学、生物、现代量子物理等学科的形成。纵观全书，从古希腊哲学到量子理论，从泰勒斯到海森堡，从物理到化学再到生物，蒙洛迪诺一直在强调好奇心、系统思考的方法和不断挑战极限的精神对科学发展的重要推动作用。他历数了科学发展过程中的关键节点和重要事件，揭示了这一切背后的发展动力，那就是人类的求知欲和好奇心。蒙洛迪诺坦言：人类的好奇心，正是这种像婴儿一样对于认识世界的强烈渴望，让人类开始成为一个会思考和质疑的物种。随着智人智力的提升，我们不仅对周边世界提出问题，而且开始通过集思广益来寻求答案。虽然大众对其中大部分人物和历史事件已经耳熟能详，但作者通过引人入胜的故事、生动的文笔，令枯燥乏味的科学史趣味横生。尤其难能可贵的是，蒙洛迪诺善于设身处地地想象科学家的思维过程，让读者更加真切地感受到提出新观点的巨大阻力和时代背景对人们思维的局限，从而令人在开卷之后爱不释手并获益匪浅。

## 科学进步的雪泥鸿爪

蒙洛迪诺认为，正是人类的求知欲和好奇心，敢于不断地提出问题，才推动着人类的日趋进步，才让我们逐步从直立行走到月球漫步，从穴居野处到驾驶汽车，从一望无际的大草原住进了高耸云端的摩天大楼。回眸整个科学发展史，面对生命世界的千姿百态，人类有太多看似古怪的问题。泰勒斯说自然世界遵循某种秩序法则，毕达哥拉斯则提出了数学体系，认为世界是遵循数学法则。亚里士多德开启了一种全新的、用观察和推理来分析世界的方法。伽利略在科学中加入了实验的作用，他是第一个做抽象实验的人，他想研究物体是怎么下落的，可当时没有精确的计时设备，他只能设法减慢下落速度。为此，他做了一个斜面，让铜球从斜面上滚下来，其关键步骤是把铜球和斜面都打磨得非常光滑，甚至还抹了油把摩擦力减到最小。日常生活中根本没有这样的物体运动，他只是想要研究一种理想化的状况。伽利略发现小球的下落速度越来越快，且速度和球的重量无关，他的量化实验推翻了亚里士多德"物体下落速度和重量成比例"的学说。这种量化的方法，把人类思维带到了一个新世界的边缘。牛顿量化的宇宙观，终于推翻了亚里士多德的定性、非量化的自然观。然而，当人们对世界的认知分辨率进一步放大到原子层面时，经典物理学就不再适用。普朗克和爱因斯坦的量子概念，为人类认知开辟了新天地，从而有了我们今天电脑、核磁共振仪、荧光灯这些新技术的发明，才成就了今天的世界。蒙洛迪诺认为，从宗教神话到观察推理，从非量化的自然观到量化实验的方法，从可观察到不可观察，我们对世界的认知就是这样逐步推进的。贝尔实验室曾是世界上最具创新力的组织，数字时代的许多关键创新，包括晶体管和激光都是在那里诞生的。在贝尔实验室，人们极其重视协作研究，他们的理念是：和一群不同领域的人交流更容易获得创新思维。在谈到新观念的产生时，进化遗传学家马克·托马斯曾言：并不是需要你有多聪明，而是要看你的交际范围有多广。

## 以讹传讹的名人轶事

该书作者通过多位科学家的故事，串起了科学革命和思维的发展，也令读者领略到先哲们为科学献身的精神。蒙洛迪诺以翔实的史料纠正了许多在坊间广为流传、以讹传讹的名人轶事。他坦言：整个科学史是一部连续的、相互之间高度关联的历史，科学史上的任何发明创造都是在无数前人贡献的基础上日积月累而来的。传闻瓦特是在观察到茶壶中不断喷出蒸汽时突然想到蒸汽机的，可实际上，他是在修理一个之前已经用了近50年的早期的类似发明时才产生了改良蒸汽机的想法。同样，牛顿再天才，也不会独坐在苹果树下，因为一个苹果就能砸出新的理论、创立出物理学，其实他经年累月在收集别人编绘的关于行星运动轨道的信息。牛顿一向以性格孤僻著称，他不愿意将自己的观点对外发表，接受公开讨论，正是天文学家哈雷偶然造访向他请教一个数学问题，才给了牛顿茅塞顿开的灵感。其实改变牛顿命运的，就是哈雷的这次偶然拜访，否则牛顿很有可能不会写出《自然哲学的数学原理》，也可能不会有牛顿运动定律的面世。科学天才爱因斯坦也是如此，他是在数学家格罗斯曼的协助下，在思考一个描述曲面空间性质的古老数学理论时才完成了他的相对论。该书作者认为，做研究和学知识完全是两回事，很多东西一旦跟你说破了，你接受了，就觉得很简单；但如果没有人指点，你要顿悟就比登天还难。更重要的是，创新需要克服自己的心理障碍。所以对很多科学家而言，最艰辛、最富有挑战的就是说服自己，突破很多顽固的固有思维。爱因斯坦的贡献，绝不仅仅是他提出的理论，更重要的是他为无数后学提供了勇气。蒙洛迪诺给我们的重要启示就是：人类求知和创新的历程，并不是一系列的单打独斗，而是一种连续的、相互之间的碰撞和合作。所有伟大思想家的成就，都并非空穴来风，而是基于前人积累的知识，与他人携手完成。冒险和突破是创新最需要的品质，而突破极限的冒险精神、创新与创造都离不开前人积累的知识。

## 亘古不变的科学追求

该书作者用人类思想史上的旷世奇才，从大时间跨度来梳理人类思想和科学的发展进程，记述了人类认知方式的形成和演变过程。他指出，认知就是我们认识和看待世界的方式，正是缘于人类认知的不断进步，拥有批判性思维和创新思维，才使得人类日趋进步。纵观整个人类进化历程，其无疑就是一部连续数千年的认知升级史。回眸历史，无数确凿的实例证明，人类往往是先有思维方式的重大改变，随后才有生产与生活的更新换代。这种与生存本能无关的思维追求，也许源自人类进化成智人以来固有的一个特性。求知欲并不是终点，人类科学的发展之路是由不断进化的思维方式构建起来的。科技发展不是独立的个体行为，它反映了人类整体认知水平的演进过程。进入人工智能时代，很多人担心未来人将被人工智能取代，担心机器会产生意识，从而影响甚至取代人类的思想进程。但几百万年人类发展的历史告诉我们：绝对不可能，因为人工智能没有好奇心。计算机虽然能帮助我们解决问题，却不能代替人类提出问题。因此，蒙洛迪诺坦言：人类是唯一能够利用过去的知识和创新去创造的动物，保持求知欲和好奇心，这是人类立足世界的根本。全书不仅科学性强，史料翔实，而且因写作生动有趣、视角独特而好评如潮，是向有志于了解人类思维发展历程者的推荐图书。

# 思想匮乏的当今世界　人类危机的当头棒喝
## ——《没有思想的世界》

时至今日，无论我们生活在何处，互联网对我们的影响必然日趋强烈，导致人们在生活中不断地受到流行因素的影响，包括生活方式和思想动态。任何人要想在地球村中生存，摆脱和逃避都不是最佳策略，而是要理智地分析利弊，找出最适合的制胜良策。《没有思想的世界》是美国作者富兰克林·福尔（Franklin Foer）最新的扛鼎之作，汇聚了他近年来对有关问题深入思考的成果，充满睿智的见解。作

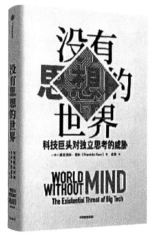

为《新共和》杂志的精神领袖和前主编、美国国家犹太图书奖得主，福尔从思想史的源头着手，对垄断式科技巨头的过度逐利进行了精确剖析和大力抨击，通过挑战硅谷的垄断力量，强力反击数字乌托邦。从黑客的嬉皮士起源到技术巨头的垄断野心，他直言坦陈科技寡头正在摧毁人类的创造力和思想。福尔对这个事实的揭露与分析并非出于玩世不恭，而是建立在对人类无知与人性的深刻认识上。福尔提醒所有人，利用消费贪食利润的科技寡头是人类生存面临的最大威胁，这场控制与反控制的决战，关乎我

们每个人的隐私与利益。在社交媒体迫切需要新的道德规范之际，他对科技垄断肆意侵犯智识生活的批评，引发国际社会的高度关注和长时间热议。该书出版后好评如潮，荣登《纽约时报》《洛杉矶时报》与美国国家公共广播电台年度影响力书籍榜单。笔者认为，福尔不仅对人类未来进行了考察和预警，而且无时无刻不在观照着我们的"自由意志"。该书中字里行间充满引人入胜的生命活力，每一次翻页都令人酣畅淋漓。希望每位读者都能敞开心扉，从该书中汲取真知灼见。

## 思想匮乏的当今世界

这是一本深入讨论人类思想并且在学术界引发激烈争论的精品力作。作者用自己的睿智之思，剖析了思想垄断的残酷现实，演绎了今天的数据革命如何威胁新思想的诞生与创造性的表达。福尔指出，在亚马逊、谷歌和脸书（Facebook）等垄断企业的控制下，我们和富有活力的智识生活渐行渐远。这种须臾不离的操控，导致我们几乎忘记了科技企业原本的核心职责：创造思想。试想一下，如果思想消失了，世界将会怎样？回溯历史，福尔以 20 世纪中期美国的方便食品革命为例，以廉价"美味"危害国民健康与农业结构为经典案例，剖析了消费模式恶化给社会造成的巨大伤害，而当前的人类文化正遭遇相同的境地。随着网络时代的到来，人们自以为进入了写作和思想的新时代，写作不再冗长啰唆，不再一本正经，获取信息和知识的碎片化取代了阅读经典名作。在这种"快餐式"的知识中，写作者却对推动时代变化的科技产品以及这些产品背后的威胁一无所知。

谈及人类文化所面临的困境，普通大众往往将责任推到网络和技术冲击上，但作为头脑清晰的有识之士，福尔援引翔实的数据批评了这种幼稚的想法。他严谨地分析了这种变化背后的经济原因，深入考察了未来知识社会学产生的可能。他认为，亚马逊、谷歌和脸书正在有意识地改变人们的阅读方式与内容。与其结伴而行的是，这些商业巨头推动新科技发展的动机，就是不断制造出迎合消费者口味的电子产品，并从中攫取利润。时至今日，知识分子、社会科学研究者、文学创作者都成了这种以追逐利益为核心的激进的科技变革的标靶。在令人目不暇接的产品更新换代中，真正有趣的、富有生命力的思考和表达却被隐藏起来。福尔真正担心的问题在于：人类睿智的思想到底是会在科技和网络的围剿之中消失殆尽，还是仅仅在科技和网络里暂时避险？通过展示令人难以置信的信息，福尔希望我们拔掉电源插头后进行思考，认清并挑战硅谷的垄断力量，并铭记该书扉页上托马斯·杰斐逊的名言：温暖思想的光辉，在我看来比金钱更宝贵。

## 算法本质的深刻揭示

计算机科学家曾言，算法不停地在寻找模式，它们折磨数据，直到数据招供为止。福尔认为，数据就像酷刑的受害者，审讯的人想听什么，数据就说什么。不可否认，算法可以是逻辑思维的华丽表达，更可以是自在和奇迹的源泉。算法可以在几毫秒之内找到19世纪佶屈聱牙的鸿篇巨制，可以让零售商转瞬之间就把包裹送到我们门前，算法还会引领自动驾驶汽车，准确定位我们体内正在生长的肿瘤。但为了做到这些，算法也一直在深入了解我们，对我们评头论足，替我们做出与自身有关的决定。然而，脸书永远不会承认，其算法旨在侵蚀自由意志，让人们不再因为需要选择而如临大敌，并把人们推向"正确"的方向。算法助长了一种无所不能的感觉，一种高人一等的信念，相信我们的行为可以被改变，甚至都不需要知道有人在指引我们向更好的方向前进。这一直是工程思维模式的危险所在，因为工程学本来只用于建造无生命的物体，但现在已经超越这个根本，开始设计更加完美的新世界。在这一宏伟设计中，人类只是一颗颗螺丝钉。

福尔认为，人性是可塑的，并非一成不变。人性当中有个临界点，过了这个点，我们的本性就不再属于真正的人类。我们可以主张愉快地跨过这个门槛，但也必须诚实面对要付出的代价。当前我们的航向并不由我们自己掌握，我们在随波逐流，而且没有来自政治系统、媒体或是知识阶层的压力与这股浪潮相抗衡。我们正悄无声息地漂向垄断、因循守旧，漂向制造它们的机器。实际上，我们已经开始把一些智力活动外包给公司，这些公司侵入了我们的生活，它们的所有工作都是为了可以预测人类，预测我们的行为，让人类变得更容易操纵。但它们也会用以下论点来为自己辩护：它们的入侵给我们带来了效率，给人类生活带来了秩序。有了这样的冷血思维，与人类生活的偶然性和神秘性完全脱节，就很容易看出由来已久的价值观已开始显得多么不合时宜，类似隐私这样的概念为什么会那么无足挂齿，让它们必欲除之而后快。面对现状，值得我们深思的问题在于：如果我们将思考外包给机器，实际上就是外包给了运营这些机器的组织，是它们的算法给我们推荐读什么新闻、买什么物品、走什么样的旅行路线，以及与什么样的人交朋友。谈到个人主义最核心的自由意志时，科技公司希望将人类所有的选择全部自动化，让我们随波逐流地度过每一天。

## 人类危机的当头棒喝

福尔认为，跨国科技公司的垄断趋势必将会威胁人类的生存，这绝非危言耸听。作为全球化中的关键一环，跨国科技公司已经引发诸多争议。尽管众多全球精英都致力于竭力推进全球化，但其导致的一系列不均衡、不平等、不可持续发展现象日益受到关注。跨国科技巨头在经济全球化中至高无上的地位，以及它们引发的地区与群体间的不平等，甚至是对人类一些基本价值（如思想的原创性和开放性、隐私权、著作权，对个体独立思考权利的遏制）越发被诟病。福尔以翔实的数据和无可辩驳的事实指出，我们的隐私和生活方式正在受到侵犯。科技巨头正在尽己所能粉碎个人的隐私，并试图在此基础上建立自己的帝国。它们还会通过更加咄咄逼人的手段，对我们建立更全面的了解，由此不断推进自己的边界，让自己更能"稳坐钓鱼台"。实际上，垄断问题已经改头换面，对隐私和自由竞争的威胁如今已殊途同归。福尔深刻总结了科技巨头的成长历史、思考方式、运作套路、核心本质，揭示出科技垄断的本来面目，提醒我们应该知己知彼，力求避免碰壁和风险。

福尔指出，透明度是新技术的重要承诺，有了透明度，我们就能进入一个更加有责任心的新时代。而科技巨头的典型特征，就是未能将它们自己关于透明度言论的含义内化或是理解清楚。福尔阐明了科技巨头对人们生活方式的入侵现实，它们正在慢慢扼杀精英知识分子最珍视的一些东西：思想的守门人、自由意志、民主的基础、文化内容的质量以及有效的政府监管。提醒我们应反思技术，珍惜文化，这种告诫和自省绝非空穴来风，而是在当代社会掷地有声，关乎每个人的切身利益。福尔见识广博，思考深邃，既冷静深刻又能燃爆全场，融合了对科技的理性反思和流畅文笔。福尔坦言：我们曾自欺欺人，更为关心方便和效率，而不是恒久的事物。

回眸历史，沉思默想的生活和对文字的全心投入会带来持久的滋养，与此相比，网络上鱼龙混杂的乐趣转眼就会消失殆尽。尽管人类处于危机之中，但只要我们保留螳臂当车的英雄气概，恪守初心地慎重选择，仍然可以抵御空洞的诱惑，保留宁静的空间，自由进入沉思默想的生活状态，努力成为自己生活的主人。

# 大脑运转的奥秘揭示　证据确凿地终结流言

## ——《大脑运转的秘密》

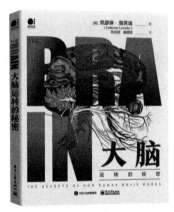

毋庸讳言，大脑是人体最重要的器官之一，这个神秘的指挥中枢控制着我们的躯体和各个器官的运转。人类的绝大多数行为由大脑发号施令，是它负责指挥身体的其他器官应该在何时做出何种反应。回首来路，随着科技的进步，科学家已经运用各种先进技术在神经科学领域进行了大量突破性研究。

如今对大脑的认识，是数个世纪以来无数科学家、哲学家和医学家勠力同心所获得的知识结晶，他们揭示了大脑内的大量解剖结构和其中发生的化学反应。英国心理学教授凯瑟琳·洛芙迪（Catherine Loveday）的《大脑运转的秘密》一书，就是基于这些研究成果，图文并茂地展现出大脑的工作机制，揭示了大脑调控我们躯体各项基本功能的方式，诠释了它影响我们的感知并在人格塑造上发挥的作用，以及它如何影响人类的情绪，最终解开萦绕在我们心中的那些疑问。时至今日，探索大脑运转的机制依然是科学研究所聚焦的艰难挑战之一，无数关于大脑的奥秘有待我们去破解。或许我们永远无法彻底了解人脑，但作者希望该书能够为读者"认清你自己"提供一些新的视角，从而有助于我们对自己精彩而又独一无二的大脑获得更多的认知。

## 大脑知识的正本清源

作为热衷科普创作的心理学家，洛芙迪通过系统的文献回顾，采用通俗易懂、引人入胜的科普写作技巧，配以大量的精彩图片，为读者全面揭示了大脑运转的奥秘。这本图文并茂的科普佳作的主要内容包括：人类独特大脑的工作机制，药物对其的影响，应激状态下的大脑，大脑形成记忆的机制，男女大脑是否存有差异，大脑如何感知时间，幼儿的大脑及其发育，大脑的垂暮之年，大脑如何形成语言和感知世界，意识如何改变状态，如何构建和重塑人类的大脑等。洛芙迪指出，大脑是人体中构造最复杂的器官，同时也是控制我们机体绝大多数功能的中枢，它赋予我们阅读书籍、计算数字、背诵诗词的技艺，拥有铭记过往、规划未来的能力，它使我们能够品尝美味佳肴，有助于人们解决问题，体验快乐与忧伤，它让我们坠入爱河，赋予我们鉴赏艺术和放声高歌的能力，还有很多我们在日常生活中习以为常的能力，皆是拜它所赐。这个平均仅约 1.4 千克重、富含脂肪的细胞团块非同寻常，尽管新鲜的大脑无论是外形还是质感看上去都朴实无华，但它却是决定我们是谁、能感觉到什么和将如何采取行动的关键所在。

一般而言，体积越大的动物，其神经系统就越复杂，即它们的社会技能越精妙，大脑的作用就越重要。人类并非唯一拥有大脑这种结构的生物。我们喜爱的宠物如狗、猫和马，都拥有进化程度较高的大脑，这也使它们拥有了完成复杂行为的能力。人类具有一个更加复杂的神经系统，人脑更像是一个巨型公司，所有员工都必须在总裁的带领下才能高效地完成各种必要的任务。当我们的体表遇到有害物体时，身体做出躲避的反应过程被称为反射活动。反射活动是由位于脊髓的几个简单的神经连接完成的，这一过程并不需要将信息传入大脑进行处理。如今借助影像学技术，神经心理学可以帮助我们定位不同神经功能在大脑中的位置，有助于我们提高对其的认识。目前应用最广泛的实时影像学技术就是功能性核磁共振技术，它一方面能够像普通核磁共振那样清晰地展现大脑的结构，另一方面又能实时定位大脑激活的区域。最新的经颅磁刺激技术可以应用磁场暂时性地增强或减弱某一特定脑区的活动，已经被用于治疗多种类型的疾病，包括偏头痛、卒中和抑郁症。

## 大脑运转的奥秘揭示

达·芬奇曾言：眼泪来自内心，而非来自我们的大脑。这或许是一句充满浪漫气息的美丽描述，但它却完全错误，是大脑在最终端支配着人类的行为。眼泪与欢笑是心灵和肉体之间联系的最完美证明，它们是心理状态的外在物质表现。已知人脑中约有1000亿个神经元，神经元最迷人的特点就是它具备传递电信号的能力。最长的神经元由脊髓下端发出，终于大脚趾，长达1米。由于出生后几乎没有新的神经元诞生，因此任何神经元的损失都是灾难性的。衰老带来的最常见变化就是生活中所有的行动都会"变慢"，视力和听力是随着衰老而逐渐下降的两种关键感觉。语言功能的丧失会对患者造成灾难性影响，导致其生存质量明显下降。在一项最令人痛苦的疾病排名中，失语症名列第三，仅次于癌症和阿尔茨海默病。皮质醇激素浓度的小幅突然增加，可以极大地促进记忆的形成，但是其高浓度状态的长期反复出现，对记忆的形成一定是弊大于利。具有强烈致命效果的肉毒杆菌，已被厂家大量生产并用于医疗和美容。在医学领域，它被用来治疗某些肌肉病变和慢性偏头痛；在商业领域，注射小剂量的肉毒杆菌可以阻止面部肌肉的收缩，使面部显得更加光滑。不过遗憾的是，接受注射后面部表情会变得僵硬，导致的缺憾是微笑和皱眉不自然。

长期以来，科学家一直在探索大脑的结构，并利用损伤的大脑研究其功能与结构之间的关系。阿尔茨海默病是55岁以上人群面临的最大的健康问题，虽然阿尔茨海默病为人们所熟知，但是目前只能通过尸检最终确诊。在患者去世后，组织学家才能将其大脑取出来切成薄片，在大脑内可见斑块和神经缠绕增多，这是确诊这种可怕退行性病变的标志。世上并没有解决衰老的神奇秘籍和永葆青春的秘方，保持大脑健康的重要方法之一就是维持心血管系统的健康，因为功能完备的心血管系统可以为大脑提供足够的养分，并带走有毒和有害物质。能以积极的态度正确对待衰老的人，自身心理年龄的衰老速度也会下降。尽管人类最终能否理解自己的大脑尚无定论，但美国已于 2013 年宣布启动雄心勃勃的脑科学研究计划，其初始投资高达 1 亿美元。通过促使国际上大规模、多中心的合作研究，以探索并解析人类的大脑。该计划预计持续逾十年，可能需要耗费数千亿美元。无论该计划的最终结果如何，我们都不应低估人类目前对大脑的认知程度。

## 证据确凿地终结流言

有人曾言：如果人类的大脑系统简单到我们可以理解它，那么我们的大脑就太过于简单，以至于它就不足以理解自己。尽管目前我们尚无法彻底理解大脑，但现有的科学研究结果足以终结不实的流言。例如，一种异常荒谬的观点认为"人类仅利用了自身 10% 的大脑"，这一观点有着顽强的生命力，至今仍不时出现在媒体、广告和成功企业家神秘的商业故事中。究其缘由，可能是人们都愿意相信在自己体内还隐藏着非同常人的能力。科学研究证实，大脑任何一个区域受损都可以造成某种特定功能的损伤，甚至有时仅是一处非常小的损伤都可能会带来灾难性后果。大脑扫描技术同样有助于反驳这种流言，已知敲敲手指或听一段音乐，都会激活大脑 10% 以上的区域。洛芙迪提及的另一项无稽之谈是"心理疾病的化学物质失衡理论"。有研究发现，86% 的成年人相信心理疾病是由于脑内的化学物质失衡所致。但洛芙迪认为，在精神病的治疗中，尽管使用药物对缓解那些令患者痛苦的症状帮助极大，但是我们肯定不能简单地认为是药物改变了大脑内的化学平衡，还需要对其机制进行深入研究。

洛芙迪指出，普通大众对大脑的记忆存在明显的误解。心理学家对 1838 名美国公民就心理学中的一些常识概念进行测试，结果显示，绝大多数人误认为自己的记忆非常可信和持久，但实际上并非如此。从直观上来看，记忆是一种拥有多种维度的复杂技能，具有可塑性和多变性，它是自我意识的核心，几乎不可能 100%准确。这是源于其关键目的是为我们提供时间一致性的感觉。记忆是一种将外部世界所发生的事情与我们内心世界所形成的印象联系在一起的方式，同时也为我们提供连贯感。此外，记忆并非单独储存于大脑的某个特定区域，而是分布在整个大脑皮质中，存放在由神经元构成的巨大网络里。我们在认识大脑时会陷入很多误区，其中最大的一个错误就是认为男女的大脑存在结构上的差异，并且这种与性别相关的结构差异会对智力和性格产生影响。人们普遍信奉的"男孩比女孩更加擅长数学，男人比女人更富有侵略性"的观点并无科学依据，实为不实之词。健脑操是由 26 个动作组成的一套锻炼方法，尽管它已经风靡全球 87 个国家和地区，但至今仍然没有任何确切且强有力的证据可以证明做健脑操对学习的效果能产生任何影响。因此，洛芙迪强烈建议大家不要被各种伪科学所迷惑。

# 脑机接口的前世今生　医学融合的创新典范
## ——《脑机简史》

　　承蒙老友陈言先生馈赠其新作《脑机简史》,笔者得以在阅读中度过了美好的五一假期时光。作为一本科普佳作,该书向读者全面介绍了脑机接口这一新兴技术的前世今生。陈言通过拜访"脑机接口之父"米格尔·尼科莱利斯教授,基于他们全球顶尖的研究成果,旁征博引地对这项技术自诞生至今的演进历程以及它对未来的影响进行了生动的展示。该书的主要内容包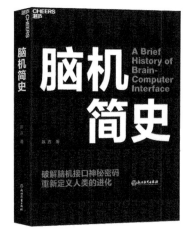括:对大脑的重新认识,神经科学领域颠覆传统的发现,脑机接口领域正在发生的前瞻性探索和令人振奋的突破等,让读者在感叹"脑机融合"创造的惊人变化时,更为脑科学的飞速发展以及人类大脑浩如烟海的未解之谜而神往。陈言指出,时至今日,脑机接口技术正在蓬勃发展,全球科学家已经开始携手攀登脑机接口的金字塔,希望通过逐级"改造"人类,实现人类的全新进化。陈言以高深的科学造诣和丰富的科普创作经验,兼顾理论探索与最新实践,依据清晰严谨的逻辑,用深入浅出的语言,配以通俗易懂的图解，详细介绍了这一前沿科技的发展过程，并对未来可能涌现的技术创新和应用做出富有见解的预测，让读者在收获新学新知的同时，也对科技改变下的生活、塑造中的未来充满了惊喜与期待。中国科学技术协会副主席、"人民英雄"国家荣誉称号获得者陈薇院士和中国科学技术协会书记处徐延豪书记为该书倾情作序推荐，相信大众阅读后一定会开卷获益。

## 脑机接口的前世今生

陈言从事新闻工作多年，该书不仅是一部基于其志趣而为的"即兴之作"，也是他作为一名科学传播者观察时代、记录生活的一种方式。作为一部资料翔实、脉络清晰的脑机接口技术发展简史，该书不仅介绍了该领域的一系列重大科学发现，展示了不断探索新知、追求真理的科学精神，而且普及了相关知识和科学方法。陈言指出，脑定义了身体的边界，脑机接口扩充了它。脑机接口就是在人或动物脑与计算机或其他电子设备之间建立的不依赖于常规大脑信息输出通路的一种全新的通信和控制技术。无须借助语言和文字，直接通过大脑的"心灵感应"来实现思维和机器交互，是人类长期以来的梦想。随着各国"脑计划"的实施，一批颠覆性理论和革命性技术成果不断涌现，希望在这个自然科学研究的最后疆域取得突破，脑机接口就是其典型代表。有识之士指出，人工智能将在智力上超越人类，人类击败它的唯一方法就是与它融为一体，而脑机接口才是促进人与机器融合的唯一通道，其最终目的就是将大脑从脆弱的肉身中解放出来。

陈言坦言：科学素养的高低，很大程度上取决于科学普及与科学教育的水平，这凸显了一个国家的文化软实力。新型冠状病毒肺炎疫情发生后，陈言再次感受到科普的重要性。我国政府高度重视脑科学研究，于 2016 年将中国"脑计划"列入国家"十三五"规划。该计划以"一体两翼"为总体框架："一体"指研究脑认知的神经系统原理，即理解脑认知功能的解析；"两翼"则侧重两个应用层面，即研发脑重大疾病诊治新手段和推动脑机智能新技术发展。在 2021 年"十四五"规划中，该计划继续被列入重大科技项目。我们知道，科技创新没有捷径，需要久久为功。经过几十年的积累，我国已在基础神经科学的若干领域开展了非常深入的研究，一些创新技术也趋于成熟，正处于系统整合以解决脑科学重大问题的关键阶段。时至今日，把大脑与感觉、情感、语言和文化的世界相联系的挑战才刚刚开始，相信在不久的将来，我国将有可能在该领域取得跨越式发展，实现从"跟跑"到"并跑"最终到"领跑"的战略转变。

## 医学融合的创新典范

陈言指出，自然界中最大的奥秘莫过于浩瀚的宇宙和人类的大脑。随着科技的跨越式发展，人类已经能看见数十亿光年以外的星系。生物学家破译了生命的密码子，物理学家已经抵达了量子领域，距离揭示自然的终极定律仅一步之遥。人类肩颈上扛着的这颗重量约为 1.4 千克、从生下来就被禁锢在颅骨中的"一团糨糊"，无疑是最神秘与未知的存在。有关大脑的一大悖论是：你对世界所知的一切，都来自一个从未亲眼见过这个世界的器官，大脑存在于寂静与黑暗之中，它没有疼痛感受器。回首来路，揭开大脑的奥秘是一条充满艰辛、痛苦但也有欢愉的科学探索之路，几十年的寻找、验证、思考、对比，科学家一再突破边界。计算神经科学的发展融合了脑科学、数理科学、信息科学等多种学科，是解析大脑原理和机制的新兴领域。该书向读者展示了几十年来人类在脑科学与神经科学领域的最新发现与革命性突破，它们将看似不可能的"脑机融合"变成了惊人的现实，成为当代历史上异常伟大和激动人心的科技突破。脑机接口在生物医学、神经康复和智能机器人等领域具有重要的研究价值和巨大的应用潜力，尤其是在恢复人体机能、治疗神经性疾病等方面被寄予厚望，在诊治重大脑疾病、促进脑健康方面已显示出日趋重要的价值。

脑机接口技术在医学领域的成功应用不胜枚举：一位瘫痪多年的患者，经过脑机接口"修复"脊髓损伤，在 2014 年巴西足球世界杯上开出了第一球，实现了万众瞩目下的重新行走，使科学家坚信总有一天四肢瘫痪者可以过上正常人的生活。随着医疗需求的与日俱增，医用外骨骼康复机器人逐渐成为研究的重要方向。人类已能借助脑机接口与相关技术进行部分感官的修复，主要包括听觉、视觉与前庭感觉。人工耳蜗是最早被应用的脑机接口，是迄今该技术最成功、最普遍的临床应用，也是目前运用最成功的生物医学工程装置。人工视网膜已是一项比较成熟的技术，它已成功帮助了数万名患者重见光明。人类使用电刺激技术减缓与治疗脑疾病的尝试已有数十年，基于脑深部电刺激的脑起搏器，已用于治疗帕金森病、特发性震颤、强迫症、肌张力障碍、癫痫、中风、抑郁症、孤独症等多种神经性疾病，有助于患者重新感受到愉悦与幸福。在脑机接口的助力下，神经义肢领域也取得了革命性的进展，打造出迄今最先进的机械手臂。眼科领域已经开发出早期识别视觉疾病的机器学习系统，通过对眼底扫描图像的分析，发现糖尿病视网膜病变、老年性黄斑病变的早期症状。通过记忆移植，有助于治疗阿尔茨海默病的认知障碍，并有希望打造数字化永生的终极之路。

## 人机一体的终极未来

陈言从大众读者的角度出发，运用清晰的科学解释、现实的预测与幽默的语言，全方位介绍了脑机接口领域的来龙去脉。有识之士认为，关于未来，人类畅想灵魂脱离肉体在星际中漫游、跨越虚实分野与生死边界，唯有思想、情感与爱永存。事实上，脑科学已经成为世界上最大的经济强国与经济体之间的竞争之源，脑机接口已经成为脑科学与计算机科学两个相互碰撞项目的焦点，如同人类基因组计划将改变科学和医学的景观一样，脑机接口技术的突破不仅会赋予我们了解大脑的无与伦比的洞察力，而且会产生新的工业领域，刺激经济活动的发展，重塑人们的生活方式，从根本上引发政治、经济、社会、文化的大变革。陈言坦言：一个辉煌的、将重塑人类命运的、崭新的科学景观，现在真正打开了，我们正在进入一个全新的脑机接口时代。科学家热切期待更加激越的"大脑交响乐"在不远的将来会激情澎湃地上演。当读者踏上这趟最前沿的科学之旅，该书作者将保证能让人更深刻地理解镌刻在古希腊德尔斐神庙的石柱上的箴言：认识你自己。

科技是实现强国梦的支撑，它从来没有像今天这样深刻影响着国家的前途命运。基础研究决定一个国家科技创新的深度和广度，"卡脖子"问题的核心在于基础研究薄弱。只有把关键核心技术掌握在自己手中，我们才能从根本上保障经济社会发展、国家长治久安和人民生命健康。科技进步是实现人民福祉的保障，特别是在抗击新型冠状病毒肺炎疫情中，科技创新的力量表现得更加明显。全球疫情重塑了我们的工作和生活方式及思维和行为习惯，使得虚拟工作场景、远程教育、数据共享与隐私保护，以及公共卫生领域的疫情监测等异军突起。我们在迎接这些新变化之时，许多方面可能并不尽如人意，但新变革、新挑战到来的趋势不可阻挡。如今新兴技术加速发展并广泛应用于各个领域，在重大疾病防控、公共安全等方面表现得尤为突出。但对于大众而言，科学知识的壁垒依然顽固，科学精神的影响仍旧羸弱，科学思想与科学方法的指导作用并未凸显。在让科学融入大众日常生活，使人与科技共同进步的道路上，每一位科技工作者都负有义不容辞的责任和使命。笔者认为，撰写该书无疑是陈言履行责任和使命的具体实践。

# 脑电研究的谈古论今　史料翔实的科学进程

## ——《认识脑电波》

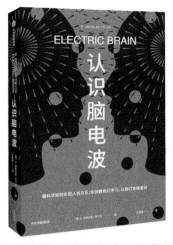

　　20世纪初，对脑电波的检测是神经科学史上的重要进展之一。然而，人们对脑电波的意义甚至脑科学都知之甚少，那些神经科学领域的学术巨擘究竟在做什么？已经取得哪些研究成果？美国作者R.道格拉斯·菲尔茨（R. Douglas Fields）的新作《认识脑电波》将为读者答疑解惑。菲尔茨是国际神经系统发育和神经可塑性研究领域的知名专家，他渴望与我们分享科学探索过程中那些令人振奋的事件，希望为读者提供最新的科研成果，令读者获得切身的感受，从而形成自己的观点。在该书中，菲尔茨将带领我们进入世界各地的许多实验室，去了解当前正在日新月异和蓬勃发展的脑科学，并追溯这一科学发现的源头。通过回顾人类认知科学的简史，揭开人类思想之谜，探究脑科学如何实现人机交互，如何教我们学习。读者可跟随作者深入大脑这一人体精密和高级的装置，了解思想的产生；深入梦境，剖析记忆和遗忘的机制；探究在现代医学中，脑科学如何在疾病诊疗中发挥作用。随着脑科学研究的不断深入，疯狂的企业家已将人机互动提上议事日程。通过阅读，我们将看到这些实验室的理论如何走进市场，了解那些曾经出现在科幻电影里的场景究竟离我们还有多远。这是一本揭开人类思想之谜、令人"脑洞"大开的书，菲尔茨告诉我们思维的边界何在，有助于我们真正了解自己，并见证人机互动正在从梦想照进现实。

### 大脑科学的全面科普

从 20 世纪初科学家首次瞥见脑电波的那一刻起，它就被视为复杂而神秘的信号。普通大众对其中的许多问题尚不清楚，如脑电波这个伟大的发现是如何取得的？谁是首先发现脑电波的人？是什么让这些人大胆地认为电磁波可能会从人的头部发射出来？他们以为自己发现了什么？其他科学家对此做何反应？为什么发现人类脑电波这件事多年来一直是个秘密？为什么这项工作没有获得诺贝尔奖？针对以上问题，菲尔茨通过翔实的史料和通俗易懂的诠释给出了明确的答案。他认为，人的个性是人体身份的核心特征，它产生于大脑的神经回路。智商是一个公认的衡量认知能力的指标，它与一个人的学识、个性特点及能力相关。了解脑电波并不复杂，任何真正感兴趣的人都可以轻松地理解这门学科。时至今日，神经科学家依然在为脑电波而争论不休。有些人对脑电波嗤之以鼻，认为它只是大脑活动时产生的噪声，就像汽车发动机工作时会产生声响一样。其他人则认为脑电波是大脑在复杂水平下的运作方式。这些科学家认为，脑电波能解释长期以来一直困扰哲学家和科学家的有关人类思维的许多复杂问题。尽管围绕脑电波的起源和功能而展开的科学争论始终存在，但是没有人怀疑通过监测和改变脑电波将会产生伟大的成果。比如，神经科学家可以通过将脑电波输入计算机来控制软件、机器和假肢。通过脑电波，人和机器的融合可以达到无与伦比的水平，在感知、分析和解决问题方面都将远远超出计算机或人脑单独工作时的能力。再比如，心理学家通过分析一个人静坐并神游时的脑电波模式，可以判断此人的大脑是否正常。如果大脑的电磁振荡不正常，开发人员就可以用计算机编程向患者发出信号，大脑获得这个反馈后会纠正其脑电波活动，患者不需要药物即可痊愈。现在人类有了操纵脑电波的能力，就会产生许多应用和伦理上的问题：用这种无创的方法将人的大脑与计算机连接起来，以了解人的大脑能或不能做哪些事情，这样做的风险和收益是什么？这种洞察人类天生的心理极限的技术将如何影响教育和职业选择？对于某些人来说，这项新技术可以通过电波控制思想或向大脑植入思想从而达到独裁之目的，这让他们深感恐惧。毫无疑问，人脑是一台生物机器，了解其运转机制并控制它，将为人们的健康带来福音，并实现哲学家、宗教领袖和科学家的雄心壮志。

## 脑电研究的谈古论今

该书无疑是一部人类认知科学的简史，回顾了人类是如何逐步探索大脑这部超级复杂和精密装置的艰辛历程。透过心灵的电波看到我们的思想，探究大脑如何学习和运作，如何运用它让我们变得更好。时至今日，科学与世俗在有关大脑的问题上一直纠缠不清，我们只有厘清这些纠葛，才能找到正确的答案。菲尔茨指出，德国人伯格是第一个进行人类脑电图试验、发现并记录人类头部发射出电波的人。伯格在患者、他的儿子甚至他本人身上进行了大量试验。结果表明，这些震荡的电波会因心理活动、觉醒、注意和感觉刺激等因素而改变，而且患有癫痫等疾病的人的脑电波形态会变得混乱。他的创新之举使科学界第一次看到人类思维运转的过程。毋庸置疑，脑电波是近百年来电生理学领域最重要的发现。脑电图分析是指导医生治疗癫痫最强大的工具，如今它已经从诊断癫痫的手段迅速发展为诊治其他心理疾病的工具。通过监测脑电波图，人们有可能在疾病恶化之前就判断它是否会发展成为阿尔茨海默病和失忆，从而进行早期干预。通过检测脑电波能发现心理障碍的神经学基础，并开辟从精确的电刺激到神经反馈训练的治疗新途径。人们对脑电波的产生、编码和协调大脑的信息处理等方面的研究已经取得长足进步，导致一场把大脑直接与计算机相连的技术革命。这项新技术被称为脑机接口，它使人的思维能够直接与计算机连接并控制轮椅等各种设备，同时也使得计算机发出信号来控制人脑成为可能。脑电波研究在许多人看来就是天方夜谭，但其最令人着迷之处是，这门学科对人们理解大脑的运作方式产生了革命性的影响，这是一门充满活力的学科。从伯格对精神能量和心灵感应的探究，到克罗斯想用电火花再造生命，我们已经看到脑电波研究的艰辛历程。借助于义眼、假肢和人工耳，用电脑对瘫痪患者的脑电波提取分析后，就能让其实现自己梦寐以求的愿望，再次与现实世界进行互动。大量研究证据表明，作为一种相对安全的方法，改变脑电波可以使我们的大脑变得更好。如果你学会了控制脑电波，就可以改善情绪、增强注意力、促进放松、减轻慢性疼痛、增强心理和身体机能。

## 科技进步的美好明天

20 世纪初脑电图发现之时就有人写道：今天，大脑书写的信号对我们来说还是神秘的；明天，我们就可以解读神经和精神疾病；后天，我们就要开始用脑电波写生平第一封诚实的信件。毫无疑问，这些目标始终是人类不灭的梦想。经过科学家近一个世纪的不懈努力，我们知道这些生物电波可以揭示人们内心深处的秘密：有意识的思想、无意识的认知，以及在大脑中激荡的情绪。如今脑电波在以下领域所取得的成就令人惊奇：读取人的想法、了解人的个性、预测人的行为、了解个人智力的优劣势、预计个人学习特定类型信息的潜能、诊断心理和神经系统疾病、将人脑与计算机连接、将思想在大脑间传递等。不仅如此，刺激大脑和其他操纵脑电波的方法可以改变一个人的大脑，驾驭脑电波将赋予人类前所未有的能力：通过直接影响大脑回路来控制行为，以及让机器控制大脑或用大脑控制机器。日本正在开发一种利用驾驶员的脑电波来操纵的自动驾驶汽车，驾驶员将佩戴一款时髦又轻巧的头盔用于采集脑电波，其脑电波将被传输到车载电脑上。驾驶员无须做任何下意识的动作，汽车就会被自动引导。如今人机交互已不再是科幻作品中的场景，它正在因脑科学的飞速发展而逐渐走进现实。与其他身体器官不同，大脑是靠"电力"来运行的。因此，所有这些能改变我们的未来和对大脑理解的伟大科技进步都将有可能实现。然而，作者提醒我们，科学就像在玩一个拼图游戏，无论拼出来的图案看起来多么迷人，你都无法确信自己的作品是完整的。无论那些博人眼球的文章如何吹嘘，神经科学家其实至今仍不知道思想、情感和意图究竟是如何编码的。这种编码以神经冲动的形式穿过神经回路，变成振荡的脑电波扫过大脑组织。尽管神经编码仍然是一个谜，但是现在电脑可以利用高级机器学习来识别与特定感觉和运动功能相关的脑电活动模式，并将这些模式作为可靠的信号来指挥假肢设备执行功能。菲尔茨坦言：科学就是在探索未知的世界，因此可能被难辨真伪的潮流裹挟，不时地陷入科学与伪科学纠缠的旋涡中。科学研究被庸俗化及其所产生的轰动效应，可能会使科学家群体对其研究本身的看法产生扭曲。这样的教训古已有之，但时至今日依然改观甚微，这一点尤其值得我们警惕。

# 启蒙运动的丰功伟绩　历史潮流的深刻见解

## ——《当下的启蒙：为理性、科学、人文主义和进步辩护》

生而为人，我们该如何寻找生活的意义和目的？这一直是历代很多人矢志探究的人生难题。300 多年来，虽然启蒙运动的理念取得了辉煌胜利，但普通大众对这个激动人心的故事却所知甚少。最近读到美国哈佛大学心理学教授史迪芬·平克（Steven Pinker）的《当下的启蒙：为理性、科学、人文主义和进步辩护》，茅塞顿开。这部 600 多页的鸿篇巨制是当代伟大的思想家平克全面超越自

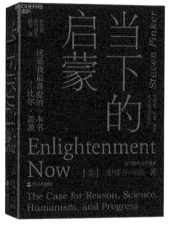

我的巅峰之作，无疑是一部关于人类进步的英雄史诗般的作品，它让读者深刻了解到人类状况的真相、我们面临的困惑，以及该如何应对这些挑战。平克以渊博的学识对当前世界进行了全景式评述，详细分析了人类所取得伟大进步的原因。通过展示拯救数十亿生命的默默无闻的科学家的丰功伟绩雄辩地证明：通过理性和同情来促进人类的繁荣，本身就是人生的意义。他呼吁我们避开惊悚的头条新闻和黯淡的末日预言，始终坚持用数据说话：

他从16个方面详细地剖析了这个世界的进步趋势；通过75幅令人震撼的统计图表，向读者展示出遍及全球的人类的寿命、健康、食物、和平、知识、幸福等都呈向上趋势，并坚信这就是启蒙运动带给我们的礼物——理性、科学和人文主义促进了人类的进步和社会的发展。平克凭借深厚的学术造诣和优雅的文笔证明：我们永远不会拥有一个完美的世界，而寻找一个完美的世界也是危险的举动。但是，如果矢志不渝地运用知识来促进人类的繁荣，未来的进步将不可限量。

## 启蒙运动的四大理念

如今，在许多人对世界发展道路感到悲观失望、对现代制度冷嘲热讽之际，平克独辟蹊径地提出对这个世界的不同理解，这种理解基于现实，并受到启蒙运动中理性、科学、人文主义和进步四大理念的启发。他希望读者明白，启蒙运动中的关键是：知识和健全的制度带来道德上的进步。虽然启蒙运动的理念具有永恒的价值，但它的意义对于今天的我们却显得尤为重要。康德曾言：启蒙是指人类从自己加于自己的不成熟状态中解脱出来，其口号就是"勇于运用自己的理智"，它的基本条件是思想与言论的自由。一个时代绝不能缔结某种条约，以阻碍后来的时代开阔眼界、增长知识、消除错误。启蒙运动的四大理念中最重要的是理性，因为理性是不容商榷的。只要你站出来讨论生活的意义，并坚定地认为自己给出的答案真实可靠且令人信服，你就是在诉诸理性，并同意将自己的观点交给客观标准来检验。正是因为人们日常的思维习惯并不一定能保持理性，所以才必须审慎精细地运用理性。第二是科学，科学就是对理性的加工提炼，并以此去解释世界。第三是人文主义，理性与启蒙运动思想家普遍意识到，必须为道德确立一个世俗基础。真正能够感受快乐和痛苦、幸福和悲伤的是单独的个人而非组织或团体。正是人类个体对痛苦、幸福拥有相同的感受力，才引发了对道德关怀的呼吁。第四是进步，它是理性与人文主义的结合，缺乏人文主义引导的进步不是进步。科学本身就是在理论和实践的循环中逐步发展，在局部的挫折和倒退中积累经验、砥砺前行。启蒙运动思想家并不试图去塑造人性，他们所希望的进步主要集中于人类的各项制度方面，认为通过理解世界可以改善人类的处境。平克坦言：人类自身的成就，并非宇宙慷慨的赠予，而是启蒙运动的成果，忽视启蒙运动的成就实在是一种危险的行为。因此，平克希望通过该书，在 21 世纪的语言和观念中重申启蒙运动的理念，并通过令人信服的数据以独特的方式捍卫这些理念。

## 不容置疑的科学成果

平克指出，人类今天取得的成就来源于永不停歇的创造力和不断积累的文化记忆。谁也不用质疑人类文明最辉煌的是哪个时期，答案肯定是今天，而且能够超越今天的只有明天。平克的主要观点是：从许多层面来看，我们的世界都真的变好了。比如说，从人类生存的基础层面来看，全球人均寿命从 19 世纪中期的 30 岁增长到现在的 70 岁；医疗卫生条件大幅改善，新生儿及孕妇的死亡率大幅降低，儿童的营养状况得到全面提升，孩子们能接受到更好的教育；天花病毒在整个 20 世纪曾夺走 3 亿多人的生命，而现在，只要一针疫苗就可以预防；环境污染状况得到明显改善，绿地面积不断扩大，野生动物保护区的数量不断增加。然而，忽视"科学发现让生活变得更加美好"这一客观事实，是我们在理解现代人类状况时所犯的严重错误。令人吃惊的是，在衡量人类福祉的所有指标上，全世界都取得了惊人的进步，而更令人吃惊的是，对这种令人瞩目的巨大成就几乎无人知晓。平克引用了 2015 年底在 14 个国家进行的一项民意调查，其结果是：大多数人都感觉"世界正在走下坡路""越来越糟糕""大不如前"。既然无可辩驳的数据都证明世界在变好，那为何大众的感觉却恰好相反？平克认为主要原因有三个，即可得性法则、忘恩之罪、人们评判自身和世界所采用的双重标准，这些都与人类的心理机制有关。可得性法则是指人们在判断一件事发生的可能性时，仅根据某些很容易被想起来或刺激频率较高的信息，"抄近路"下结论。忘恩之罪是指面对世界的进步，人们不知道感恩，把所得的一切当作理所当然。人们评判自身和世界的双重标准是指，对自身的事情比较乐观，而对世界整体趋势相对悲观。针对现状，平克建议当你觉得生活很糟糕时，应从以下方面调整自己：在心理层面，无论多大的痛苦，你的感受终将回归均值；在生理层面，大脑会逐步帮助你恢复至正常状态；当你觉得学习太累准备放弃时，应该牢记平克的名言：你学习的所有知识，都有意义。

## 知识助力更美好生活

作为享誉全球的顶尖语言学家和认知心理学家，平克认为，人类能问出"我为什么要活着"这种问题，是因为我们有"理性"这个强大的工具。在这个地球上，人类是唯一对"意识"这个概念有"意识"的生物。自启蒙时代以来，推动人类前进的是独创性、同情心和良性的制度。现代科学最大的潜在贡献之一，就是与人文学科之间更加深入地融合。一个没有历史学识的社会，就如同一个没有记忆的人，迷茫、困惑、容易被利用。哲学的诞生，是因为人们认识到清晰而富有逻辑的思路并不那么容易实现，而当我们的思想能够得到不断的精炼和深化时，就会从中获益。艺术是让人觉得不枉此生的原因之一，因为艺术在人类体验中注入了美感和洞察力。评论本身就是一门艺术，能成倍地增加人们对伟大作品的欣赏和享受。这些领域的知识来之不易，随着时代的变化需要不断丰富和更新。科学革命和启蒙运动，开启并加快了使用知识来改善人类处境的进程。对知识的探索过程，必然会形成对现状的挑战，因为现状永远都不够完美。平克提醒人们，专业知识、智力和神志清醒的推理本身，并不能保证思考者可以接近真理。理性的本质就是思考者总能退后一步，想一想自己的缺陷，并用推理的方法，找出绕道而行的路径。当你独自面对对手，最好的武器可能是一把斧头；但当你面对一群旁观者与敌方对峙时，最好的武器可能是一段论述。科学的命脉，在于推理和驳斥之间的不断循环：提出假设，看它能否在证伪过程中存活下来。就像所有的好东西一样，数据不是万能药，不是指哪打哪的魔法棒，更不是适用于所有情况的万全之策。人类将永远处于循环状态，去决定要收集哪些数据，如何分析数据，怎样理解数据。平克坦言：对人工智能的第一重误解在于混淆了智能与动机，也就是信仰与欲望、推断与目标、思考与渴望之间的区别。智能是使用创新手段达成目标的能力，但目标与智能并不关联：聪明不等于欲望。第二重误解在于将智能视为无穷无尽的能力，当作一种能够解决任何问题的神奇万能药。正是人类不断努力，坚持理性思维、推动科技发展、取得自我认知突破，才有了今天这样的社会进步，才让这个世界变得越来越好。

## 富含哲理的智者名言

在这本充满睿智思想的作品中，平克汇聚了学术界众多人士的智慧，富含哲理的智者名言俯拾皆是，如人类最大的敌人是无知，正是知识的不足让我们无法找到解决问题的最佳方法。正如康德所言：从人性这弯曲的木材中，根本打造不出来任何真正笔直的东西。所有的思想都诞生于世界的某个地方，它们的出生地与其价值并无关系。学习他人思想的人，在充实自己的同时不会减损他人的智慧，就如同点起蜡烛，照亮自己并不会给他人带来黑暗。这个世界只有愚蠢的回答，没有愚蠢的问题。只有明确指出愚蠢的根源所在，人们才有克服它的希望。人类是天生的"文字盲""数学盲"，习惯于用"一个""两个""很多"来量化这个世界，习惯大致的估计而非精确的计算。人们总要为社会上的各种不幸寻找替罪羊，总是将与自己意见相左的人妖魔化，将反对的声音视为愚蠢或谎言。在知识创造的所有限制中，最重要的是无法预言：我们无法预测尚未创建的思想会包含哪些内容，或者它们将会产生怎样的影响。如果有适当的知识，所有不被自然法则禁止的事物都是可以实现的。人类是社会性动物，每个人的幸福都依赖于跨越整个社会的合作与协调。贫富差距、政见不合、人情冷漠和愚昧无知才是社会的常态而非异常。我们不应将民族主义与公民价值观、公益精神、社会责任和文化自豪感等同起来。赞誉的竞争使人倾向于厚古薄今，因为人与生者竞争而不与死者竞争。健忘是社会进步的天性，它总是以一种傲慢的姿态，注视着残存的不公正，而忘记了我们在努力的道路上已经走出了多远。没有什么比糟糕的记忆更让人怀念美好的往昔。人生最有价值的东西应该是生命本身，与之相当的还有健康、教育、自由和休闲娱乐。吸收互联网上的信息也不会获得无限的知识：大数据依然是有限的数据，而世界的知识是无限的。科学进步的美妙之处在于，它从不把我们限制在一项技术中，而是能够不断开发比旧技术问题更少的新技术。

## 美好未来的无限憧憬

平克指出，人类进步的故事富有英雄色彩，光荣且令人振奋。这个故事属于全人类，属于任何兼具理性和生存欲望的有情众生，它只要求我们坚信活着优于死亡，健康胜过疾病，富足优于匮乏，自由胜过胁迫，幸福好过苦难，知识胜过迷信和无知。平克在书中用令人信服的数据和无可辩驳的事实揭示出世界的真相：不是黑暗，而是光明；不是丧，而是燃；我们没有退步，而是砥砺前行，还将继续进步。作为一位了不起的思想家，平克提供给读者的思考与建议闪耀着智性的光辉：记住你学过的数学，偶然并非世界的必然；记住你学过的历史，今天的不满推导不出昨天的美满；记住你学过的哲学，我们无法从理性的角度来否定理性，或者仅依靠上帝的标准来判断真善美；记住你学过的心理学，我们对这个世界知之甚少，不要满足于像大多数人那样浮皮潦草。平克通过讨论理性、科学、人文主义和进步等宏大命题，借助翔实的数据统计和分析以及令人叹为观止的旁征博引，综述了启蒙运动以来在理性和科学的指引下，人类取得的巨大进步：更多的人摆脱了贫困，过上了丰衣足食的生活，更多的人变得寿命更长、更健康、更自由也更幸福。平克用这本书点燃了我们生活的勇气，鼓励人们亲手创造更加美好的未来。他指出：理性本身是充满争议的复杂概念，科学也有其自身的局限性。随着网络时代的飞速发展，箪食瓢饮、卧看云卷云舒的简单生活正在远离时代主流，但平克确信：更明亮的光就在不远的前方，梦想不灭，定有未来。

# 思想实验的全面科普　哲学与科学相得益彰
## ——《思想实验：当哲学遇见科学》

　　乔尔·利维（Joel Levy）是英国知名科普作家，撰写了许多大众科学和哲学方面的图书，《思想实验：当哲学遇见科学》是其代表作之一，该书主要从自然世界、心灵的工作机制、何以为善、我们能够知道什么、谁造就我们五个方面介绍了有史以来与思想实验相关的相关内容。思考一个难题最好的方法是什么？我们应该怎样着手处理有关自然、道德以及形而上学的问题？怎样给出富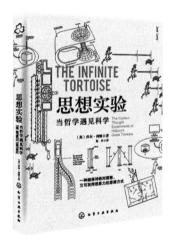有创造性的回应，如何挑战被认为是标准的概念、消除偏见或先入之见？利维认为，回答上述问题的方法之一是利用问题本身，并且以一种它能担负得起的富有创造力和洞察力的方式来构建它，以明晰取代混乱，使晦涩变得易于理解，这些都是"实验"所支持的东西。时至今日，或许就科学而言，术语"实验"意味着一种在现实世界中通过物理手段实现的实际操作，通常与学科密不可分。但是，它还有许多更加宽泛的定义，如"一种能保持绝对理智，又可发挥想象的思维方式"，爱因斯坦称之为"思维实验"

或"思想实验"。该书是一部言简意赅的思想实验发展史,书中的"实验"还包含了悖论与类比,如为了阐明逻辑矛盾并推动理论突破瓶颈,用于举例说明、测试以及梳理论证和假设的设想。该书无疑是一部突破人们思维极限、改变思维角度、增加思维维度、拓展思维深度和广度的趣味读本,阅读该书有助于读者解决日常生活中遇到的难题。我们毕竟不是所有事情都能亲力亲为,通过思想实验来论证无疑是优选的方式。该书完全可以当作思想家的故事书来读,有助于读者在轻松愉悦的阅读之中获取科学的知识和哲学的智慧,并有助于引发读者对相似社会问题的思考。

## 思想实验的全面科普

卢梭曾言:人生而自由,却无往不在枷锁之中。人类文明的伟大之处在于永远有人在质疑和思考,在探求各种边界:思想的边界、宇宙的边界、时间的边界。利维指出,哲学源于对抽象或具体问题的系统性梳理,这些问题通常在语义上或形象上以悖论的形式表现出来,思想实验就是呈现这些悖论的思维通道,就是用最极端的情况去看当下的问题,就能够用更轻松的心态去面对并解决问题。思想实验的特征是:借助具体而生动的意象架构司空见惯的场景,直至匪夷所思的怪象。对爱因斯坦来说,这正是自己在脑海中构建思想实验的关键所在。思想实验实际上是一种工具,帮助我们把一些问题推广到极致。如果你能够皓首穷经地去深思一个问题,生活当中的很多烦恼就会迎刃而解。思想实验虽妙趣横生,但并非远离人们的日常生活,我们每天都在思考着当下的自我:我要如何认识这个世界?理性在什么条件下会如此荒谬?我们对概念和逻辑真的很清晰吗?读书作者通过自然界、心灵、伦理、哲学四个方面来论证思想实验的一体两面,指出具体的正方与反方并没有绝对的对与错,因为每个人的观点、立场、假设都不一样。人的大脑无比神奇,同频率和磁场的人,就会被相关的论点所吸引并获得认同。该书中总结并罗列出广为流传的多个思想实验,通过一个个极端的假设,展现出一系列现实中看起来无法完成、颠覆人们认知的大脑实验，如薛定谔的猫、祖父悖论、消失的大学、中文房间、洛克的密室、囚徒困境、电车难题、救生艇地球、少数派报告、忒修斯之船、邪恶天才等。利维认为，我们会烦恼，是因为我们不会思考，大量的烦恼都来自错误的思维方式。太阳底下没有新鲜事，我们所面临的一切困惑乃至关乎生命或者宇宙，或许找不到答案，但是能够引起共鸣，这就是该书写作与出版的意义所在。用思想实验推演，有助于人们想明白问题。当我们能够从这些思想实验中获得启迪时，或许也可以创造出自己生活中的思想实验。如果学会了用思想实验的方法来解决日常生活难题，我们的生活一定会变得更加美好。

## 哲学与科学相得益彰

利维认为，科学的根源在于自然哲学，而在自然哲学中，思想实验已被证明是至关重要的强有力工具，能够推动创造力的爆发和对现象本质的深刻洞察。该书记述了科学与哲学的无数次碰撞，作者将每一个猜想、悖论和原理当作一个"实验"过程来展示与描述，从而更清晰地展示出该理论的演绎逻辑和实证过程。回眸历史可知，科学家和哲学家都是思想的巨人，科学与哲学的携手促成了两者的相得益彰，该书为读者展示的正是那些学术巨擘脑海中的图像组合游戏。有人曾言：思想实验与思想危机及革命性进步始终相连。因此，进行思想实验不仅是参加某种智力游戏，更是抓住关键问题的过程。思想实验有助于塑造哲学的任一形式，促成从无限性到相对论、从地心引力到时间旅行、从自由意志到宿命论、从不确定性到现实性概念的诞生。它们可能具有破坏性，有助于驳倒某些理论及没有事实依据的假定，颠覆教条及世界体系；它们或许具有说明性，如阐明某个理论或论证的合理性；它们不乏具有建设性，如根据前提证明结论，构建可能世界的心理模式，令理论及其发现的含义更加充实和具体。该书作者指出，心身关系所探讨的是：意识的形而上学领域是如何与大脑和身体的物质领域发生相互作用，导致哲学与语言产生纠葛的，心理学也逐渐从中分化而出。在这片沃土上，大量知名的思想实验如雨后春笋般萌发，对于非物质性概念，想象是最好的试验田。伦理学所探寻的是如何最好地打造美好生活，以及什么构成了对与错。思想实验和悖论则揭露了此种思考的极限所在，并向其结论发起挑战。在某些例子中，现实层面的实验是不道德甚至不可能的，而思想实验和悖论正好为其提供了一个天然的测试区。当涉及探索知识这一话题时，利维给出诸多思想实验和在其引导下可被解释的悖论，以此来研究知识的本质甚至"通晓万物"的可能性。身份、变化以及真实性的错综复杂一直折磨着人类，面对持续不断的变化身份，如何才能保持身份、决定自我边界，正是思想实验和悖论刚好有助于探索的问题。总之，在社会哲学领域，思想实验非常难以进行，源于没有对错，不能用理性思维来看待，只能通过感性思维领悟，因此在不同处境中得出的最优解就大不一样。

## 经典实验的雪泥鸿爪

该书的内容基本都在围绕思想实验讲述。如今拘泥于很多条件，我们无法真正地做出真实实验，那就不妨借助思考来进行。该书最实用之处在于用思想实验帮助我们解决生活中的问题。平克指出，如果能将现实生活中的经历与很多历史上的经典案例结合起来进行思考，思想实验对我们一定有所启迪。灵活运用极限思维方式，在解决生活中遇到的问题时就不会束手无策。为了帮助读者思考并理解一些哲学问题，利维给出一些经典实例。

一是"牛顿大炮"。在高山上架设一门大炮，倘若击发一枚炮弹，它在飞行一段时间后必将落于地表。但如果炮弹的速度足够快，由于地球是椭圆的，它将绕着地球表面飞行并永不掉落。二是达尔文的"假象实例"。如果对一群狼来说，唯一的猎物是一只跑得飞快的鹿，那么在群狼中速度最快且身体最轻盈的狼，最有可能抓住猎物，从而活下来并繁衍下去，迅捷和轻盈的特质将更普遍地出现在下一代中。此外，生物体不可能既长寿又高速繁殖,因此生物体后代的数量及其寿命之间永远存在此消彼长的关系。三是祖父悖论。广义相对论的存在,说明时光倒流是可能的。但是果真如此,当你乘坐时光机穿越到几百年前杀死某个人,那么你是否还将存在?如果你将不复存在,那么是谁坐的时光机穿越回几百年前?四是"布里丹之驴"。想象一下,有一头既饿又渴的驴,它饥渴的程度相同。现在我们将它赶到食物和水之间,且与两侧的距离相等:它的选择进退维谷,所以终将死于无所作为。五是"王子与平民"。将王子和平民的大脑互换,那么是王子换了身体还是平民换了大脑?谁才是真正的王子?六是"柏拉图的洞穴寓言"。倘若没有哲学启示帮助我们了解现实的真实样子,我们就像被困在洞穴中的囚徒,仅能看见一支火把投射出的影子,却误以为它们就是真相。"柏拉图的洞穴寓言"的中心在于它的理念论:我们能够看到和听到的,只不过是现实本质的影子或映射。七是"忒修斯之船"。在修补"忒修斯号"船的过程中,原先的所有材料都随着腐朽而被替换,人们用替换下的旧材料又建造了一艘船,那么哪一艘船才是原来的"忒修斯号"呢?这一问题在现实中有许多映射,比如人类的身体,我们身体中的大多数细胞每隔几天或几周就会形成代谢,即使是那些未被替换者,组成它的蛋白质以及其他分子也会被替换并再生,所以就人体的组成部分而言,一个人甚至不同于几周之前的自己。有鉴于此,我们应意识到变化是必然的,永恒绝无可能。

# 复杂系统的无所不在　改变思维的深刻见解

## ——《为什么需要生物学思维》

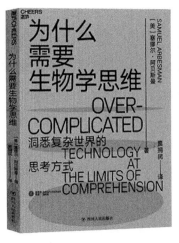

回溯人类的发展史，科学和技术的日益精进，为我们提供了洞悉世界的手段和享受美好生活的基础。科学和技术的进步，使得我们"敢上九天揽月，敢下五洋捉鳖"的梦想成真。然而，人类自己创造的技术，已经变得过于复杂且相互交错，在软件规模日益增长的同时，错误率也大幅度提高，令我们根本无法尽知其出错的方式。对于人们百思不得其解的疑惑，美国作者塞缪尔·阿贝斯曼（Samuel Arbesman）在《为什么需要生物学思维》一书中坦陈了自己的观点，为我们指点迷津，让我们茅塞顿开。作为复杂性科学研究专家、应用数学家及计算生物学家，哈佛大学医学院的研究员，阿贝斯曼一直在研究生活中日益增加的复杂性。他指出，连接和反馈是复杂系统的典型标志。时至今日，技术系统已经变得如此复杂，以至于每位专家都仅知道其中的一部分，没有人能够完全理解整体，我们已经从启蒙时代迈入了纠缠时代。无论人们如何努力，都会使技术日趋复杂且变得难以理解，技术的复杂性已经日益接近一个临界点。虽然我们应该努力去理解这些复杂系统，但首先必须接受混乱。只有这样，才能静下心去观察各种意想不到的事件，获得关于我们所用的算法是怎样真正起作用的线索。阿贝斯曼强调，要认识世界的复杂性，必须要结合生物学和物理学思维：用生物学思维处理个例，用物理学思维提取规律。总之，阿贝斯曼为我们提供了应对超复杂这个难题的一些方法，但是并没有提供终极答案，事实上，这个问题也不应该有终极答案。

## 复杂系统的成因剖析

如今在我们的生活中，复杂的技术系统无处不在，其标志就是微小的变化通过网络被级联式放大，并引发反馈过程，同时敏感地依赖于系统的初始状态。如果将技术定义为人类为特定目的而设计和构建的各种类型的系统，那么显而易见，当今最先进的技术几乎都是复杂的系统，它们的特性均为动态、功能复杂、规模庞大，而且拥有近乎有机生命体般的复杂性。阿贝斯曼认为，在技术发展过程中，某些固有的力量使我们在复杂性中越陷越深，这些力量强大到能让系统变得越来越复杂。当一个复杂的系统庞大到一定程度时，无论其具体形式如何，都会变成一个拼凑起来的系统。技术系统日趋复杂的主要原因是"吸积"与"交互"，也包括"必须处理的例外情况"和"普遍的稀有事物"。该书详细分析了导致系统日益复杂的四种主要因素。①吸积。指系统星星点点的累积过程。随着时间的推移，系统中不断加入更多的组成部分，也增加了越来越多的连接。②交互。互联的便利性和各种层次上的不断吸积，导致持续增多的交互并产生技术之间的依赖性；我们在享受便利的同时，不得不面对陷入复杂世界的巨大风险，与互联相关的故障成本也持续增加。③必须处理的例外情况。一般指使得技术变得复杂的边界情况，但若不处理，技术系统就会出现漏洞。④普遍的稀有事物。任何的一般性规则最终都必须应对例外情况，而后者会不断裂解，从而形成越来越复杂的分支机构。阿贝斯曼坦言：软件的复杂性是其根本属性，而不是偶然属性，因此其出错的形式必定多种多样。导致认知极限的最直接原因是软件中存在大量的分叉点，如果复杂技术系统中的部件堆积得越来越多，设计也日趋复杂，那么灾难便只会与日俱增，因此绝大多数计算机程序都是永远不可能被任何人完全理解的。正是这些因素最终会使原本较好的解决方案变成杂乱无章、拼凑起来的系统。适应这种不完全理解的状态，是生活在纠缠世界中必须付出的代价。无论时代如何变迁，它们从来压制住人们对简单的渴求，以至于在人们心中，它们已如物理规律般不可抗拒。而我们的目标应该是创建最佳水平的互操作性，而不是最大限度的互操作性。

## 人类进化的必然结果

阿贝斯曼指出，人类大脑的生理结构决定了人们无法掌握所有的知识，无论多么努力，我们的大脑和社会在面对这些复杂系统时的表现都难以令人满意。每个人理解世界的能力天生就有所不同，对大多数人而言，记住一个 7 位数已经相当不易。天才拥有常人难以企及的直觉，他们的跳跃性思维可能远远超出常人所能理解的范畴。但是人类的认知能力始终存在社会极限和生物极限，这是无法逾越的天然鸿沟。我们个人的知识储备与理解复杂系统所需的知识相比，存在着根本性的冲突。人类世界以"1"开始，而计算机从"0"开始计数。这个事实意味着人类的思维方式与大型系统的构建及运行方式之间的裂痕将会越来越大，而且人类大脑并不具备解析这种复杂性的能力。有时系统会出现一些离奇的行为，这些行为甚至连设计者本人都不曾预料到，这样的系统被称为"技术狼人"。"技术狼人"不仅是人类跨入新时代的标志，而且为我们指出了管理复杂系统的新方向。如今，"狼人"就是我们自己所构建的系统突然出现了意外行为，它是所有使系统变得复杂难解的邪恶势力的集中体现。在纠缠世界中，由于我们无法完全把握庞大且复杂的系统结构和动态，加上无法具备理解其运行方式的专业知识，从而失去控制权。随着知识的范畴逐渐超越了地域、文化和心灵的界限，要想控制好自己周围的系统，解决方案之一就必须求助于专业化，并推进多学科和跨学科的团队合作。专业化帮助我们不断取得进步，同时我们也更加依赖于跨领域"汲取营养"的系统。但更多的时候，创建工作需要大规模团队的长期合作，从而有可能在前沿地带取得突破，进而构建出特别强大的复杂系统。专业化无疑是一个成功的进程，它给我们带来了大量的、令人印象深刻的技术，但同时也将我们带入了纠缠世界。在纠缠世界里，我们不得不依赖于生而为人最终无法拥有、复杂的技术系统知识。

## 风格迥异的思维方式

阿贝斯曼指出，生物学思维和物理学思维是解释世界的两种不同方法，适用于不同的系统，而且通常是互补的。物理学主张用简单的公式来解释一切，人们通过统一和简化去观察各种现象的明显趋势，简化是物理学领域广受尊崇的方法之一。物理学家之所以会孜孜不倦地探寻能够一统天下的万用理论，就是希望能够发现可以作为人类已知的、宇宙各方面基础的秩序，并让宇宙的每个组成部分都各归其位，将它们放在适当的位置上。而生物系统是拼凑而成的系统，生物学家通常更愿意接受多样性，并倾向于陈列大量事实，而不在意这些事实能否用某个统一理论来解释。他们用时间的维度去考虑复杂的问题，用谦卑的心态去记录和总结。阿贝斯曼解释了复杂的技术系统需要生物学思维的三个主要原因：①生物学系统一般比物理学系统更复杂。在物理世界中，系统的组成部分一般是相同的；在整个系统中，各部分之间的相互作用方式往往是统一的。在生物学中，系统的组成部分不仅类型繁多，而且涉及多个层次；系统中的每个组成部分不仅迥异，而且很难从整体中被单独拆解出来。现在的技术系统正变得越来越复杂，显然它们更像生物学系统。②生物学系统是有历史的，会随着时间的推移而进化，而且更容易受到进化的影响，这是其根本特性之一。随着时间的推移，它一直在做着"修补"工作，以零敲碎打的方式修整着系统，使之适应新的环境。进化而成的系统虽然能有效地运行下去，但远谈不上优雅和简单，看上去不一定完美。③生物学系统和技术系统的相似性还可以通过高最优化容限模型来分析。阿贝斯曼坦言：生物学的思维方式其实是一种发展的世界观，没有最好，只有最合适。生物学思维可以帮助我们从生命求存、发展、演替的过程中，去体悟其中的奥妙，更好地理解天灾人祸。尽管上述两种方法都是在探求具有普遍性的、有预测能力的理论，但其推进方向是不同的，这种不同主要反映在它们对抽象化的相对容忍度上，而相对容忍度又取决于所研究系统的特性和复杂性。复杂的技术系统更接近生物学系统，因此，用生物学思维来思考复杂技术应为不二之选，而我们真正需要的是经过物理学思维锤炼的生物学思维。

## 改变思维的深刻见解

我们必须认识到，人类已经进入了纠缠时代，技术变得如此复杂，在个体所能处理的知识体量与其需要了解的、与生活息息相关的系统知识体量之间，存在着一道无法逾越的鸿沟，以至于我们无法完全理解并控制它。每个人都需要用新的思维方式去理解技术，甚至是那些我们能轻松地将理解外包给专家的技术。从失败中吸取教训，是理解任何复杂系统的重要机制。纠缠时代的到来是一场严峻的挑战，但要想真正理解这个由人类一手创造的时代，我们就需要先退而求其次，将迫使我们陷入复杂性、阻碍我们理解复杂性的各种因素找出来。要将生物学思维应用于对技术系统的研究中，我们就必须认识到，"修修补补"是构建和理解系统的一种重要方法。同时要越来越多地把物理学思维与生物学思维结合起来，力争达到两者和谐共处，在探寻秩序的同时，也不能忽略粗糙的边缘。如今数字世界还在继续变得更丰富、更庞大、更互联化。它的发展速度不仅超出人们的想象，而且正变得越来越独立于人类。因此，我们迫切需要培养数据科学家这样的通才，他们既拥有抽象的物理学思维，又能在尚未理解整个系统的情况下便懂得欣赏系统细节，其职责是利用计算机科学和统计工具挖掘大型数据集中的隐藏含义。阿贝斯曼坦言：面对复杂的技术系统，我们必须保持谦卑，而不是盲目地崇拜；必须满怀好奇，而不是心怀恐惧。必须采取的正确态度是：对于难以理解的事物，以欣慰感看待它，要努力克服我们的无知；一旦理解了某个事物，也不会认为它是理所当然。谦卑之心，加上迭代的生物学思维，就是洞悉复杂世界的正确方式。时至今日，信息的传播速度比我们能识别得更快，而且一直在以奇妙并出人意料的方式相互缠绕和作用。即使无法完全理解复杂系统，我们也可以通过观察异常情况和分析故障等方式获得卓越的见识。即使我们所构建的机器的复杂性超出了所能理解的范畴，我们也无须感到不安或失望，而应通过乐观主义精神对我们自己所构建的这个"不可理喻"的世界心怀希望。承认自己无法完全理解的复杂系统，将会改变我们理解和应对技术系统的方式。

# 进化心理学经典名作　医者必备的学术新知

## ——《进化心理学：心理的新科学》

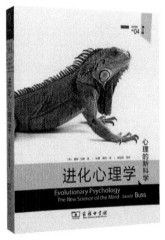

对一般医者而言，心理学知识的匮乏不言而喻，尤其是在生活节奏日益加快、人们的心理压力逐步增加、各种心理疾病多发的当下，掌握必备的心理学基础知识及其学术进展，必将有益于临床工作的开展。进化心理学是一门革命性的新学科，是现代心理学和进化生物学在理论上的真正融合，它为观察人类的心理活动和行为提供了一个非常独特和趣味横生的视角。作为全球该领域的领军人物，美国心理学家戴维·巴斯（David Buss）所著的《进化心理学：心理的新科学》不失为一本普及新知的精品力作，必将有助于医者的知识更新和临床实践。该书是对进化心理学这一日新月异的领域进行的全面而深入的回顾和展望，全书共6篇13章，涉及的主题按照适应性问题逐步展开，从生存挑战、择偶、抚育、亲属到群体生活的挑战，包括合作、攻击、医疗、社会等级多个方面。全书涉及的学科多，收集资料的难度大，各章不仅介绍了医者必备的理论背景，而且提供了许多生动具体的实例，有助于读者透彻地理解学科演变的来龙去脉。对进化心理学这一西方新思潮的详尽介绍，对读者开阔视野、学习新知具有现实意义。该书不仅内容翔实、逻辑严密、旁征博引，而且作者的写作风格清晰简洁，轻松易读，引人入胜，更是具有很强的指导实践功效，有助于读者将学到的相关知识应用于理解自身和他人的生活，更好地享受人生。

## 进化心理学经典名作

巴斯指出，进化心理学将进化论和心理学相结合，主要依据的是基于心理机制适应器，进化论除了小步进化出物理特征及机制以外，还为生物特别是人类接入了心理接口，通过感受和感知来调节人类的行为。自1999年出版以来，该书一直是进化心理学领域里程碑式的著作，是了解和学习进化心理学的必读经典之作。最新问世的第4版的主要内容包括：作为新科学的进化心理学的基础理论，人类的生存问题，性行为和择偶行为的挑战，亲代抚育和亲属关系的挑战，群居问题，走向整合与统一的进化心理学。全书不仅增添了400余条新文献，而且进行了大量的内容更新，包括：跨文化研究、生理学研究、遗传学和脑成像研究等，进化形成的导航机制理论，火和烹饪，模仿择偶行为，男性择偶偏好对他们实际择偶行为的影响等。巴斯指出，随着行为主义的衰落和认知主义的兴起，探索人类"大脑内部"的活动成为心理学的主流工作。心理学领域内有几股力量相互融合，将人们的关注焦点引向大脑内部，去探索作为行为构成之基础的心理活动。这些力量包括：对学习"法则"的批判，"语言器官"是一种普遍存在于所有语言中的潜在结构，来自计算机技术和"信息加工隐喻"的兴起，这三种力量相结合，引发了人所共知的认知革命。进化心理学详细阐述了之前被忽略的困惑，即人类心理被设计出来是为了解决生存和繁衍的特殊信息加工问题。语言是一种非常精妙的适应器，是被自然选择塑造来交流信息的。越来越多的经验表明，一般学习原理并非总是有效的。有机体能够很容易地学会一些事情，却很难掌握另一些技能。错误管理理论提出了一种全新的视角来研究人类的择偶问题，它表明人类的某些认知偏差其实是具有特定功能的适应器，而不是由缺陷的心理机制所致。研究者发现，人类的许多特性都具有跨文化的普遍性，如男性的性嫉妒就是一种普遍现象；一般来说，女性在子女抚育方面的投入比男性多得多。其中与人类关系最贴切的三种假设为：父子关系的不确定、遭受遗弃、择偶机会的代价。有鉴于此，巴斯认为探索人类的心智是一项崇高的事业，将会为许多神秘的问题提供合理的答案。

## 进化心理学全面科普

我们通常都认为，如果拥有大量先天的心理机制，那么行为一定会变得非常死板。但实际情况却恰好相反，我们拥有的机制越多，能够执行的行为范围也就越广，行为的灵活性也就越好。巴斯指出，人们对进化理论的常见误解包括：人的行为是由遗传决定的；如果行为是进化来的，那我们就无法改变它；当前的机制是最佳设计。然而进化心理学的研究证明这些都是谬误，真实的情况是：与汽车、枪和电源插座这些现代社会中的危险物相比，人类似乎更容易发展出对蛇的害怕，因为蛇是我们进化过程中一直存在的危险物。曾几何时，肥肉是宝贵的、富含热量的稀缺资源，所以我们对脂肪类食物有强烈偏好；但如今它会导致我们过度肥胖，也更容易引发动脉阻塞及心脏病，对人类的身体健康极其不利。人与生俱来的两种本能就是性欲和攻击欲，一般来说，攻击在男性之间表现为肢体接触，在女性之间主要体现在语言上。男性对女性的攻击往往是出于性嫉妒，女性对男性的攻击往往是出于自卫。男性通常都是结伴进攻其他的群体，或者保护自己的群体成员。在所有的物种当中，只有人类和黑猩猩同样具有这种独一无二的攻击模式。父母和子女之间也有冲突，甚至在子宫中孕婴之间仍有冲突，最突出的例子就是流产。流产大多是因为婴儿不健康，那些畸形儿能出生可能就是母亲的身体不够好，在母亲和婴儿的抗争中失败所致。男性的死亡率总是比女性高，因为他们早期已经享用了更多潜在的繁殖行为，而且自然已经为他们选择出来很多特质，既与积极的高繁殖成功率相连，又不得不付出早逝的代价。在成千上万的世代更替之后，女性逐渐进化出了一种择偶偏好，她们更青睐那些愿意承诺并且有能力负责的男性，即社会地位较高的男性。这是因为社会地位是判断资源控制量最通用的线索，较高的地位就伴随着较好的食物、更广袤的领地以及更优越的健康护理。在现代社会，人们树立威望的方式通常是：在大家非常重视的任务中表现出超凡的能力；多予少取，慷慨大方；愿意牺牲个人的利益来顾全大局。这表明，想要获得威望，付出比索取更有效。向他人展示自己的慷慨，是领导能力得以进化的关键因素之一。觉得别人对自己接纳程度较高的人，通常拥有较高的自尊水平；反之亦然。如果一个人拥有高质量的人际关系，他的自尊水平也会高于普通人。

## 医者必备的学术新知

全书中医者必备的心理学新知和科学研究成果俯拾皆是，例如，有研究表明，智商每增加 1 分，死亡风险也会相应地降低 1%。大量证据表明，腰臀比率是衡量女性生育状况的有效指标，男性认为腰臀比率低的女性比腰臀比高的女性更具吸引力。腰臀比率较高的男性不仅拥有较高的睾丸激素水平，而且往往更加健康，患糖尿病、心脏病、中风和某些癌症的概率也更小。这些男性通常认为自己比别人更有决断力，而且经常被公认为更有领导气质。非常可靠的证据表明，个人地位的升降会导致睾丸激素水平的变化：睾丸激素水平越高，其参与高风险投资行为的意愿越强，反叛行为和反社会行为也会越多。睾丸激素水平较高的女性倾向于高估自己的社会地位，但同伴对她的地位评价很低。美女形象的泛滥潜在地影响了女性，激起了女性之间病态的疯狂竞争，这也许在一定程度上导致了神经性厌食症和全面整容手术的流行。人喜欢饮酒可能是起源于人类的祖先对成熟水果的偏爱，因为熟透的水果中往往含有少量的乙醇。在很多案例中，我们一直都是在对症治疗，比如焦虑和抑郁，而不是针对疾病的病因。如果我们不断地掩盖临床症状，很可能是在破坏一个健康的康复过程。这与治疗发热和咳嗽非常相似，发热是为了帮助人们抵御感染，而咳嗽是有助于排出呼吸系统中的异物。但是，如果你通过药物来治疗发热和咳嗽，可能就会干扰人体的防御机能。同样，采用抗抑郁药物治疗抑郁和焦虑，可能根本无法触及导致抑郁和焦虑的潜在原因。现有研究表明：第一，抑郁能使我们放弃那些希望渺茫、损失惨重的事情，转而考虑从其他途径来解决适应性问题；第二，抑郁能够抑制盲目乐观，让人们更加客观地重新评估自己的目标；第三，抑郁可以被看成当事人向家人和朋友发出的"求救"信号，希望得到他们的关心、照顾和帮助。甚至有证据表明，低落心境的各种亚型也都具有不同的功能症状，比如悲伤情绪能使人们免受进一步的损失，这就好比痛觉有助于人们避开后续的身体伤害一样。尤其值得警惕的是，当前针对抑郁的药物治疗会干扰人体性生理机制的正常功能，影响伴侣关系和双方的感情。总之，进化心理学就是将人类已有的心理学知识全部整合起来，让我们对人类的心理机制有一个完整的理解。

# 隐私问题的追根溯源　步履沉重地蹒跚而行
## ——《隐私简史》

时至今日，我们在享受互联网带来的巨大便利的同时，个人信息不断被泄露也已成常态。互联网智能化和数字化程度的日益精进，将个人隐私、财产信息和行为轨迹的数据全面泄露。去郊区摘水果，回到家手机上就能收到有关水果的广告；名人去医院就诊，很快其各种隐私数据就会出现在网上。大数据、云计算、物联网、人工智能、5G等新一代技术，使个人数据信息乃至生物识别信息无所遁形。在互联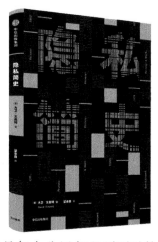网时代，究竟该如何保护个人的数据权益？这是每个公民都必须面对的难题。英国历史学家大卫·文森特（David Vincent）的《隐私简史》是专门讲述隐私问题来龙去脉的图书。通过回溯贯通于中世纪到数字时代的隐私问题，探讨人类在公共空间、社交媒体和邻里之间管理私人信息的各种策略与习惯，试图解答人们争论已久的问题：信息滥用所体现出的威胁本质是什么？应如何重新定义亲密交流？新媒体出现及其演化得如此复杂，置身其中的我们应如何应对被颠覆的生活？该书不仅具有高屋建瓴的理论框架，更以具体的案例作为指导，覆盖在各个领域可能遇到的所有隐私问题，帮助读者更好地掌握在工作、家庭、生活等不同场景中应采取的隐私保护措施。文森特通过提供清晰的当代视角，告诉我们如何在信息时代的隐私泄露中得以生存，从而成为清醒的当局者。对于所有对隐私问题感兴趣的有识之士，该书是必不可少的读物，必将有助于读者开卷获益。

## 隐私问题的追根溯源

作为一本详细讲述隐私历史的图书，文森特从探讨先辈如何寻求独处、怎样开展地下恋情等问题入手，讲述了隐私的概念与实践，及其在几个世纪中演变的细枝末节。同时，对公共与私人领域之间的紧张关系、企业信息收集的漏洞，以及 21 世纪的匿名性和孤独性进行了深入探讨，为读者清晰认识自己的处境给出了深刻的见解，有助于我们认清隐私的历史真相，拥有对隐私的全新认知。文森特认为，隐私的历史是噪声与沉默的结合体，对隐私的研究并不是站在巨人的肩膀上，而更像是在无人踏足的荒草丛中蹒跚而行。关于隐私定义的文献汗牛充栋，但并无确定性结论。关于当代对个人信息保护的诸多威胁，也有着莫衷一是的争论。但多数专家认为，"9·11"恐怖事件之前的数十年对于隐私而言无异于中世纪，而互联网诞生之前的几个世纪更是湮没在时间的迷雾中。1972 年英国发布的《扬格报告》是第一篇关于隐私的权威综述，其中不无遗憾地提到，历史上并未留下关于该议题的只言片语。鉴于现有的学术研究都较为零碎，文森特采用了文献研究与相近领域研究成果相结合的方法，尤其是参考了大众传播、住宅、宗教、家庭关系、监控等相关领域的大量一手证据。尽管信息密度很大，但也有必要贴近那些努力平衡各种期望人们的情感与行为。该书采用编年体结构，包括前隐私时代、隐私与交流、隐私与繁荣、隐私与现代性以及隐私与数字时代五章，覆盖从中世纪晚期开始直到斯诺登泄密事件为止的时间跨度。在作者妙笔生花的描摹中，我们了解到从中世纪开始，隐私的观念就始终与技术、政治、消费等社会生活的诸多领域紧密相连。

人们对隐私的日益敏感曾使邮寄私密的信件一度盛行。隐私的简史无疑也是一部人性的历史，反映出背后的人类天性：既渴望借助媒介、交通工具保持高速流动和信息开放，又希望随时能退回一个私密的个人小天地中。隐私同时也是一堵诱人的高墙，越是戒备森严，越是吸引着络绎不绝的人前来窥视。文森特坦言，将信息视为一种个人财产，这是对隐私的价值缺乏正确的评估。在现代工业社会与通信系统的压力之下，如果对自己过去与现在的所有想法、事实与感受都能自主掌控，一定是大有助益的。

## 无处不在的隐私泄露

文森特指出，隐私的作用源于预防背叛的可能。隐私保护即指特定社交过程中与信息传递相关的规则与预期。对某项个人信息是要和盘托出还是有所保留，有赖于在本次交流中感受到的双方平衡关系。对个人权利的关注削弱了对隐私保护的支持，隐私政策的哲学基础过于强调隐私对个人的重要性，而忽视了其更广泛的社会重要性，同样它也低估了隐私对民主自由发挥功能的重要性。事实上，保护民众隐私的价值应当体现在其社会收益上。对私人信息的保护与侵犯相克相生，将重点过分放在个人资料的保护上，更加难以界定隐私的合理预期。古往今来的各种监控形式带来的威胁，重点不在于对隐私的破坏，而更多地在于对所交流信息的歪曲误读。隐藏的内容越多，曝光的动力越足；外部威胁越大，房子的围墙就越厚。独处有其自身历史，至少可回溯至中世纪晚期的秘密祷告者。让隐私在19世纪显得摩登的并不是对独处的渴求，而是公开与隐匿之间的辩证关系。时至今日，随着大型互联网公司和科技巨头的影响力与日俱增，对通过智能技术侵犯隐私的讨论层出不穷。在科技巨头的各类算法面前，每一位智能手机的使用者都是"透明人"。作为一种文化和观念的隐私，在某种程度上日益深刻地塑造着我们的日常生活，并成为一面"时代之镜"，映射出历史的隐秘变迁。置身互联网时代，时刻存在隐私泄露，由大街小巷密布的摄像头构成的监视天网、机场车站必须通过的面部识别系统、扫地机器人摄像头拍下的照片、手机APP捕捉的定位等，记录下一个人的面容、声音甚至一举一动，通过全方位收集个人数据使得个人隐私无所遁形。仅需要一个手机号码，不法分子就有可能查到你的个人信息：身份户籍、名下资产、手机通话记录、银行账号、行动轨迹等。依据各种终端，个人信息先被互联网巨头收割，再被智能产品从人脸、指纹、虹膜、声纹、步态、形体等多角度榨取。文森特认为，在实际侵入隐私时，监视需由5个连续步骤组成：具备观察能力，发生观察行为，理解所看到的内容，根据获得的信息进行干预，监测对象由此改变自己的行为。个人信息一旦泄露，如果没有孙悟空"七十二变"的本领，将面临被攻击和骚扰的风险。

## 步履沉重地蹒跚而行

阅读该书，一定会颠覆你自认为非常了解的隐私。在从14世纪开始直到昨天的引人入胜的叙述中，文森特颠覆了这个备受争议概念的许多公知。从中世纪拥挤的公寓到永恒的互联网全景，他巧妙地研究了社会、政治和技术上决定隐私的因素。该书中介绍了从信件到电话中的媒介技术与虚拟隐私，指出虚拟隐私技术正是隐匿与逃离的源泉，人们越是被限制于私生活范围内，就越发看重虚拟隐私，对于女性而言尤其如此。通信既是隐私带来的结果，也是隐私的延伸。从中世纪晚期开始，信件就已成为维系社会关系的脆弱纽带。19世纪，英国人年均通信数量从8封增长到60封，位列欧洲邮政通信量之首。在虚拟隐私方面，老式的通信技术直到20世纪仍占据着主流媒介的地位。电话是19世纪的一场电子通信革命，同样也经历了从高期望值到低使用率的落差。在谈及隐私与现代生活方式的变迁时，文森特认为，休闲方式对隐私的影响存在两条背后的变化轨迹：首先，收音机与电视机先后拓展了消费者的精神广度；其次，加深了人们对家庭隐私负面影响的担忧。个人越来越容易将自己的行为隐藏起来不受监视，而这在不同的背景下都会引发焦虑。与此同时，所谓"友伴式婚姻"缓慢而不均衡地发展起来。这种新型家庭形式的核心在于亲密与疏离相结合，夫妻在闲暇时间能更多地彼此相伴,而不是各自在外参与同性别群体的活动。隐私既是夫妻、亲子之间获得更亲密关系的条件,也是其结果。有了各类媒体,就存在风险的交互。是接受不可避免的曝光还是面对社交网络的匮乏,这就需要两相权衡。一直以来,对隐私的最佳保护措施就是交流过程的复合性,信息以一种只有特定接收方才能理解的方式与语言发出,而看到信息的其他人就多少没那么清楚。旁观者与社交网络中某次交流的背景距离越大,所累计损耗的理解力就越多。文森特以翔实的数据和令人信服的史料证实,那些认为隐私是一种现代奢侈品的人,以及那些预测隐私即将消失的人,都会受到这段睿智、机敏和论据充分的历史的质疑。总而言之,隐私现在并没有死亡,隐私权消亡的报道无疑被夸大了。

# 身体变化的独特视角　医生使命的深刻领悟

## ——《认识身体 2：永不停歇的变化》

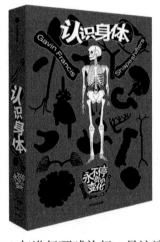

笔者之前曾介绍了英国医生加文·弗朗西斯（Gavin Francis）的《认识身体：探索人体微宇宙》一书，他带领读者探索了皮囊之下常人难以察觉的人体奥秘，赞叹身体构造的玄妙与复杂。笔者在此推介他的新书《认识身体 2：永不停歇的变化》。弗朗西斯不仅是一位在世界很多地方工作过的全科医生，担任过英国南极考察队医生，参加过极地探险，他还是《伦敦书评》《卫报》《纽约书评》的撰稿人，曾耗时10 年进行环球旅行，足迹遍及全球七大洲。作为作家，他对变化尤为感兴趣，因为变化这一隐喻已经让艺术家和思想家着迷了上千年。该书是一次对生命的探索，作者的经验和好奇心为人类身体的转变提供了医学与文化方面的迷人样本。他在建立对人体基本认知的基础上，通过全面升级以探究人体运行的奥秘。该书记述了他行医生涯中接触到的各种病例和光怪陆离的现象，既包括妊娠、出生、性别、更年期、死亡，也包括情绪、健美、睡眠、厌食、记忆、美容，还涉及幻觉、时差、刺青、义肢等。弗朗西斯以这些叙述为起点，引入自己对人类在生长过程中，特别是生病时产生的生理和心理变化的分析，运用科学及文学的笔法，以及丰富的医学和人文知识，诠释对人类生命动态和转变的思考。他在扉页上的题词道出了自己的心声：谨以此书献给对生命持乐观态度的人们，他们总是能看见人类发生变革的曙光。

## 身体变化的独特视角

弗朗西斯坦言：变化是世间万物存在的方式，如河流之水不断更新。曾经是大洋飞沫的河水，可能会成为我们体内血液的一部分；我们大脑中的水分子曾一度是落在远古地表的雨滴，在消失殆尽的昔日大洋里汹涌澎湃。只要活着，人体内的转变每时每刻都在发生，就会一直处于形态变化的过程中。生长、恢复、适应、衰老都是我们的身体在向死而生的过程中周而复始且不可避免的转变。身体有自己的节奏、落脚点和固定的目的地，在生命的喧嚣和寂静中，维持着一种令人惊叹的平衡。死亡的躯体和瞬间之前鲜活的身体，都是由同样的元素组成的，只是时刻交织形成生命的动态过程而已。弗朗西斯认为，转变不仅是文学和艺术中最古老、回响最深远的主题，而且是医生诊治疾病时对患者关注的焦点。医生要利用有助于人体的变化来扬长避短，从而缓解、排除患者的痛苦。人们似乎已经习惯地认为可以控制自己的身体，但其实我们对它的变化往往爱莫能助。我们习以为常地认为属于自己的身体，还存在太多的未解之谜，包括睡眠的细节和机制、梦的目的或意义、人类的心智和思维、生命本身和死亡的秘密等。随着科技日新月异的发展，我们对人类身体的认识，一切才刚刚开始。弗朗西斯兴趣广泛，有着高深的医学素养，他不仅对医学文化史的研究皓首穷经，而且对各种医学奇闻轶事津津乐道。他认为笑是一种身体行为，是我们发现自身的优越时体验的刹那光辉。生活本身就是一个笑话，面对这个笑话，泪水和欢笑同样合理，因此，他将亲身经历、人文历史和科学知识融为一体，生动而有趣地为读者介绍人类身体的神奇变化。

## 鲜为人知的人体事实

弗朗西斯始终认为，好的问题才是一切的起点，他具有无限的好奇心、渊博的知识和深邃的思想。人体中千奇百怪的未解之谜，促使他探索的步伐不断向前，阅读该书就像是在参观由最好的导游带领并讲解的医学奇迹博物馆。作为普通医生，与患者间感人的相遇，成为该书的创作灵感和引人入胜之处。弗朗西斯指出，人体是一部高度协调的精密仪器，我们每天使用却对其所知甚少。该书中不仅介绍了受孕、出生、青春期、更年期、死亡等生命本身历经改变的过程，还包括睡眠、厌食、幻觉、记忆等我们尚未解开的谜题，更通过介绍往往被人们忽略的话题，告知读者鲜为人知的身体事实，如人出生时尚未完整，其成熟的年龄比其他任何动物都晚得多，必须经历再生。皮肤是人体最大、最沉重的器官，有着人体最好的血液供给。地球上最简单、最古老的生物蓝绿藻也有昼夜节律。参与睡眠的神经过程会移除脑细胞产生的废弃物，恢复身体机能，修复受损组织。眼睛作为时间的器官，让我们的身体正常运转。睡眠在某种程度上就是放弃了意识和身体，在本质上就是失去了控制。克服时差的最佳方法是作息规律、饮食健康、坚持锻炼、尽可能多晒太阳。健美训练可以被描述为某种成瘾症，痴迷于人们认为更优等的形体。几乎每个健美人士都使用类固醇，但仅用作对通过努力而已近乎达到完美身体的最终修饰。要想保持生理与心理优势，类固醇至关重要。这些药物不仅帮助肌肉更快更强地增长，而且会使人具有侵略性，从而形成一种极具竞争力的训练态度。最早的刺青是由于摔倒或被划伤后尘土进入皮肤所致，如今它不仅记录着个人的私密历史，而且能为医生的诊断提供帮助。

## 医生视角的真实记录

赫拉克利特曾言：人不能两次踏进同一条河流。宇宙的伟大之处就在于我们身边不断发生着变化，颠扑不灭的真理就是没有什么能长久保持不变。该书撰写的灵感，源于弗朗西斯多年在诊所里的各种遭遇。作为心思缜密、善于讲故事的高手，尽管扮演了傲慢上帝的对立面，但他仍然保持着深深的谦逊。弗朗西斯由衷地感激自己的患者，正是与他们的相遇相知，写就了这本充满热情并富有洞察力的书。弗朗西斯坦言：行医过程中每天都有许多新发现，各种隐私和细节密切交织。我们早晚都会成为患者，都渴望被倾听，同时希望自己的隐私受到尊重。弗朗西斯深入医药史的研究，通过对医学案例的深入剖析，揭示出人类如何能够改变我们身体和心灵的奥秘，以便在对审视过去与探究未来中达成完美的平衡。有人认为，记忆是遗忘之宫殿，记忆的条件之一是我们要遗忘。学习和掌握记忆的能力是我们作为人类最大的特点。记忆能让我们在时空中穿梭，让我们停泊在现在，将我们从此刻释放，然后回到过去和想象未来。梦境是睡眠的守卫，了解患者梦境的内容有助于医生发掘他们生活中面临的难题和复杂问题。大众中深信月亮能够影响我们心理、满月能令人发疯的人占40%，而在心理医生中这一比例高达74%。对成年人而言，毒品几乎在人类社会中无处不在。自然界存在许多天然致幻剂，人类使用它们的历史可以追溯到5000年前，其效果具有愉悦性、强迫性与成瘾性。神经性厌食症是一种对身心的自我毁灭性、有毒害的袭击，一种神秘莫测的疾病，它令患者感觉困惑和沮丧。作为心中充满大爱的医生，弗朗西斯将生理过程的详细描述与个人行医经历、轶事及历史故事有机地结合在一起，为读者呈现出一本内容丰富、趣味横生的故事集，使读者在充分了解自己身体的同时，获得"悦读"的享受。

## 杏林使命的深刻领悟

弗朗西斯指出，变化是生命永恒的主题，唯有变化才是不变，人类改变着其生存的环境，环境同时也在塑造着人本身。该书是作者对患者和他们所患疾病进行的一次临床医学、人类学及文学的深刻反思。学识渊博的弗朗西斯从医者的视角，全面描述了人类群体和个体的演变，并展望了充满挑战的人类共同未来。此外，该书还汇集了深邃的哲学思想和丰富的人文关怀，以人类文化和历史作为参照，用一种保有温度、充满智慧的目光，审视了人类生存的变化和策略，这也是他终生行医的使命必达。弗朗西斯坦言：患者意味着受到痛苦折磨的人，而行医就是为了缓解人类的痛苦。行医就是在患者身上寻找哪怕最微小的变化，利用那些有助于我们的变化，减缓不利的变化。与详尽描述每个症状相比，更重要的是患者需要医生认可他们正饱受痛苦。当患者和死亡擦肩而过之后，感觉只要活在世上就已经高潮不断了。医生最伤心的任务是告知患者自己回天乏术或其亲人因病辞世。理想中的医生不仅应该精于医术，而且需要了解精神疗法，能够同时治疗患者的身体和灵魂。医院中的欢笑可以用来缓解紧张情绪，调节气氛，给予勇气，带来和睦与团结；在语言显得苍白无力时，帮助患者及其亲属、医生适应新的现实。一名优秀的医生应该有能力通过勇敢的外表看穿患者内心的孤独，甚至引导他撑过炼狱般的肿瘤疗法的痛苦。医学是科学与善心之结合，医神化为蛇形，代表着变化和重生。医学最好的一面是引发并影响人类的变化，有发生变化的可能，这本身就意味着希望。这个世界过去是将来也永远会是一朵不灭的火焰，不断闪烁、跳跃。弗朗西斯对人类生活充满活力和转变的颂扬，既是一种对人体的思考，更是一个普遍的事实。